儿科疾病诊疗常规

主编 盛文彬 蒋之华

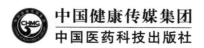

中国健康传媒集团
中国医药科技出版社

内 容 提 要

本书共二十一章。每章节以儿科各类常见疾病为纲,从概述、诊断要点、治疗要点等方面展开阐述,尤其突出了治疗中用药常规,对临床治疗更具指导性。全书贯穿了儿科各类疾病的基本理论、基本知识,展现了疾病诊断与治疗的规范程序,有利于规范各级各类医院的医疗行为,使医务人员在医疗实践中有章可循。

图书在版编目(CIP)数据

儿科疾病诊疗常规 / 盛文彬,蒋之华主编 . — 北京:中国医药科技出版社,2024.4
ISBN 978-7-5214-4494-0

Ⅰ . ①儿⋯　Ⅱ . ①盛⋯ ②蒋⋯　Ⅲ . ①小儿疾病—诊疗　Ⅳ . ① R72

中国国家版本馆 CIP 数据核字(2024)第 043004 号

美术编辑　陈君杞

版式设计　也　在

出版　**中国健康传媒集团** | 中国医药科技出版社

地址　北京市海淀区文慧园北路甲 22 号

邮编　100082

电话　发行:010-62227427　邮购:010-62236938

网址　www.cmstp.com

规格　787×1092mm $^1/_{16}$

印张　19 $^3/_4$

字数　555 千字

版次　2024 年 4 月第 1 版

印次　2024 年 4 月第 1 次印刷

印刷　北京金康利印刷有限公司

经销　全国各地新华书店

书号　ISBN 978-7-5214-4494-0

定价　**79.00 元**

获取新书信息、投稿、为图书纠错,请扫码联系我们。

编 委 会

前　言

　　儿童是国家的未来，儿童健康关系到中华民族伟大复兴的历史使命，儿童的健康成长所系的医疗与保健功能由儿科医生来承担；每一位儿科医生都必须终身学习，精益求精，特别是儿科住院医师、主治医师、进修及规培医师务必牢牢掌握儿科基础理论、临床实践技能、最新的国内外诊疗指南。

　　本书涵盖了儿内科各系统常见病、危重症，儿童保健科系列疾病，部分儿外科、眼科、耳鼻咽喉科、皮肤科等常见病，从病因、临床表现、辅助检查、诊断与鉴别诊断、诊疗方案等方面对每种疾病进行了简明扼要的阐述，可以使年轻儿科医生快速掌握规范的儿科疾病诊治，确保基本的医疗质量与安全。

　　参与本书编写的都是副高级以上的具有丰富临床经验的专家学者。编者在繁忙的临床工作之余进行本书的编写，可能存在一定的偏颇与不详之处，仍然需要继续充实与更新，请各位同仁给予理解和批评指正。

　　儿科是我国医疗保障体系中重要的组成部分，儿科工作充满艰辛，也能收获许多成功救治后的喜悦。希望我们年轻儿科医生不忘初心，不负韶华，用精湛的医术为祖国的花朵们保驾护航。

盛文彬

杭州市儿童医院副院长

2024 年 2 月

前　言

目　录

第一章
儿科急诊与重症疾病

第一节 严重过敏反应

一、概述

严重过敏反应（anaphylaxis）是一种主要由 IgE 介导的，临床表现为速发、危及生命、可累及全身多系统的超敏反应，多伴有皮肤黏膜系统表现，少数可仅表现为单一呼吸系统或心血管系统症状、体征，如严重的上气道梗阻、气道痉挛及低血压等。严重过敏反应发生双相反应（biphasic anaphylaxis）比率在儿童占 0.4%~11.0%，即在首次症状完全缓解后 1~72 小时内无诱发因素触发情况下再次出现严重过敏反应的症状。

二、诊断要点

（一）病史及体格检查

应注意询问患儿发病前 2 小时进食的所有食物，是否被昆虫蜇刺，是否接触乳胶或进行运动；既往是否有严重过敏反应发作；是否存在哮喘病史以及家族史等。查体时注意患儿有无喉水肿、低血压等表现。

（二）临床表现

严重过敏反应是一组综合征，可累及皮肤黏膜，与呼吸和（或）循环、消化等多个系统，表现为皮疹、水肿、喉鸣、喘息或低血压、剧烈呕吐等症状。

1. **皮肤及黏膜症状和体征（发生率达 90%）**：泛发性荨麻疹、瘙痒、潮红、唇 – 舌 – 悬雍垂肿胀、眶周水肿或结膜肿胀等。

2. **呼吸系统症状和体征（发生率约为 70%）**：流涕、鼻塞、喉鸣、失声、吞咽困难伴有流涎；喉水肿可导致气道阻塞，支气管阻塞是危及生命的首要原因。可表现咳嗽、喘息、呼吸急促、双肺哮鸣音等。

3. **胃肠道症状和体征（发生率约为 45%）**：恶心、剧烈呕吐、腹泻和痉挛性腹痛。

4. **心血管系统症状和体征（发生率约为 45%）**：虚脱、晕厥、心律失常和低血压等。

1

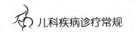

（三）临床诊断标准

儿童严重过敏反应诊断的主要依据为详细的发作史，包括症状和体征以及症状体征突然出现之前数分钟至数小时内所有暴露的已知或可疑变应原、可疑环境相关的详细信息。

1. 严重过敏反应诊断标准

（1）数分钟至数小时内急性发作的皮肤和（或）黏膜症状（如全身荨麻疹、瘙痒或潮红、唇－舌－悬雍垂肿胀），并伴发以下至少1种症状。

①呼吸道症状（如呼吸困难、喘息/支气管痉挛、喘鸣、呼气流速峰值下降、低氧血症）；②血压下降或伴终末器官功能不全（循环衰竭、晕厥、尿便失禁）；③严重的胃肠道症状（如剧烈腹部绞痛、反复呕吐），尤其是在非食物过敏原暴露后。

（2）暴露已知或可疑的变应原后数分钟至数小时内，急性发作血压降低或支气管痉挛，或有喉部症状，可无典型的皮肤黏膜症状。

①大部分过敏反应发生在暴露变应原的1~2小时，一般可能更快。但对于某些食物变应原或免疫治疗，可发生迟发性反应（>10小时）；②低血压定义：婴儿和儿童收缩压低于年龄正常值或较基础值下降>30%。儿童低收缩压的定义：1月龄~1岁：<70mmHg；1~10岁：<70+（2×年龄）mmHg；11~17岁：<90mmHg；③喉部症状包括：喉鸣、声音改变、吞咽困难。

2. 严重过敏反应诊断情况：如果符合下述2种情况中的1种，则极有可能诊断为严重过敏反应。

（1）典型的皮肤表现合并至少1个其他系统的表现（呼吸系统、心血管系统、胃肠道系统）。

（2）暴露于已知或可疑变应原，导致呼吸和（或）心血管系统症状，可无典型皮肤黏膜症状。

（四）鉴别诊断

（1）皮肤黏膜相关疾病：荨麻疹、血管神经性水肿、花粉食物综合征。

（2）呼吸系统疾病：急性喉气管炎、气管或支气管阻塞（如异物吸入）、哮喘发作。

（3）心血管系统疾病：血管迷走性晕厥、心律失常、高血压危象、心源性休克。

（4）药物或毒性反应：酒精、阿片类药物、组胺（如鲭鱼中毒）。

（5）神经精神疾病：过度通气综合征、焦虑/惊恐发作、躯体形式障碍（如心因性呼吸困难）、癔症、癫痫发作、脑血管事件。

（6）内分泌系统疾病：低血糖、甲状腺危象、副肿瘤综合征、嗜铬细胞瘤等。

（五）临床分级标准

见表1-1。

表 1-1　儿童严重过敏反应的分级标准

分　级	临床表现
Ⅰ级	只有皮肤黏膜系统症状和胃肠系统症状，血流动力学稳定，呼吸系统功能稳定 皮肤黏膜系统症状：皮疹、瘙痒或潮红，唇舌红肿和（或）麻木等 胃肠系统症状：腹痛、恶心、呕吐等
Ⅱ级	出现明显呼吸系统症状和血压下降 呼吸系统症状：胸闷、气短、呼吸困难、喘鸣、支气管痉挛、发绀、呼气流速峰值下降、低氧血症 血压下降：成人收缩压 80~90mmHg 或较基础值下降 30%~40%；＜ 1 岁：收缩压 ＜ 70mmHg；1~10 岁：收缩压 ＜ 70+（2 × 年龄）mmHg；11~17 岁：收缩压 ＜ 90mmHg 或较基础值下降 30%~40%
Ⅲ级	出现以下任何 1 个症状 神志不清、嗜睡、意识丧失 严重的支气管痉挛性和（或）喉头水肿、发绀 严重血压下降（成人收缩压 ＜ 80mmHg 或较基础值下降 ＞ 40%） 大小便失禁等
Ⅳ级	发生心跳和（或）呼吸骤停

三、治疗要点

（一）治疗原则

尽早使用肾上腺素肌内注射急救治疗。抗组胺药和糖皮质激素仅为辅助药物，不能替代肾上腺素。

（二）急救方案与具体药物剂量

1. 一线用药：肾上腺素大腿外侧肌内注射。

1∶1000 肾上腺素 0.01mg/kg（即 1∶1000 肾上腺素 0.01ml/kg）大腿外侧肌内注射；如果注射 1 次效果不佳，5~15 分钟后可重复注射，最多注射 3 次。14 岁以上患者单次最大剂量不超过 0.5mg，14 岁以下患者单次最大剂量不超过 0.3mg。

对于 Ⅱ、Ⅲ 级反应患者，肌内注射肾上腺素 2~3 次后，或已建立静脉通路并得到监护后，可静脉滴注肾上腺素；对于 Ⅳ 级反应患者，症状改善但未完全缓解，可静脉滴注肾上腺素；3~20μg/(kg·h)［0.05~0.3μg/(kg·min)］。

2. 二线用药

（1）抗组胺药：辅助用药，起效较慢，口服药 30 分钟后开始起效，血药浓度要 60~120 分钟达峰，还要 60~90 分钟药物才能渗入血管外组织发挥最大作用。

（2）糖皮质激素：辅助用药，起效缓慢。

（3）急救治疗：评估循环、气道、呼吸、皮肤症状等，快速启动急救流程。

体位：严重过敏反应伴有循环功能障碍，仰卧位、抬高下肢；呼吸窘迫者，端坐位；昏迷意识不清者，侧卧位。

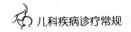

吸氧：高流量面罩吸氧。

循环功能障碍：建立静脉通道，晶体液扩容 10~20ml/kg，10~20 分钟内输入。必要时静脉滴注肾上腺素、多巴胺等升压药物。静脉通路建立困难时，也可以考虑骨髓内给药。

呼吸困难伴气道阻塞、喘息者：吸入短效 β 受体激动剂，如沙丁胺醇，每 15 分钟可重复 1 次。

（4）双相反应：有发生双相反应高危因素的患儿，应延长留观时间，建议留观至少 6 小时以上。当发生双相反应时，治疗措施与初次发作相似，首选药物仍为大腿外侧肌内注射肾上腺素。

第二节　儿童急性中毒

一、概述

急性中毒（acute poisoning）是指人体在短时间内接触毒物或超过中毒量的药物后，机体产生的一系列病理生理变化及其临床表现。急性中毒病情复杂、变化急骤，严重者出现多器官功能的障碍或衰竭甚至危及患者生命。

儿童急性中毒多发生在婴幼儿至学龄前期，与周围环境密切相关，是儿科急诊的常见疾病之一。儿童接触的各个方面，如食物、环境中的有毒动植物、工农业化学药品、医疗药物、生活中使用的消毒防腐剂、杀虫剂、去污剂等都可能引起中毒或意外事故。

二、诊断要点

急性中毒的诊断主要根据毒物接触史、临床表现、实验室检查及辅助检查结果，目前临床上尚无法做到利用实验室毒物分析来快速明确诊断所有的毒物。由于中毒种类极多，症状与体征常缺乏特异性表现，加上小儿不会陈述病情，如患儿或家长不能告知中毒经过，诊断有时极为困难。

遇到下列情况应怀疑中毒。

（1）集体同时或先后发病，症状相似。

（2）临床遇到病史不明，症状与体征不符或各种病症不能用一种病解释者。

（3）起病急骤，突然出现多器官受累或意识明显变化而诊断不明者。

（4）经过"有效治疗"而收不到应有效果者。

（5）有自杀动机或既往有自杀史，或家长曾训斥患儿。

中毒诊断步骤：对疑为中毒的患儿，经过详细询问病史、认真体格检查及必要的实验室检查多数可明确诊断，少部分需做毒物筛查、综合分析，有时还需做现场调查方能明确诊断。

（一）病史

病史是判断急性中毒的首要环节。应详细询问：患儿发病经过、病前饮食内容、生活情况、活动范围、家长职业、环境中有无有害物品（特别是杀虫药、毒鼠药、家中备用药）、同伴儿童是否同时患病等。

（二）临床表现

临床症状与体征多无特异性，首发症状多为腹痛、呕吐、腹泻、惊厥或昏迷，严重者可出现多脏器功能衰竭。

体格检查注意生命体征和意识改变，重点注意肤色、瞳孔、气味、口腔黏膜等，注意有重要诊断意义的中毒特征（表1-2），还需检查衣服、皮肤及口袋中是否留有毒物。

表 1-2　特殊中毒特征

特殊中毒表现		中毒毒物或机制
阵挛性惊厥、癫痫发作		农药：毒鼠强、有机氯杀虫剂、有机氟农药、拟除虫菊酯、二甲四氯、烟碱；医用药物：异烟肼、中枢兴奋剂、氨茶碱、阿托品、乙胺嘧啶；植物毒物：马钱子、白果、马桑和莽草子
呕吐物或洗胃液颜色异常	紫红色	高锰酸钾
	蓝绿色	铜盐、镍盐
	粉红色	钴盐
	黄色	硝酸盐、苦味酸
	亮红色	红汞、硝酸
	咖啡色	硝酸、硫酸及草酸
	棕褐色	盐酸
	暗处发光	黄磷
	无色或白色	碱类
尿色异常	蓝色	亚甲蓝
	棕褐－黑色	苯胺染料、萘、苯酚、亚硝酸盐
	樱桃红－棕红色	安替匹林、锌可芬，可引起血尿及溶血
	橘黄色	氟乐灵
	绿色	麝香草酚
	黄色	引起黄疸的毒物、呋喃类
皮肤颜色异常	化学性发绀	高铁血红蛋白血症、胺碘酮
	樱红色	一氧化碳
	黄染	米帕林、损肝毒物及溶血毒物引起的黄疸
	红色	硼酸、双硫仑反应、万古霉素

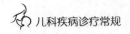

续表

特殊中毒表现		中毒毒物或机制
特殊气味	水果味	乙醇、盐酸碳氢化合物、氯仿、丙酮
	枯草味	酮酸、光气
	苦杏仁味	氰化物、苦杏仁苷
	大蒜味	砷、二甲基亚砜、铊、硒酸、有机磷
	臭鸡蛋味	硫化氢、硫醇
	冬青油味	甲基水杨酸盐
	芳香味	苯类芳香烃、有机氯农药毒杀芬
	鞋油味	硝基苯
	樟脑丸	樟脑萘、二氯苯
皮肤黏膜出血		敌鼠钠盐杀鼠剂、肝素、水杨酸、华法林等

（三）毒物检测

对怀疑中毒患儿，有条件应采集患者呕吐物、血、尿、便或可疑的含毒物品进行毒物鉴定，由于毒物代谢产物在吸收后 48~72 小时持续从尿液排出，送检尿液检测更有价值。即使毒物鉴定阴性，也不能完全排除中毒。

三、治疗要点

儿童急性中毒的治疗强调综合处理，抢救分秒必争，诊断未明以前积极稳定生命体征和脏器功能，诊断一旦明确，尽快应用特效解毒剂（表 1-3、图 1-1）。

1. 救治原则

（1）迅速脱离中毒环境并清除未被吸收的毒物。

（2）迅速判断患者的生命体征，及时处理威胁生命的情况。

（3）促进已吸收入血毒物的清除。

（4）应用解毒药物。

（5）对症治疗，处理并发症。

（6）器官功能支持与重症管理。

2. 注意事项

（1）催吐：一般在中毒后 4~6 小时内进行，适用于年龄较大、神志清醒和合作的患儿。由于儿童呕吐反射自我保护能力差，易导致误吸及胃食管穿孔，应慎重使用。对大多数中毒患儿来说，目前不建议使用。

［禁忌证］6 个月以下婴儿；强酸强碱等腐蚀性毒物；惊厥、昏迷及没有呕吐反射的患儿；汽油、煤油及油脂类毒物；心血管功能不稳定或有严重的心血管疾病；食道静脉曲张。

（2）洗胃：洗胃原则为愈早愈好，一般建议在服毒后 1 小时内洗胃，但对某些毒物或有胃排空障碍的中毒患者也可延长至 4~6 小时；对无特效解毒治疗的急性重度中毒，如患者就诊时即已中毒超过 6 小时，仍可酌情考虑洗胃；对农药中毒，如有机磷、百草枯等要积极治疗，对药物过量，趋向于保守治疗。

毒物性质不明时，一般采用生理盐水洗胃。昏迷、惊厥或失去咽反射的儿童，洗胃前须插入带气囊的气管导管，以保证气道通畅。

［禁忌证］口服强酸强碱及其他腐蚀性物质、上消化道出血、胃穿孔、食道静脉曲张。

（3）导泻：不推荐单独使用，可在应用活性炭后进行。常用导泻药有甘露醇、硫酸镁、复方聚乙二醇电解质散、山梨醇等。

［禁忌证］肠梗阻或穿孔、严重腹泻、低血容量性低血压、近期肠道手术、腐蚀性物质中毒、肾衰竭；6 岁以下儿童禁用高渗性泻剂（如山梨醇等）。

（4）碱化尿液：碱化尿液可促进弱酸性毒物排泄，如水杨酸盐、苯巴比妥等，可用碳酸氢钠溶液 1~2mmol/kg 静脉滴注 1~2 小时，期间检查尿 pH（维持在 7.5~8），注意监测血气及电解质。

［禁忌证］肺水肿、脑水肿、肾衰竭。

表 1-3　常用特效解毒剂

中毒种类	有效解毒剂	剂量及用法
麻醉剂、镇静剂和酒精	纳洛酮	0.01mg/kg 静脉注射，无效可增至 0.1mg/kg，2~3 分钟可重复
苯二氮䓬类	氟马西尼	0.01mg/kg（最大 0.2mg）缓慢静脉注射，间隔 1 分钟可重复，最大累积量 1mg
对乙酰氨基酚	乙酰半胱氨酸	首剂 140mg/kg，之后 70mg/kg q4h 口服，共 17 剂
乙酰水杨酸（阿司匹林）	乙酰唑胺、碳酸氢钠、维生素 K_1	5mg/kg 口服或肌内注射，24 小时内可重复 2~3 次。若纠正脱水后仍严重酸中毒，则保持碱性尿液，20~50mg 肌内注射，预防出血
鼠药（敌鼠）	维生素 K_1	10mg/kg 肌内注射，2~3 次 / 天
氯丙嗪（冬眠灵）	苯海拉明	1~2mg/kg 口服或肌内注射
异烟肼	维生素 B_6	剂量同异烟肼
阿托品、莨菪碱类	毛果芸香碱	0.1mg/kg 皮下或肌内注射，15 分钟 1 次
降糖药、钙拮抗剂、β 受体阻滞剂	胰高血糖素	首剂 0.15mg/kg 静脉注射，续以 0.05~0.1mg/(kg·h) 维持
砷、汞、金、铜、锌等	二巯丙醇	3~5mg/kg 深部肌内注射 q4h，5~10 日一疗程
高铁血红蛋白血症	亚甲蓝	1~2mg/kg 配成 1% 溶液静脉注射或 2~3mg/kg 口服，症状不消失或重现 0.5~1 小时后可重复
	维生素 C	每日 0.5~1g 加在 5%~10% 葡萄糖注射液（GS）内静脉滴注
有机磷化合物、烟碱、毛果芸香碱、新斯的明	解磷定、氯解磷定	每次 15~30mg/kg 配成 2.5% 溶液静脉滴注，与阿托品同时应用
	阿托品	0.03~0.05mg/kg 皮下注射
一氧化碳（煤气）	氧气	100% 氧气吸入

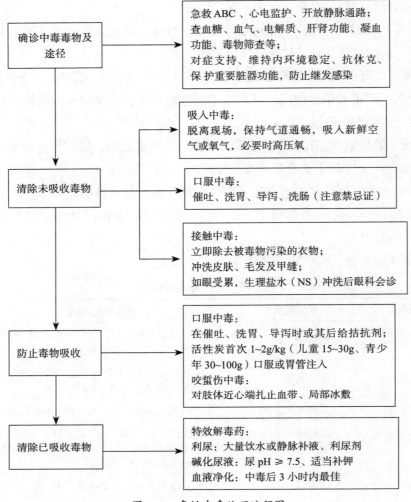

图 1-1　急性中毒处理流程图

第三节　脓毒性休克

一、概述

脓毒性休克（septic shock）是休克的特殊类型，主要为分布性休克，是目前 ICU 患儿死亡的主要原因之一。脓毒性休克是机体在感染或非感染性打击下，发生的氧合、氧运输障碍、细胞能量代谢障碍及多脏器功能障碍的病理生理过程和状态，表现为体循环、微循环功能障碍和心肺为主的多个脏器功能受损。

二、诊断要点

脓毒症患者出现组织低灌注和心血管功能障碍即可诊断脓毒性休克，具体表现如下。

1. 低血压：指血压＜该年龄组第 5 百分位或收缩压＜该年龄组正常值 2 个标准差以下（表 1-4）。

表 1-4 不同年龄儿童低血压标准

年龄	收缩压（mmHg）
≤ 1 个月	＜ 60
＞ 1 个月 ~1 岁	＜ 70
＞ 1 岁 ~9 岁	＜ 70+［2 × 年龄］
≥ 10 岁	＜ 90

2. 需用血管活性药物维持血压在正常范。

3. 下列组织低灌注表现 ≥ 3 条。

（1）心率、脉搏变化：外周动脉搏动细弱，心率、脉搏增快。低体温者可无心动过速（表 1-5）。

表 1-5 各年龄组儿童心率变量

年龄组	心率（次 / 分）	
	心动过速	心动过缓
≤ 1 周	＞ 180	＜ 100
＞ 1 周 ~1 个月	＞ 180	＜ 100
＞ 1 个月 ~1 岁	＞ 180	＜ 90
＞ 1 岁 ~6 岁	＞ 140	＜ 60
＞ 6 岁 ~12 岁	＞ 130	＜ 60
＞ 12 岁 ~18 岁	＞ 110	＜ 60

（2）皮肤改变：面色苍白或苍灰，湿冷，大理石样花纹。如暖休克可表现为四肢温暖，皮肤干燥。

（3）毛细血管再充盈时间（CRT）延长＞ 3 秒（需除外环境温度影响），暖休克时 CRT 可以正常。

（4）意识改变：早期烦躁不安或精神萎靡，表情淡漠。晚期意识模糊，甚至昏迷惊厥。

（5）少尿：液体复苏后尿量仍＜ 0.5ml/（kg·h），持续至少 2 小时。

（6）乳酸性酸中毒（除外其他缺血缺氧及代谢因素等），动脉血乳酸＞ 2mmol/L。

儿童脓毒性休克的诊断和成人不同之处在于其不一定具备低血压，当患儿感染后出现 ≥ 3 条上述组织低灌注表现，如血压正常则诊断为脓毒性休克代偿期。

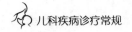

三、治疗要点

脓毒性休克的早期识别、及时诊断、及早治疗是改善预后降低病死率的关键（图 1-2）。

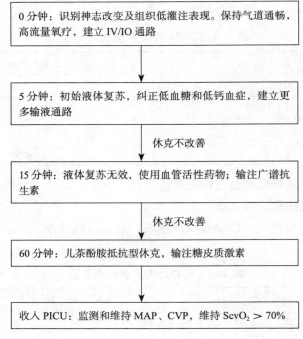

图 1-2　脓毒性休克治疗流程图
IV 通路：静脉通路；IO 通路：骨髓通路；
PICU：儿科重症监护治疗病房；MAP：平均动脉压；
CVP：中心静脉压；ScvO$_2$：中心静脉血氧饱和度

（一）初期复苏治疗目标

诊断脓毒性休克后需明确第 1 个 6 小时治疗目标：CRT ≤ 2 秒、血压正常、脉搏正常、肢端温暖、尿量＞ 1ml/（kg·h）、意识状态正常、血乳酸接近正常水平。

（二）呼吸循环支持

1. 呼吸支持：确保气道开放、高流量给氧，必要时机械辅助通气。脓毒性休克机械通气患儿应适当镇静镇痛，降低氧耗，有利于保护器官功能。

2. 循环支持：包括液体治疗和使用血管活性药物。

（1）液体治疗：液体治疗包括液体复苏、继续和维持输液两部分。液体治疗期间注意酸碱平衡（宁酸勿碱，pH ＞ 7.15 即可）及电解质紊乱。

①液体复苏：强调个体化治疗，不追求"充分液体复苏"，是恢复循环容量的有效措施。首选等渗晶体液（生理盐水、林格氏液），对存在毛细血管渗漏、低蛋白血症者可用

5% 白蛋白。液体复苏剂量 10~20ml/kg，10~20 分钟推注，1 小时内可重复 2~3 次，总量 40~60ml/kg。

②继续和维持输液：由于血液重新分配及毛细血管渗漏等，脓毒性休克的液体丢失和持续低血容量可能要持续数日，因此要继续和维持输液。继续输液用 1/2~2/3 张液体，5~10ml/（kg·h），时间 6~8 小时；维持输液用 1/3 张液，2~4ml/（kg·h），时间 16~18 小时。

（2）血管活性药物：若在液体复苏基础上仍然存在低血压和低灌注，需考虑使用血管活性药物提高和维持组织灌注压，改善氧输送。

①肾上腺素：小剂量 0.05~0.3μg/（kg·min），正性肌力作用为主；大剂量 0.3~2μg/（kg·min），升血压。

②去甲肾上腺素：0.05~1.0μg/（kg·min），强力收缩阻力血管和容量血管。

现推荐儿童脓毒症冷休克首选肾上腺素，暖休克首选去甲肾上腺素。依据血压、$ScvO_2$ 等可酌情选用硝普钠、米力农、多巴胺、多巴酚丁胺等。

（三）积极抗感染治疗

在诊断脓毒性休克后 1 小时内静脉使用有效抗微生物制剂，应用前获取血培养或其他感染源培养，并积极清除感染灶。抗菌药物多主张降阶梯治疗策略。

（四）肾上腺皮质激素

对液体复苏无效、儿茶酚胺（肾上腺素或去甲肾上腺素）抵抗型休克，或有暴发性紫癜、慢性病接受肾上腺皮质激素治疗、垂体或肾上腺功能异常的脓毒性休克患儿应及时应用肾上腺皮质激素替代治疗，一旦升压药停止使用，肾上腺皮质激素应逐渐撤离，一般不超过 1 周。氢化可的松应急量每日 50mg/m²，维持剂量每日 3~5mg/kg，最高可达每日 50mg/kg；甲泼尼龙每日 2~4mg/kg，分 2~3 次使用。

（五）控制血糖

脓毒性休克可诱发应激性高血糖，连续 2 次血糖超过 10mmol/L，可予胰岛素 0.05~0.1U/（kg·h）输注，控制目标值 ≤ 10mmol/L。注意血糖监测，开始 1~2 小时 1 次，稳定后 4 小时 1 次。

（六）血液制品

若红细胞压积（HCT）< 30% 伴血流动力学不稳定，酌情输红细胞悬液，血红蛋白目标值为 100g/L。休克及低氧血症纠正后，血红蛋白目标值 > 70g/L。

（七）其他

（1）抗凝治疗：早期使用肝素 5~10U/（kg·h），明确 DIC（弥散性血管内凝血）则按 DIC 治疗。

（2）连续血液净化：若液体限制和利尿治疗无反应，建议用 CRRT（连续肾脏替代

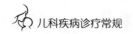

治疗）预防或治疗液体超负荷。

（3）营养支持：若无肠内营养禁忌，则建议入院 48 小时内予早期肠内营养，逐步增加至营养目标。

第四节　体液酸碱平衡失调

一、概述

酸碱平衡指正常体液保持一定的 H^+ 浓度，机体在代谢过程中不断产生酸性和碱性物质，必须通过体内缓冲系统以及肺、肾的调剂作用使体液 pH 值维持在正常范围，以保证机体正常代谢和生理功能。正常儿童血 pH 值与成人一样，均为 7.4（7.35~7.45）。细胞外液 pH 主要取决于血液中最重要的一对缓冲物质，即 HCO_3^- 和 H_2CO_3 两者含量的比值，正常 HCO_3^- 和 H_2CO_3 比值保持在 20/1。当某种因素导致两者比值发生改变或体内代偿不全时，体液 pH 值改变超出 7.35~7.45 正常范围，即出现酸碱平衡紊乱，可影响全身各组织器官的正常功能，严重时可导致死亡，故临床需重视酸碱平衡的诊治。

二、分型及诊断要点

临床上酸碱平衡状态常通过动脉血气分析 pH、$PaCO_2$（二氧化碳分压）及 HCO_3^- 三项指标来评估，常见的酸碱失衡为单纯型，有时可出现混合型（表 1-6）。

1. **代谢性酸中毒**：是临床最常见的酸碱失衡，因体液内源或外源性固定酸增加或丢失 HCO_3^- 所致，特点是细胞外液中碱储备 HCO_3^- 由于从体内丢失或被 H^+ 中和所消耗而原发下降。根据 AG（阴离子隙）值分为两类：高 AG 代谢性酸中毒、AG 无明显增高的代谢性酸中毒。除引起酸中毒的原发病症状外，酸中毒本身轻症可无特异症状。较重时可出现呼吸深快、频繁呕吐、精神萎靡、嗜睡，甚至昏迷、惊厥等神经症状。

2. **代谢性碱中毒**：主要是由于从胃黏膜或肾小管上皮丢 H^+ 过多或从体外摄入 HCO_3^- 过多所致，特点是细胞外液中 HCO_3^- 原发性增高。根据对生理盐水治疗是否有效分两类：生理盐水敏感类、生理盐水不敏感类。除原发病临床表现外，代谢性碱中毒本身缺乏特异性表现，严重时可引起呼吸抑制、精神错乱、心律失常。

3. **呼吸性酸中毒**：呼吸功能发生障碍导致体内 CO_2 不能及时充分排出，特点是原发 CO_2 潴留。除原发病的症状和体征外，多伴低氧血症及呼吸困难。呼吸性酸中毒本身常缺乏特异性表现，高碳酸血症可引起血管扩张，颅内血流增加，导致头痛及颅内压增高，严重高碳酸血症可出现中枢抑制。

4. **呼吸性碱中毒**：各种原因导致的过度换气，体内 CO_2 排出过多，特征是动脉血 CO_2 分压原发性降低。除原发病症状外，急性低碳酸血症可使神经 – 肌肉兴奋性增加，出现因低钙所致的肢体感觉异常，表现为口周四肢发麻、肌肉痉挛疼痛、手足搐搦，甚至惊厥发作。

表 1-6　酸碱失衡分析方法

酸中毒（pH ＜ 7.40）		碱中毒（pH ＞ 7.40）	
↓［HCO_3^-］ 代谢性酸中毒	↑ $PaCO_2$ 呼吸性酸中毒	↑［HCO_3^-］ 代谢性碱中毒	↓ $PaCO_2$ 呼吸性碱中毒
↓ $PaCO_2$ 代偿 呼吸代偿	↑［HCO_3^-］代偿 肾脏代偿	↑ $PaCO_2$ 代偿 呼吸代偿	↓［HCO_3^-］代偿 肾脏代偿
$PaCO_2$ ↓ 1.2mmHg 代偿 1mmol/L［HCO_3^-］↓	［HCO_3^-］↑ 3.5mmol/L 代偿 10mmHg $PaCO_2$ ↑	$PaCO_2$ ↑ 0.7mmHg 代偿 1mmol/L［HCO_3^-］↑	［HCO_3^-］↓ 5mmol/L 代偿 10mmHg $PaCO_2$ ↓

三、治疗要点

（一）代谢性酸中毒

治疗重点是纠正引起代谢性酸中毒的原发病及尽早恢复肾循环，而不是单纯依靠供给碱性溶液。一般当 pH ＜ 7.2 时主张用碱性药物，临床常用碱性液为碳酸氢钠或乳酸钠溶液。所需 5%$NaHCO_3$ 量（ml）=（-BE）× 0.5 × 体重（kg）。（BE：碱剩余。）一般将 $NaHCO_3$ 稀释成 1.4% 等张液输入，先给计算量的 1/2，复查后调整剂量，注意补钾、补钙。需注意单纯迅速纠正酸中毒可引起高钠血症、低钾血症、游离钙下降、血容量扩充过快引起心力衰竭、肺水肿等不良后果。

（二）代谢性碱中毒

虽治疗原发病是治疗的根本，但单纯治疗原发病常不能纠正，需另予纠治。治疗方法包括：停用碱性药物；静脉滴注生理盐水；纠正低钠、低钾、低氯血症。生理盐水敏感类只需静脉滴注生理盐水或其 1/2~2/3 张稀释液纠正脱水，代谢性碱中毒即可被纠正。生理盐水不敏感类如醛固酮增多症，需治疗原发病。盐酸精氨酸、氯化铵等酸性药物仅适用于重症代谢性碱中毒需快速纠正时或伴充血性心力衰竭或肾功能衰竭的患儿，不良反应较多，一般不主张使用。

（三）呼吸性酸中毒

急性呼吸性酸中毒多伴缺氧，应吸氧，其根本治疗是去除病因，恢复有效通气，必要时机械通气。动脉血 pH ＜ 7.15 时，为防止室颤等严重并发症，可静脉滴注少量 1.4%$NaHCO_3$，一般每次提高 HCO_3^- 5mmol/L（相当于 1.4%$NaHCO_3$ 9ml/kg）。碱性药虽可减轻酸中毒，却使血 $PaCO_2$ 更高，但有利于争取时间采用改善通气的治疗。

慢性呼吸性酸中毒主要是设法改善患儿通换气功能，排出体内蓄积 CO_2。虽其原发病常难以完全恢复，但祛痰、解除支气管痉挛、控制肺部炎症及心力衰竭等，常能改善症状。慢性呼吸性酸中毒时，呼吸中枢对 CO_2 刺激的敏感性降低，呼吸主要依靠缺氧刺激外周化学感受器来维持，给氧浓度在 25% 左右为宜。

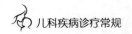

（四）呼吸性碱中毒

主要治疗引起通气过度的原发病。短期可吸入含 3%CO_2 的气体，轻症急性通气过度可重新吸入呼入纸袋中的气体。用呼吸机的患儿应降低每分通气量或增加无效腔。发生手足搐搦时可缓慢静脉注射葡萄糖酸钙（图 1-3）。

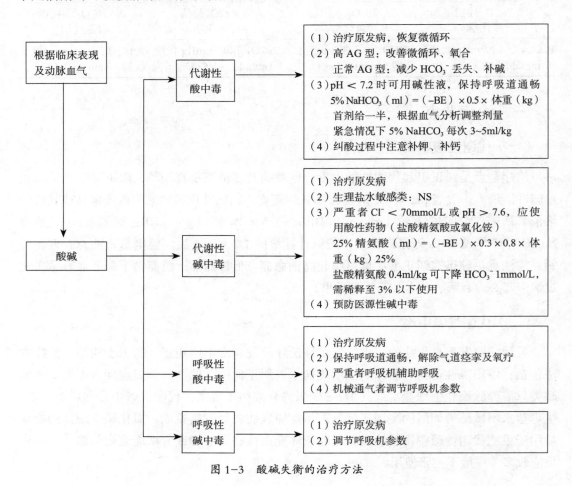

图 1-3　酸碱失衡的治疗方法

第五节　儿童心肺复苏

一、概述

心肺复苏（cardiopulmonary resuscitation，CPR）是指采用急救医学手段恢复已中断的呼吸循环功能，为急救技术中最重要而关键的抢救措施。

随着对保护脑功能和脑复苏重要性认知的深化，将复苏全过程称为心肺脑复苏

（cardiopulmonary cerebral resuscitation，CPCR）更恰当。

院内外心脏骤停急救步骤见图1-4。

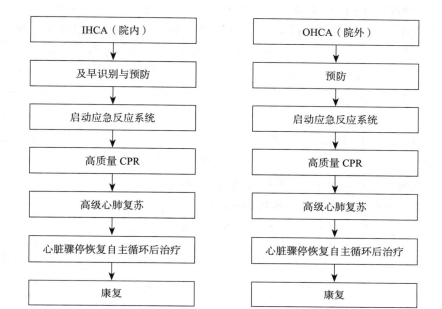

图1-4　院内外心脏骤停急救步骤

二、诊断要点

（一）症状

突然意识丧失，无反应，严重呼吸困难或呼吸停止。

（二）体征

（1）大动脉搏动消失：颈动脉、股动脉等。

（2）心音消失、微弱或进行性下降（年长儿＜60次/分，婴儿＜80次/分）。

（三）实验室检查

（1）心电监护、心电图显示等电位线、无脉电活动、室颤或室速。

（2）血生化、血气、血糖、血常规等检查，提示酸中毒、电解质紊乱等；胸片可提示心肺疾患。

三、治疗要点

（一）心肺复苏——叫叫CABD

1. 叫：先评估现场安全，再评估患者意识——轻拍重喊（青春期后拍肩、儿童拍肩、

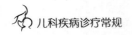

婴儿弹足底）。

2. 叫：呼叫帮助、启动应急预案、获取除颤仪。

3. C（circulation）循环支持：评估脉搏、呼吸——检查患儿脉搏（1岁以上检查颈动脉，1岁以内检查肱或股动脉搏动），若无脉搏或不能确定是否触及脉搏，或心率<60次/分并有灌注不良的表现（苍白、发绀或斑纹等），应立即开始胸外按压。

高质量胸外按压的操作注意事项如下（表1-7）。

（1）按压部位：胸骨下半段（婴儿：两乳头连线中点稍下方；>1岁：两乳头连线中点），注意不能压剑突位置。

（2）按压速度为100~120次/分，按压深度为胸廓前后径1/3（婴儿4cm，儿童5cm，青春期后5~6cm），注意保证胸廓充分回弹。

（3）尽量减少胸外按压中断（中断不超过10秒）。

（4）每2分钟轮换，如感觉疲劳可提前轮换。

表1-7 不同年龄段儿童胸外按压方式

	按压方式	单人抢救	双人抢救
青春期后	双手	30：2	30：2
儿童	单手或双手	30：2	15：2
婴儿	双指或双拇指	30：2	15：2

按压有效标准：触及大动脉搏动。

评估：按压2分钟（5个循环）检查大动脉搏动。

4. A（airway）开放气道：去除气道内分泌物、异物或呕吐物。

不伴颈椎损伤者采用压额-抬颏法，怀疑颈椎损伤者采用推举下颌法。

5. B（breathing）人工呼吸：方式——口对口（捏鼻）、口对口鼻。

置入高级气道前：人工呼吸频率——单人复苏30：2，双人复苏15：2。

置入高级气道后：每2~3秒通气1次，并持续胸外按压。

效果评估：胸廓起伏，避免过度通气。

6. D（defibrillation）除颤：除颤能量——首次2J/kg，第二次4J/kg，后续≥4J/kg，最高10J/kg。

除颤3个优先：①到场优先取除颤仪；②连接好除颤仪后，中断所有操作，评估是否需要除颤；③除颤时需所有人均离开。

（二）药物

（1）肾上腺素：心肺复苏时要尽快给予肾上腺素（5分钟内），每隔3~5分钟重复一次。静脉/骨内注射给药剂量0.01mg/kg（1：10000浓度0.1ml/kg），最大1mg。若无静脉/骨内通路，可气管内给药，剂量0.1mg/kg（1：1000浓度即原液0.1ml/kg），最大2.5mg。不能与碱性药物合用。

（2）胺碘酮：3岁以下禁用，心脏骤停期间静脉/骨内注射剂量为5mg/kg推注（5%GS稀释），最多可重复3次。

（3）利多卡因：静脉/骨内注射剂量为负荷量1mg/kg，静脉维持量为20~50μg/（kg·min）。

（4）碳酸氢钠：不推荐常规应用，特别是通气不足时。用法：5%碳酸氢钠1.68ml/kg，缓慢IV/IO，CPR 10分钟后用。

（三）其他

注意记录；监测生命体征、血糖等；治疗性低体温、激素、利尿剂、镇静剂等需酌情应用（图1-5）。

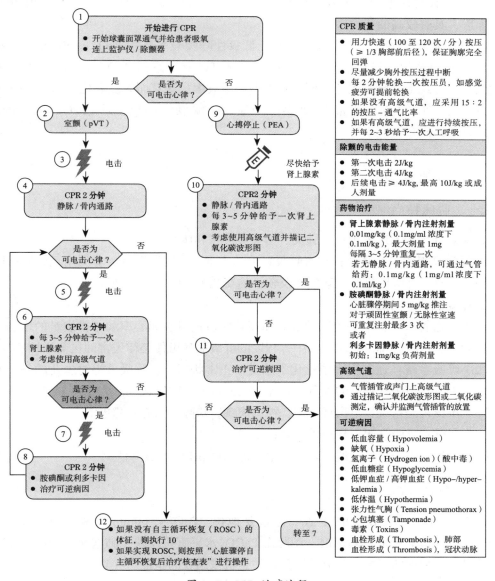

图1-5 CPR治疗流程

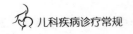

第六节　急性呼吸衰竭

一、概述

呼吸衰竭（respiratory failure）是指肺不能提供足够的氧气（低氧性呼吸衰竭）或排出二氧化碳（高碳酸血症性呼吸衰竭）以满足机体代谢需要，导致动脉血氧分压降低和（或）二氧化碳分压增加。儿童呼吸衰竭多为急性呼吸衰竭，是导致儿童心搏呼吸骤停的主要原因，具有较高的死亡率。

呼吸衰竭常以血气分析指标来判断，低氧性呼吸衰竭系指 $PaO_2 < 60mmHg$；高碳酸血症性呼吸衰竭（又称通气衰竭，ventilatory failure）系指 $PaCO_2 > 50mmHg$。根据上述结果，传统上呼吸衰竭分为两型，Ⅰ型呼吸衰竭：缺氧而无二氧化碳潴留（$PaO_2 < 60mmHg$，$PaCO_2$ 降低或正常）；Ⅱ型呼吸衰竭：缺氧伴 CO_2 潴留（$PaO_2 < 60mmHg$，$PaCO_2 > 50mmHg$）。

二、诊断要点

（一）临床特点

1. 原发疾病的临床表现：如肺炎、脑炎等症状和体征。

2. 呼吸衰竭的早期表现：常有呼吸窘迫的表现，如呼吸急促、鼻翼扇动、胸壁吸气性凹陷、喘息、呼吸困难等；新生儿及较小的婴儿可在呼气时出现呻吟。

3. 重要脏器的功能异常

（1）心血管系统：中等程度的低氧和高碳酸血症可引起心率和心排出量的增加，而严重低氧血症可致心排出量降低。中等程度的低氧血症可使心律失常的机会增加。

（2）呼吸系统：在外周和中枢化学感受器正常状态下，呼吸衰竭时患儿的每分通气量增加，随着气道阻塞程度的加重，辅助呼吸肌常参与呼吸运动。

（3）中枢神经系统：可出现头痛、神志模糊、嗜睡、激惹和焦虑等。

（4）肾脏：呼吸衰竭可导致钠、水排出减少。

（5）代谢：由于无氧代谢，乳酸产生增加，血 pH 值明显降低。

（二）辅助检查

血气分析在呼吸衰竭的评估中有重要地位。$PaO_2 < 60mmHg$ 和（或）$PaCO_2 > 50mmHg$ 为呼吸衰竭的诊断标准。动脉血 $PaCO_2$ 水平直接反映了肺泡通气量的变化，一般不受吸入氧浓度的影响，其显著增高往往是机械通气的指征。

评估氧合状态时应同时考虑血氧分压与吸入氧浓度，可采用肺泡－动脉氧分压差（A-aDO$_2$）、氧合指数（PaO$_2$/FiO$_2$）等对呼吸衰竭的严重程度及变化做定量的判断。A-aDO$_2$=（713mmHg×FiO$_2$）-［（PaCO$_2$/0.8）+PaO$_2$］，差值越大疾病程度越重；PaO$_2$/FiO$_2$比值越小，肺部疾病越重，比值＜300诊断为急性肺损伤，比值＜200诊断为急性呼吸窘迫综合征。

三、治疗要点

当怀疑有呼吸衰竭时，应快速评估患儿的通气状态，包括呼吸运动是否存在及强弱程度、呼吸频率、呼吸运动幅度、是否存在发绀及上呼吸道梗阻。患儿常有意识状态的改变，如少哭、少动、意识模糊与激惹交替等。

治疗原则：治疗原发病，改善氧气摄取和二氧化碳排出，关键在于呼吸支持，改善呼吸功能，争取时间度过危机以利原发病的治疗。

1. 病因治疗：病因治疗是呼吸衰竭治疗的根本，对于严重濒危者，不能因寻找病因而延误救治，应先抢救对症支持治疗，争取时间，再明确病因进行针对性治疗。感染是呼吸衰竭的原发病或诱因，也是治疗呼吸衰竭过程中的重要并发症，积极有效的抗生素治疗是呼吸衰竭综合治疗的重要手段。

2. 加强气道管理，保持气道通畅：呼吸道通畅对改善通气功能十分重要，保持患儿处于气道开放位。注意翻身、拍背、吸痰等胸部物理治疗和呼吸道湿化。

3. 氧疗：氧疗指征为发绀和呼吸困难。心率、呼吸增快和烦躁不安是早期缺氧的重要表现，应注意鉴别。

氧疗方法：鼻导管、简易面罩、非再吸面罩，供氧分别高达4L、10L和15L，长期氧疗需警惕氧中毒。

4. 机械通气：机械通气是呼吸衰竭治疗的主要手段，应用时间不宜过晚，应在呼吸衰竭所致低氧血症和酸中毒尚未对器官功能造成损害前应用。不同年龄患儿气管插管的内径及长度见表1-8。

5. 营养支持、液体治疗，维持内环境稳定。

表1-8 不同年龄患儿气管插管的内径及长度

年龄	插管内径（mm）	经口插管深度（cm）
早产儿	2.5~3.0	6~8
足月儿	3.0~3.5	9~10
1~9个月	3.5~4.0	11~12
9~18个月	4.0~4.5	12~13
18个月~3岁	4.5~5.0	13~14
4~5岁	5.0~5.5	14~16
6~7岁	5.5~6.0	16~18

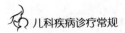

年龄	插管内径（mm）	经口插管深度（cm）
8~10 岁	6.0~6.5	17~19
11~13 岁	6.0~7.0	18~21
14~16 岁	7.0~7.5	20~21

第二章
营养性疾病与儿童常见的心理障碍

第一节 蛋白质 – 能量营养不良

一、概述

合理营养是满足小儿正常生理需要、保证小儿健康成长的重要因素。营养素分为八大类：能量、蛋白质、脂肪、碳水化合物、矿物质、维生素、水和膳食纤维。任何一种营养素过多或不足均可引起营养过剩或营养不良。蛋白质 – 能量营养不良（protein-energy-malnutrition，PEM）是由于缺乏能量和（或）蛋白质所导致的一种营养缺乏症，主要见于 3 岁以下婴幼儿。临床上以体重明显减轻、皮下脂肪减少和皮下水肿为特征，常伴有各器官系统的功能紊乱。临床常见三种类型：能量供应不足为主的消瘦型、以蛋白质供应不足为主的水肿型、介于两者之间的消瘦 – 水肿型。

二、诊断要点

（一）临床特点

1.病史： 喂养史、生长发育史和疾病史对于全面正确评价个体的营养状况非常重要。应掌握小儿的膳食摄入情况、习惯，可通过进行膳食调查以评价蛋白质和热量的摄入情况，此外，还需要询问是否有影响消化、吸收的慢性消耗性疾病存在。

2.临床表现

（1）体重不增是营养不良的早期表现。患儿体重逐渐下降，主要表现为消瘦、皮下脂肪逐渐减少以至消失，皮肤干燥、苍白、皮肤逐渐失去弹性，额部出现皱纹如老人状，肌张力逐渐降低、肌肉松弛直至肌肉萎缩呈"皮包骨"，四肢可有挛缩。皮下脂肪层消耗的顺序首先是腹部，其次是躯干、臀部、四肢，最后是面颊。

（2）皮下脂肪层厚度是判断营养不良程度的重要指标之一。营养不良初期，对患儿身高并无影响，但随着病情加重，骨骼生长减慢，患儿身高也低于正常。

（3）轻度营养不良，精神状态正常，但重度可有精神萎靡，反应差，体温偏低，脉细无力，无食欲，腹泻便秘交替等。合并血浆白蛋白明显下降时，可有凹陷性水肿，皮肤发亮，严重时可破溃、感染形成慢性溃疡。

（4）重度营养不良可有重要脏器功能损害，如心脏功能下降，可有心音低钝、血压偏低、脉搏变缓、呼吸浅表等表现。

（5）常见的并发症有营养性贫血，以小细胞低色素性贫血最为常见，贫血与缺乏铁、叶酸、维生素 B_{12}、蛋白质等造血原料有关。营养不良可有多种维生素缺乏，尤以脂溶性维生素 A、维生素 D 缺乏常见。在营养不良初期，维生素 D 缺乏的症状不明显，在恢复期生长发育加快时症状比较突出。约 3/4 的患儿伴有锌缺乏，由于免疫功能低下，故易患各种感染性疾病，如反复呼吸道感染、鹅口疮、肺炎、结核病、中耳炎、尿路感染等；婴儿腹泻常迁延不愈，加重营养不良，形成恶性循环。

（6）营养不良可并发自发性低血糖，患儿可突然表现为面色灰白、神志不清、脉搏减慢、呼吸暂停、体温不升，但无抽搐，若不及时救治，可致死亡。

（二）辅助检查

1. 血清蛋白：血清白蛋白浓度降低是最为特征性的改变，但由于其半衰期较长（19~21 天），轻 - 中度营养不良变化不大，故不够灵敏。视黄醇结合蛋白（半衰期 10 小时）、转甲状腺素（半衰期 12 小时）、前白蛋白（半衰期 1.9 天）、甲状腺素结合前白蛋白（半衰期 2 天）和转铁蛋白（半衰期 8 天）等代谢周期较短的血浆蛋白质水平降低具有早期诊断价值。胰岛素样生长因子 1（IGF-Ⅰ）水平反应灵敏，且不受肝功能的影响，是 PEM 早期诊断的灵敏可靠指标。

2. 血清氨基酸：血清必需氨基酸与非必需氨基酸之间比值降低，血清牛磺酸、支链氨基酸水平明显降低。重度 PEM 患儿，尿羟脯氨酸排泄减少，其排出量与生长速度有关，故通过计算尿羟脯氨酸指数可评价儿童的蛋白质能量营养状态。尿羟脯氨酸指数 = 尿羟脯氨酸浓度（mmol/L）/ 尿肌酐浓度（mmol/L）× 体重（kg），正常学龄前儿童为 2.0~5.0，生长缓慢者为 < 2.0。

3. 其他：血清淀粉酶、脂肪酶、胆碱酯酶、转氨酶、碱性磷酸酶、胰酶和黄嘌呤氧化酶等活性均下降，甚至丧失，经治疗后可迅速恢复至正常。血脂、血胆固醇、微量元素及电解质水平均有不同程度的下降，血糖水平减低，但糖耐量曲线与糖尿病患儿相同。

（三）体格测量评价

体格测量是评价营养不良的可靠指标，目前国际上通常采用小儿身高和体重所派生出来的三个指标，即年龄别身高（height for age）、年龄别体重（weight for age）和身高别体重（weight for height）进行衡量。

5 岁以下儿童营养不良的分型和分度如下。

1. 体重低下（underweight）：体重低于同年龄、同性别参照人群均值的 –2SD 为体重低下，如低于同年龄、同性别参照人群均值的 –2SD~–3SD 为中度；低于 –3SD 为重度。该项指标主要反映慢性或急性营养不良。

2. 生长迟缓（stunning）：其身（长）高低于同年龄、同性别参照人群均值的 –2SD 为生长迟缓，如低于同年龄、同性别参照人群均值的 –2SD~–3SD 为中度；低于 –3SD 为重度。此指标主要反映慢性长期营养不良。

3. **消瘦（wasting）**：其体重低于同性别、同身（长）高参照人群均值的 –2SD，如低于同性别、同身高人群均值的 –2SD~–3SD 为中度；低于 –3SD 为重度。此项指标主要反映近期、急性营养不良。

以上 3 项判断营养不良的指标可以同时存在，也可仅符合其中一项。符合一项即可进行营养不良的诊断。

基层单位亦可采用腹壁皮褶厚度进行衡量。腹壁皮褶厚度小于 0.8cm 为轻度，小于 0.4cm 为中度，基本消失为重度。

（三）鉴别诊断

疾病对于婴幼儿体重和营养状况的影响较大，1 岁以下的婴儿特别是新生儿有明显营养不良者，多为疾病所致。应注意有无消化道先天畸形、反复呼吸道感染、腹泻、败血症、结核病、佝偻病和各种营养素缺乏症等。幼儿和年长儿要注意各种不良饮食习惯和情绪等神经精神因素的影响。

三、治疗要点

1. **处理危及生命的并发症**：严重营养不良常发生危及生命的并发症，如腹泻时的严重脱水和电解质紊乱、酸中毒、休克、肾衰竭、自发性低血糖、继发感染及维生素 A 缺乏所致的眼部损害等。

2. **去除病因**：再查明病因的基础上，积极治疗原发病，如纠正消化道畸形，控制感染性疾病；治疗腹泻和消耗性疾病如结核和心、肝、肾疾病；改进喂养方法，向家长宣传科学喂养知识，鼓励母乳喂养，适当添加辅食。改变不良饮食习惯如挑食、偏食等。

3. **调整饮食**：营养不良患儿的消化道因长期摄入过少，已适应低营养的摄入，过快增加摄入量易出现消化不良、腹泻，故饮食调整的量和内容应个体化，根据实际的消化能力和病情逐步增加，切忌操之过急。在计算能量和蛋白质需要量时应按照年龄的平均体重（P50），而不是小儿的实际体重。轻度营养不良可从每天 250~330kJ/kg（60~80kcal/kg）开始，中、重度可参考原来的饮食情况，从每天 165~230kJ/kg（40~55kcal/kg）开始，逐步少量增加；若消化吸收能力好，可逐渐增加到每天 500~711kJ/kg（120~170kcal/kg），体重恢复到接近正常时可根据生理需要量计算。蛋白质从每日 1.5~2g/kg 开始逐渐增加到每日 3.0~4.5g/kg。母乳喂养儿按需哺乳；人工喂养儿从稀释奶开始，逐渐过渡到正常。除乳制品外，可添加蛋类、肝泥、肉末、鱼粉等高蛋白食物，必要时可使用酪蛋白水解物、氨基酸混合液或要素饮食。食物中应含有丰富的维生素和微量元素。

4. **促进消化功能，改善代谢**

（1）药物：可给予 B 族维生素和胃蛋白酶、胰酶等以助消化。在足够的能量和蛋白质供应下，适当使用蛋白同化类固醇制剂如苯丙酸诺龙，每次肌内注射 0.5~1mg/kg，每周 1~2 次，连续 2~3 周，可促进机体蛋白质合成，增进食欲。对食欲差患儿可给予胰岛素 2~3U/d，皮下注射，2~3 周为一疗程。为避免发生低血糖，注射前可先口服葡萄糖 20~30g。锌制剂能提高味觉敏感度，促进食欲，可口服元素锌每日 0.5~1mg/kg。

（2）中医治疗：中药参苓白术散能调整脾胃功能，改善食欲；针灸、推拿、抚触、捏脊等也有一定疗效。

5. 其他： 病情严重、伴明显低蛋白血症或严重贫血者，可考虑成分输血。静脉滴注高能量脂肪乳剂、多种氨基酸、葡萄糖等也可酌情选用。此外，充足的睡眠、适当的户外活动、纠正不良的饮食习惯和良好的护理亦极为重要。

第二节　营养性维生素 D 缺乏性佝偻病

一、概述

营养性维生素 D 缺乏性佝偻病（rickets of vitamin D deficiency）是由于儿童体内维生素 D 不足使钙、磷代谢紊乱，产生的一种以骨骼病变为特征的全身慢性营养性疾病。表现为生长骨骼的长骨干骺端和骨组织矿化不全致使骨骼发育障碍，而成熟骨矿化不全导致骨质软化症。

二、诊断要点

（一）临床特点

临床表现：包括非特异性症状、骨骼特征性改变和其他系统改变。临床可分为初期、激期、恢复期和后遗症期，年龄不同，临床表现不同。

1. 初期： 多见于 6 个月以内，特别是 < 3 个月的婴儿，以神经兴奋性增高等非特异性症状为主，表现为易激惹、烦躁、夜惊、夜啼、多汗与室温和季节无关等，查体可见枕秃，常无明显骨骼变化，持续数周或数月，不治可发展为激期。

2. 激期： 除有初期症状外，主要表现为典型的骨骼改变，部分患儿出现全身肌肉松弛、乏力、运动功能发育迟缓等表现，年龄段不同其表现也不同。

（1）头颅：①颅骨软化（乒乓颅），多见于 3~6 个月；②方颅，多见于 7~8 个月；③前囟大且闭合延迟，比相应月份要大或出生 18 个月未闭合；④出牙延迟，12 个月未出牙，出牙顺序颠倒、缺乏牙釉质，易患龋齿。

（2）胸廓畸形：多发生在 1 岁左右。①肋串珠：以两侧 7~10 肋最明显；②肋膈沟（Harrison 沟）；③鸡胸或漏斗胸。

（3）四肢畸形：①手脚镯：多见于 6 个月以上；②"X"或"O"形腿：开始负重后。

（4）脊柱后突或侧弯、扁平骨盆等。

3. 恢复期： 患儿经治疗后，临床症状和体征会逐渐减轻、消失。

4. **后遗症期**：多见于 2 岁以后的儿童，临床症状消失，重症患者可留有不同程度的骨骼畸形。

（二）辅助检查

1. 初期

（1）血生化：血钙正常或稍降低，血磷降低，血清碱性磷酸酶正常或轻度升高，25-（OH）D_3 含量降低，甲状旁腺激素升高。

（2）X 线表现：骨骼 X 线无明显变化或钙化带稍模糊。

2. 激期

（1）血生化：血钙降低，血磷明显降低，血清碱性磷酸酶明显升高，血清 25-（OH）D_3 降低，血清 1，25-（OH）_2D_3 降低明显，甲状旁腺激素进一步升高。

（2）X 线表现：临时钙化带消失，干骺端呈毛刷样，并有杯口状改变，骺软骨明显增宽，骨骺与干骺端距离增大；骨质疏松，密度减低，骨皮质变薄，可有骨干弯曲畸形或青枝骨折。

3. 恢复期

（1）血生化：血清钙、磷浓度逐渐恢复正常，碱性磷酸酶恢复稍慢，1~2 个月下降至正常。

（2）X 线表现：于 2~3 周后有改善。临时钙化带重新出现，骨皮质密度增加、增宽等。

4. 后遗症期

（1）血生化：完全恢复正常。

（2）X 线表现：骨骼干骺端活动性病变消失，可残留不同程度的骨骼畸形。

（三）鉴别诊断

1. 与佝偻病的体征相似的疾病：先天性甲状腺功能减低症（呆小症）、软骨营养不良、脑积水、黏多糖病。

2. 与佝偻病的体征相同而病因不同的疾病：低血磷性抗维生素 D 佝偻病、远端肾小管性酸中毒、维生素 D 依赖性佝偻病、肾性佝偻病、肝性佝偻病。

三、治疗要点

治疗目的在于控制活动期，防止骨骼畸形和复发。治疗原则以口服为主，维生素 D 制剂选择、剂量大小、疗程长短、单次或多次、途径（口服或肌内注射）应根据患儿具体情况而定，强调个体化治疗。

（一）一般治疗

（1）日光浴：手、脚、臀部的皮肤裸露在外，阳光不要直射眼睛，时间 1~2h/d，分次完成。

（2）营养喂养：蛋黄、猪肝、大豆、奶粉（保证 600~800ml/d）、虾皮。

（3）制动：不能过早的坐、立、行，或过久的坐立，防止畸形的发生。

（二）药物治疗

（1）口服法：维生素 D 2000~4000IU（50~100μg）/d，或 1, 25-(OH)$_2$D$_3$ 0.5~2.0μg/d，口服。治疗 1 个月后视病情可为改预防量维生素 D 400IU/d。

（2）突击疗法：适用于重症患儿有并发症或无法口服者，维生素 D$_3$ 15~30 万 IU 肌内注射，1~3 个月后改预防量口服维持。

（3）钙剂：维生素 D 治疗期间应同时补充钙剂。

（三）矫形治疗

后遗症期无需药物治疗，主要通过体育锻炼、主动或被动运动来矫正骨骼畸形，严重畸形者需经外科手术矫治。

（四）预防

（1）孕末 3 个月时胎儿对维生素 D 和钙的需要量增加，孕妇应多晒太阳，多摄入维生素 D、钙等营养成分。孕末适量补充维生素 D 800IU/d，有益于胎儿储存充足的维生素 D。

（2）日光浴。

（3）足月儿生后 2 周给生理量维生素 D 400IU/d 至 2 岁。早产儿、低出生体重儿、双胎儿生后 1 周给 800IU/d，3 个月后改为 400IU/d。

第三节 小于胎龄儿

一、概述

小于胎龄儿（small for gestational age infant，SGA）指出生体重在同胎龄儿、同性别健康新生儿平均体重第 10 百分位或 2 个标准差以下的新生儿。早产儿、足月儿和过期产儿均可发生。小于胎龄儿围产期的死亡率较适于胎龄儿高，围产期并发症多，成年后矮身材、心血管疾病、糖尿病、高血压等疾病的发生率明显增高。

二、诊断要点

（一）临床特点

1.临床分型

（1）匀称型：占 10%~20%，患儿体重、身长、头围成比例减少，体型匀称。常与遗传、代谢缺陷及宫内感染有关。在妊娠早期即受损，各器官细胞数减少，易发生先天性畸形及永久性生长发育迟缓。

（2）非匀称型：占80%左右。患儿身长及头围受影响不大，但皮下脂肪减少或消失，呈营养不良貌。生长受损多发生于妊娠晚期，与妊娠期高血压、胎盘功能不全等因素有关。各器官细胞数正常，但细胞体积变小，经补充适量营养可恢复正常。

（3）混合型：较少见，以上病因均存在，器官细胞数减少，体积亦缩小，先天畸形发生率高，死亡率高。

2. 临床分型评估（表2-1）

表2-1　小于胎龄儿临床分型评估

项目	匀称型	非匀称型
＜37W，重量指数	＞2.00	＜2.00
≥37W，重量指数	＞2.20	＜2.20
身长与头围之比	＞1.36	＜1.36

注：重量指数＝出生体重（g）×100/［出生身长（cm）］^{3}

3. 小于胎龄儿的生理特征

除伴有明显畸形、先天综合征以及母亲严重疾病所致的匀称型小于胎龄儿外，大多数小于胎龄儿均有以下特征。

（1）与躯干四肢相比，头相对较大，面容似"小老头"。

（2）皮下脂肪明显缺乏，皮肤松弛多皱纹，易脱屑。

（3）颅缝可增宽或重叠，前囟较大。

（4）指（趾）甲、皮肤及脐带因羊水胎粪污染呈黄绿色，脐带往往比较细。

4. 新生儿期并发症

（1）围产期窒息：由于胎盘功能不全，慢性缺氧，易发生宫内窘迫及生后窒息。

（2）胎粪吸入：因宫内缺氧，肠道蠕动增加和肛门括约肌松弛，胎粪排入羊水，胎儿在产前或产程中吸入胎粪污染的羊水，导致胎粪吸入综合征。

（3）低血糖：由于肝糖原储存不足，糖异生作用差，生后代谢旺盛，25%~50%的小于胎龄儿可发生低血糖。

（4）体温调节障碍：由于皮下脂肪菲薄、体表面积大，热量丢失明显，此外，低血糖、低氧均可影响产热，进而造成小于胎龄儿体温不稳定。

（5）红细胞增多症－高黏滞度综合征：由于宫内慢性缺氧，红细胞代偿性增多，导致血液黏稠度增高，血流阻力增大，引起全身多脏器功能受损。

（6）伴宫内感染者常有肝脾大、黄疸、皮疹、中枢神经系统畸形及视网膜脉络膜炎等。

5. 婴儿期和青少年期的临床特征

（1）身材矮小：大部分小于胎龄儿生后即出现追赶生长，在2岁时其身高、体重达到正常。但约 10% 的小于胎龄儿至 2 岁时身高、体重不能达到正常，这部分儿童生长发育受到影响，生长激素激发试验提示生长激素分泌并不缺乏，仅表现为分泌节律紊乱，表现为高基线、高频率；亦有部分小于胎龄儿伴有生长激素缺乏。骨龄与年龄相仿或稍落后。

（2）神经系统发育障碍：部分小于胎龄儿可出现认知损害，如反应迟钝、学习成绩差，社交障碍等。

（3）内分泌代谢紊乱：性早熟，成年后肥胖、胰岛素抵抗、心血管疾患等发病率高于适于胎龄儿。

（二）鉴别诊断

1. 新生儿期需鉴别： 适于胎龄儿、大于胎龄儿。

2. 出现矮身材需鉴别： 生长激素缺乏症、家族性矮身材、特发性矮身材、先天性甲状腺功能低下等疾病。

三、治疗要点

（一）新生儿期治疗

1. 出生时处理： 有围产期窒息者生后应立即进行复苏，尽量防止窒息及胎粪吸入；注意保暖，必要时放入暖箱，维持体温在正常范围。

2. 喂养： 尽早开奶，生后 2~4 小时经口喂养，先喂 1~2 次糖水，以后改为母乳或配方奶。对不能自己进食或能量不足者，采用静脉补液。

3. 低血糖的处理： 生后监测血糖，发生低血糖时先给 10% 葡萄糖 200mg/kg（2ml/kg），按 1ml/min 静脉注射，后以 6~8mg/（kg·min）维持，每 1 小时监测血糖 1 次，并根据血糖调节糖速。血糖维持正常 24 小时后逐渐减慢输液速度，48~72 小时后停用。

4. 红细胞增多症 – 高黏滞度综合征的治疗： 当周围静脉血红细胞比容 ＞ 0.65，且有症状者，应进行部分换血；当周围静脉血红细胞比容 0.60~0.70 且无症状者，应每 4~6 小时监测，同时输液或尽早喂奶；当周围静脉血红细胞比容 ＞ 0.70，但无症状者是否换血存在争议。

5. 其他： 及时纠正酸中毒，防止感染。

（二）婴儿和青少年期治疗

1. 矮身材的治疗： 小于胎龄儿年龄 ≥ 4 岁身高仍低于同年龄、同性别正常儿童平均身高 2 个标准差者可考虑给予 rh-GH 干预治疗，推荐剂量为 0.15~0.2IU/（kg·d）。在治疗过程中密切监测血糖、胰岛素、甲状腺功能等变化。

2. 神经系统发育和内分泌代谢紊乱的监测： 对于小于胎龄儿需早期进行神经运动发育评估，对神经运动发育落后者及时进行干预。对有糖尿病和心血管疾病家族史者以及体重增长过快、肥胖者需定期监测。

第四节　注意缺陷多动障碍

一、概述

注意缺陷多动障碍（attention deficit hyperactivity disorder，ADHD）是一种常见的慢性神经发育障碍，起病于童年期，影响可延续至成年，可共病多种神经精神障碍。早期识别、诊断和规范治疗对 ADHD 的预后有重要作用。

二、病因和发病机制

尚不完全清楚，目前认为 ADHD 的发生是在胚胎期和婴儿早期由复杂的遗传易感性与暴露环境多种不利因素协同作用的结果。

三、诊断要点

（一）ADHD 的临床评估

儿科医生和儿童保健医生应对存在学业或行为问题，并伴有注意缺陷、多动或冲动症状的 4~18 岁儿童尽早启动筛查和评估。诊断及治疗前可参考筛查量表或诊断性工具进行评估，治疗后可采用疗效评估问卷、不良反应问卷等进行评估。

儿科临床常用问卷如下。

（1）ADHD 诊断量表父母版：用于 ADHD 症状评定。

（2）Vanderbilt 父母及教师评定量表：用于 ADHD 症状、共患病及功能损害评定。

（3）SNAP 父母及教师评定量表：用于 ADHD 症状、共患病及功能损害评定。

（4）Conners 量表：分为父母量表、教师量表及简明症状量表，用于 ADHD 症状、共患病及功能损害评定。

（5）困难儿童问卷调查（QCD 问卷）：用于 ADHD 社会功能评定。

此外，初诊除据情况选择症状、共患病、功能损害评定工具进行评估以外，还应进行认知能力评估。

（二）ADHD 的诊断

12 岁以前出现核心症状且伴单一或多个功能损害（如学业、社会功能等）的 4~18 岁儿童应尽早启动筛查和评估，在全面临床访谈和心理社会评估基础上进行诊断。

1. 病史采集：除围绕 ADHD 主要临床表现、病程、共患病、社会功能和影响因素采集病史以外，还需特别注意收集全面的发育史和可能存在的精神障碍史、访谈并观察家长和儿童（包括精神状态评估、行为观察），重视教师提供的在校信息，结合儿童临床评估和实验室检查结果综合判断。

2.诊断及分度

（1）诊断标准：12岁以前即持续出现注意缺陷和（或）多动、冲动相关症状（各6项及以上）至少6个月且程度与发育水平不一致的患儿需考虑ADHD。强调患儿核心症状至少存在于2个或以上场合（如在学校、家中、诊室等），在社交、学业等功能上存在明显的损害，且不能用其他精神障碍或神经系统疾病进行解释。

（2）分度

轻度：存在非常少的临床症状，且导致轻微的社交或学业等功能损害。

中度：症状或功能损害介于轻度、重度之间。

重度：存在非常多的临床症状或存在若干特别严重的症状或导致明显的社交或学业等功能损害。

（三）鉴别诊断

1.正常儿童与问题儿童：临床上不能把活动水平高的正常儿童轻易地归类为ADHD，另外，生活中特殊变化影响（如虐待、忽视、父母关系不和谐或离婚、家庭经济压力、搬迁、新学校、家庭成员患病等）可出现注意缺陷、多动或冲动症状，需根据诊断标准与ADHD鉴别。

2.疾病导致的类似注意缺陷多动障碍：代谢性疾病、遗传性疾病、缺铁性贫血、变应性鼻炎、感染性疾病、甲状腺疾病、精神心理疾患等，均会导致类似ADHD症状。

3.其他发育行为障碍性疾病：智力障碍、孤独症谱系障碍、抽动障碍、语言障碍、睡眠障碍、遗尿症等发育行为障碍性疾病，易与ADHD混淆及共患。

（四）ADHD的共患病

逾65%ADHD患儿同时共患其他发育障碍、精神心理障碍或躯体疾病。常见共患病如下。

（1）睡眠问题与睡眠障碍。

（2）语言障碍。

（3）特定学习障碍。

（4）抽动障碍。

（5）遗尿症。

（6）破坏性行为障碍。

（7）孤独症谱系障碍。

（8）其他：全面发育迟缓、发育性运动协调障碍、社交障碍、儿童失神癫痫、心境障碍与焦虑障碍等。

四、治疗要点

（一）治疗要点

制定长期化、全面化、个体化的治疗计划，定期随访、评估，监控治疗效果和不良反应，按照慢性病管理策略进行管理。此外，应强调均衡饮食、良好营养和定期运动对ADHD患儿的重要性。在诊疗及随访过程中，医务人员、家庭和学校需密切合作，达到治疗目标。

（二）治疗目标

缓解核心症状，最大限度改善功能损害，提高生活、学习和社交能力。

（三）治疗原则

4~6岁ADHD患儿首选非药物治疗。6岁以后采用药物治疗和非药物治疗相结合的综合治疗，以帮助患儿以较低用药剂量达到最佳疗效。

（四）治疗方案

1. 非药物治疗：包括心理教育、心理行为治疗、特殊教育和功能训练，并围绕这些方面开展医学心理学治疗、家长培训和学校干预。

2. 药物治疗：用药前应评估患儿的用药史、药物禁忌、基线年龄的身高及体重、心血管情况。6岁以下儿童原则上不推荐药物治疗，仅在症状造成多方面显著不良影响时才建议谨慎选择药物治疗。

（1）中枢兴奋剂：常用的有哌甲酯和安非他明。我国目前仅有哌甲酯类制剂，为一线治疗药物。

（2）非中枢兴奋剂：包括选择性去甲肾上腺素再摄取抑制剂和α_2肾上腺素能受体激动剂两大类。选择性去甲肾上腺素再摄取抑制剂如盐酸托莫西汀，也为一线治疗药物。α_2肾上腺素能受体激动剂包括可乐定、胍法辛等。

治疗期间除随访疗效以外，还需随访药物不良反应，定期监测体格生长指标、心率、血压等。症状完全缓解1年以上可考虑减量及停药。

第五节 孤独症谱系障碍

一、概述

孤独症谱系障碍，也称自闭症谱系障碍（autism spectrum disorder，ASD），是一类起

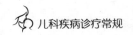

病于 3 岁前，以社会交往障碍、沟通障碍和局限性、刻板性、重复性行为为主要特征的神经发育障碍性疾病，是带有遗传易感性的个体在特定环境因素作用下发生的疾病，是广泛性发育障碍中最具代表性的疾病。

二、诊断要点

（一）诊断标准

参照《精神疾病诊断与统计手册》第五版文本修订版（DSM-5-TR），本病须符合以下标准。

（1）在多种情况下持续存在社会交流和社会互动的缺陷。具体表现为以下所有方面：①社会情感互动；②社交中的非语言交流；③发展、维持和理解人际关系。

（2）行为方式、兴趣或活动内容狭隘、重复，至少符合以下 2 项：①语言、运动或物体运用刻板或重复；②过分坚持某些常规以及言语或非言语行为的仪式，或对改变的过分抵抗；③高度狭隘、固定的兴趣，其在强度和关注度上是异常的；④对感觉刺激反应过度或反应低下，对环境中的感觉刺激表现出异常的兴趣。

（3）症状必须在儿童早期出现（但是儿童早期社交需求不高，症状可能不会完全显现）。

（4）相关症状导致了患者在社交、职业或其他重要领域的显著的功能损害。

（5）相关症状不能用智力障碍或全面发育迟滞加以解释。

（二）辅助检查

1. 实验室检查：可根据临床表现有针对性地选择实验室检查，包括电生理检查（如脑电图、诱发电位）、影像学检查（如头颅 CT 或磁共振）、遗传学检查（如染色体核型分析、脆性 X 染色体检查）、代谢病筛查等。

2. 神经心理评估

（1）常用筛查量表：孤独症行为量表（ABC）、克氏孤独症行为量表（CABS）。

当上述筛查量表结果异常时，应及时将儿童转介到专业机构进一步确诊。

（2）常用诊断量表：儿童孤独症评定量表（CARS）、孤独症诊断观察量表（ADOS-G）和孤独症诊断访谈量表修订版（ADI-R）是目前国内外广泛使用的诊断量表。

（三）鉴别诊断

1. 特发性言语和语言发育障碍：该障碍主要表现为言语理解或表达能力显著低于应有水平。患儿非言语交流无明显障碍，社会交往良好，无兴趣狭窄和刻板重复的行为方式。

2. 智力障碍：智力障碍患儿的主要表现是智力低下和社会适应能力差，但仍然保留与其智能相当的交流能力，没有孤独症特征性的社会交往和言语交流损害，同时兴趣狭窄和刻板、重复的行为方式也不如孤独症患儿突出。

3. 儿童精神分裂症： 精神分裂症 5 岁前起病比较少见，多起病于少年期。而 ASD 通常起病于婴幼儿期。

4. 注意缺陷多动障碍： ADHD 主要临床特征是活动过度、注意缺陷和冲动行为，但智能正常。孤独症患儿，尤其是智力正常的孤独症患儿也常有注意力不集中、活动多等行为表现，容易与 ADHD 患儿混淆。鉴别要点在于 ADHD 患儿没有社会交往能力质的损害、刻板行为以及兴趣狭窄。

5. 聋哑儿： ASD 儿童听力通常会过度敏感。

6. 其他： 需要与 ASD 鉴别的疾病还有严重的学习障碍、选择性缄默症和强迫症等。

三、治疗要点

（一）教育干预

1. 教育干预原则： 早期干预、科学性、系统性、个体化、长期高强度、家庭参与、社区化。

2. 教育干预方法： 应用行为分析疗法、结构化教学法、地板时光、图片词汇沟通等。

（二）药物治疗

目前尚缺乏针对 ASD 核心症状的药物。药物治疗仅作为辅助性的对症治疗措施。

第三章
新生儿疾病

第一节　新生儿呼吸窘迫综合征

一、概述

新生儿呼吸窘迫综合征（neonatal respiratory distress syndrome，NRDS）为肺表面活性物质（PS）缺乏所致的两肺广泛肺泡萎陷损伤渗出的急性呼吸衰竭，多见于胎龄＜35周的早产儿，但晚期早产儿和足月儿也可发病。该病病理上出现肺透明膜，又称肺透明膜病（hyaline membrane disease，HMD）。

二、诊断要点

（一）病史

早产儿 RDS 主要见于胎龄较小的早产儿，胎龄越小发生率越高；剖宫产新生儿 RDS 主要见于胎龄＜39 周足月儿或晚期早产儿；糖尿病母亲新生儿也要随时注意可能发生 RDS。

（二）临床表现

生后不久即出现进行性气促（＞60 次 / 分）、呼气性呻吟、吸气性三凹征，发绀，两肺呼吸音减弱，严重者心率减慢。血气分析 PaO_2 下降，$PaCO_2$ 升高，BE 负值增加，血乳酸增高。

（三）X 线检查

对呼吸困难的新生儿应立即摄 X 线胸片检查，随着病情进展需观察动态变化。早产儿 RDS 按病情程度可将胸片改变分为 4 级。

Ⅰ级：两肺野透亮度普遍性降低、毛玻璃样（充气减少），可见均匀散在的细小颗粒（肺泡萎陷）和网状阴影（细支气管过度充气）。

Ⅱ级：两肺透亮度进一步降低，可见支气管充气征（支气管过度充气），延伸至肺野中外带。

Ⅲ级：病变加重，肺野透亮度更加降低，心缘、膈缘模糊。

Ⅳ级：整个肺野呈白肺，支气管充气征更加明显，似秃叶树枝。

（四）鉴别诊断

1. B族溶血性链球菌感染： 产前感染发生的 B 族链球菌（GBS）肺炎或败血症，临床表现和肺部早期 X 线表现极似 RDS，不容易鉴别，常发生误诊。但该病常有孕妇羊膜早破史或感染表现，患者肺部 X 线改变有不同程度的融合趋势，而 RDS 肺部病变比较均匀，病程经过与 RDS 不同，用青霉素有效。

2. 重症湿肺： 生后数小时出现呼吸困难，X 线胸片示两肺渗出比较严重，与 RDS 较难鉴别。但重症湿肺 X 线表现为两肺病变不均匀，以肺泡、间质、叶间胸膜积液为主，可有代偿性肺气肿。

3. 感染性肺炎： 表现为呼吸困难、呻吟，但不呈进行性加重，X 线表现为两肺渗出，分布不均匀。

三、治疗要点

（一）一般治疗

注意保温，监测血压、血气、血糖、电解质等，早期给予静脉营养提供足够热卡。

（二）肺表面活性物质（PS）治疗

PS 对 RDS 有显著效果，应及时使用。

治疗时机：要早期给药，一旦出现呼吸困难、呻吟，胸片提示 RDS，应立即给药，不要等到胸片出现严重 RDS 改变。

1. 给药剂量： 不同 PS 种类都有各自推荐剂量，多数 PS 推荐剂量一般为每次 100mg/kg 左右，严重病例需加大剂量，可用 100~200mg/kg。剖宫产新生儿 RDS 多比较严重，需加大剂量。

2. 给药次数： 一般较轻者给 1 次即可，应根据病情需要决定给药次数，如吸入氧浓度（FiO_2）> 0.4 或平均气道压（MAP）> 8cmH$_2$O 才能维持正常血气，应重复给药。严重病例需用 2~3 次，少数严重病例需给 4 次，但若给 4 次后病情仍未能改善，则不必再给药。

3. 给药方法： PS 有 2 种剂型，冻干粉剂和混悬剂，需冷冻保存。干粉剂用前加生理盐水摇匀，混悬剂用前解冻摇匀，在 37℃温水中预热，使 PS 分子更好地分散。用 PS 前先给患儿吸痰，清理呼吸道，然后将 PS 经气管插管注入肺内。

（三）无创呼吸支持

提倡使用无创通气治疗新生儿 RDS。包括持续气道正压呼吸（CPAP）、双水平气道正压通气（BiPAP）、经鼻间歇正压通气（NIPPV）和无创高频通气（nHFV）。无创通气

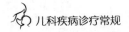

能使肺泡在呼气末保持正压，防止肺泡萎陷，并有助于萎陷的肺泡重新张开。如无创呼吸支持后出现反复呼吸暂停、$PaCO_2$升高、PaO_2下降，应改用机械通气。

（四）机械通气

较重病例无创呼吸支持不能维持，应及时改为机械通气。一般先用常频机械通气，初调参数呼吸频率 40~50 次 / 分，吸气峰压（PIP）15~20cmH$_2$O，PEEP 5~7cmH$_2$O，潮气量可达 4~6ml/kg，根据病情变化及时调整呼吸机参数。严重病例如常频机械通气难以维持，需采用高频振荡通气（HFOV）。要注意机械通气的不良反应，如感染性肺炎、气漏和支气管肺发育不良等。

（五）支持疗法

RDS 因缺氧、高碳酸血症导致酸碱、水电解质、循环功能失衡，应及时予以纠正，使患儿度过疾病极期。液体量不宜过多，以免造成肺水肿，生后第 1~2 天控制在 60~80ml/kg，第 3~5 天 80~100ml/kg；代谢性酸中毒可给 5%NaHCO$_3$，所需量（ml）=BE× 体重（kg）× 0.5，先给半量，稀释成 1.4%NaHCO$_3$ 静脉泵注；血压低可用多巴胺，剂量 3~10μg/（kg·min）。

（六）合并症治疗

合并 PDA（动脉导管未闭）出现临床症状时使用药物关闭。布洛芬：首剂 10mg/kg，第 2、3 剂 5mg/kg，间隔时间 24 小时。吲哚美辛（消炎痛）：首剂 0.2mg/kg，第 1 次给药后 12 小时和 36 小时给第 2 次和第 3 次，日龄＜ 7 天且出生体重＜ 1250g 者给 0.1mg/（kg·次），日龄＞ 7 天或出生体重＞ 1250g 者给 0.2mg/（kg·次）。若药物不能关闭，并严重影响心肺功能时，应行手术结扎。

（七）体外膜肺

少数严重病例需使用体外膜肺（ECMO）治疗，近年由于肺表面活性物质和吸入一氧化氮的广泛使用，体外膜肺已非常少用。

（八）抗生素

呼吸困难新生儿，生后均应根据病史做血常规、CRP（C 反应蛋白）及血培养排除败血症，并应用抗生素直到排除感染。

四、预防

（一）出生前预防

对胎龄＜ 35 周可能发生早产的孕妇推荐产前使用皮质激素（倍他米松或地塞米松）。倍他米松：每次 12mg，间隔 24 小时，一疗程用 2 次，肌内注射；地塞米松：每次 6mg，间隔 12 小时，一疗程 4 次。产前激素应在分娩前 24 小时 ~7 天给药，对非高危分娩者应避免 39 周前择期剖宫产。

（二）出生后预防

对胎龄＜ 27 周或出生体重＜ 1000g 的早产儿可考虑使用 PS 预防，在生后 15 分钟即给 PS 100mg/kg，用 1 次，可使 RDS 发生率减少 1/3~1/2。

第二节　新生儿感染性肺炎

一、概述

感染性肺炎（infectious pneumonia）是新生儿期最常见的感染性疾病，可发生在宫内、娩出过程中或出生后。

二、诊断要点

（一）分类

1. **宫内感染性肺炎**：通过羊水传播或血行传播。孕母阴道内的细菌、真菌、病毒、衣原体、支原体等上行感染羊膜；孕母在孕后期发生感染，病原体经血行传给胎儿。病原体以病毒为主，如风疹病毒、巨细胞病毒、单纯疱疹病毒等；细菌以大肠埃希菌等革兰阴性菌和 B 族溶血性链球菌（GBS）多见。

2. **分娩过程中感染性肺炎**：羊膜早破、产程延长、分娩时消毒不严、孕母有绒毛膜炎、泌尿生殖器感染，胎儿在娩出过程中吸入污染的羊水或孕母阴道内被污染的分泌物，发生肺炎，病原体以革兰阴性杆菌为主，也可能为沙眼衣原体、解脲支原体及 CMV、HSV 等病毒。

3. **出生后感染性肺炎**

（1）与呼吸道感染患者密切接触，可发生肺炎，病原以病毒为主，但多继发细菌感染。

（2）新生儿脐炎、败血症、皮肤感染时，可经血行播散发生肺炎。

（3）医源性途径：医疗器械消毒不严，或通过医务人员手传播等引起感染性肺炎。机械通气可引起呼吸机相关性肺炎（ventilator associated pneumonia，VAP）。

（二）临床表现

宫内感染性肺炎通常在生后 24 小时内起病，而分娩时或出生后感染要有一定潜伏期才出现症状。患儿常有呼吸困难、三凹征、口吐泡沫、皮肤青紫等，咳嗽较少。两肺呼吸音减弱，湿啰音可不明显，一般无发热。早产儿肺炎常表现为呼吸暂停、不哭、不吃、

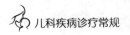

体温不升。

（三）X线检查

宫内和分娩过程中感染发生的肺炎，在生后第 1 天 X 线表现可不明显，第 2 或 3 天才出现明显改变。X 线表现以支气管肺炎为主，呈点状或斑片状渗出阴影，大小不等，以两下肺、心膈角、左心后区多见。

三、治疗要点

（一）呼吸道管理

加强护理和监护，保持呼吸道通畅，痰多者予雾化吸痰。

（二）胸部物理治疗

（1）体位引流：呼吸道分泌物多或有肺不张患儿，可根据不同部位病变，采用不同姿势，以利于分泌物引流及肺扩张，每 2 小时更换体位一次。

（2）叩击 / 震动：应用无创性叩击器或医务人员的手指、手掌紧贴患儿胸壁（手指方向与肋间平行）。应在喂养或吸痰前 30~40 分钟改变体位后进行，持续时间不超过 10 分钟。叩击速度 100~120 次 / 分，每个部位反复 6~7 次。

（二）供氧

有低氧血症时可选用鼻导管、面罩、头罩吸氧，PaO_2 维持在 6.65~10.7kPa（50~80mmHg），不宜过高，以防氧中毒。头罩吸氧无效者，PCO_2 增高不明显时，可改用 CPAP。严重病例需气管插管，机械通气。

（三）抗生素

应及时做痰培养，根据药敏结果选用抗生素。宫内或分娩过程中感染的肺炎，应选择针对革兰阴性杆菌的抗生素。

（四）支持治疗

纠正循环障碍和水、电解质及酸碱平衡紊乱；保证充足的能量和营养供给；输液不宜过多过快，以免发生心力衰竭和肺水肿；酌情静脉输注血浆和免疫球蛋白 500~800mg/（kg·d）。

四、特殊病原体所致的新生儿肺炎

（一）B 族链球菌肺炎

感染多发生在宫内，出生后 3 天内发病，临床和 X 线表现与 NRDS 相似。分娩过程中或生后感染者，发病较晚，症状与其他细菌性肺炎相似，X 线表现呈大片或小片分散状实变。治疗选用青霉素，疗程 10~14 天。与 NRDS 不易鉴别时须加用肺表面活性物质。

（二）解脲支原体肺炎

正常孕妇生殖道解脲支原体携带率为 40%~80%，可垂直传播给胎儿，足月儿感染概率为 45%~66%，早产儿为 58%。患儿生后常有严重窒息、呼吸窘迫、皮肤青紫。胸片示间质性肺炎。治疗用红霉素，20~30mg/（kg·d），疗程 2 周；或阿奇霉素 10mg/（kg·d），疗程 3~5 天。

（三）衣原体肺炎

主要为分娩过程中感染，患儿出生后 5~14 天可发生衣原体结合膜炎，多于出生后 2~4 周发生肺炎，起病较慢，有呼吸困难、喘憋、咳嗽，无热或低热，肺部可有哮鸣音或湿啰音，胸片示间质性肺炎。治疗用红霉素，每日 20~30mg/kg，分 3~4 次静脉给药或口服，疗程 14 天。

（四）呼吸道合胞病毒肺炎

RSV（呼吸道合胞病毒）是新生儿呼吸道病毒感染最常见的病原体，感染后常发生严重毛细支气管炎和肺炎，X 线表现为散在小斑片影和两肺过度膨胀和条索影、肺气肿。气管内分泌物和鼻咽部洗液可分离到病毒。RSV 可引起新生儿室流行，必须隔离患儿。目前尚无针对 RSV 的特效治疗，合理对症处置及预防感染是治疗 RSV 感染的关键，应密切注意患儿的病情变化，维持内环境稳态及合理应用氧疗，必要时呼吸机辅助通气。

第三节　新生儿败血症

一、概述

（一）定义

新生儿败血症（neonatal septicemia）是指病原体侵入新生儿血液循环，并在其中生长、繁殖、产生毒素而造成全身性反应。新生儿败血症起病隐匿，常缺乏典型的临床表现。但进展迅速，是新生儿时期一种最严重、最易引起死亡的感染性疾病。新生儿败血症常见的病原体为细菌，也可为病毒、真菌或原虫等。

根据发病时间，新生儿败血症又分为早发败血症（early-onset sepsis，EOS）及晚发败血症（late-onset sepsis，LOS）。EOS 一般发病时间 ≤ 3 日龄，LOS 指一般发病时间 > 3 日龄。

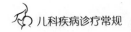

（二）病原菌

1. 早发败血症（EOS）：在西方发达国家或地区，常见的病原为 GBS（B 族链球菌）及大肠埃希菌；在国内则以肠杆菌属为主（如大肠埃希菌），但近年来 GBS 有逐渐增多的趋势，李斯特菌虽然检出率不高，但其致死率及并发症发生率极高。

2. 晚发败血症（LOS）：国外以凝固酶阴性葡萄球菌（coagulase negative Staphylococcus，CONS）主要是表皮葡萄球菌为最多，多见于早产儿，尤其长期动脉或静脉置管者。国内的 LOS 除 CONS 外，金黄色葡萄球菌主要见于皮肤化脓性感染；气管插管机械通气患儿以革兰阴性菌（gram negative，G⁻）如铜绿假单胞菌、肺炎克雷伯菌、沙雷菌等多见。

二、诊断要点

（一）临床特点

1. 病史：有败血症高危因素。

（1）EOS：早产、低出生体重，胎膜早破（≥ 18 小时）、异常出生史（窒息、缺氧、产钳）、产前发热、羊水污染、羊水浑浊、绒毛膜羊膜炎、母体 B 族链球菌定植等。

（2）LOS：早产、低出生体重、损伤性操作、不合理使用抗生素、原有定植菌演变为感染、不恰当的新生儿处理（如不洁处理脐带、挑"马牙"、挤乳房、挤痈疖）等。

2. 症状与体征：多种多样，可无明显症状（表 3-1）。

表 3-1 新生儿败血症的常见临床表现

	常见临床表现
全身	发热，体温不稳，反应差，喂养差，水肿，Apgar 评分低
消化系统	黄疸，腹胀，呕吐或胃潴留，腹泻及肝脾大
呼吸系统	呼吸困难以及呼吸暂停，发绀等；其中早发败血症可以呼吸暂停或呼吸窘迫为首要表现且持续超过 6 小时
循环系统	面色苍白，四肢冷，心动过速、过缓，皮肤大理石样花纹，低血压或毛细血管充盈时间 > 3 秒
泌尿系统	少尿及肾功能衰竭
血液系统	出血，紫癜

（二）实验室及其他检查

1. 细菌培养：血细菌培养阳性可确诊，有时需同时进行厌氧菌、L 型细菌培养；脐部分泌物、脓液或尿液等涂片或培养出与血培养结果相一致的细菌。

2. 核酸监测：有条件可采用。

3. 胸片：如果有呼吸异常则采用。

4. 血液非特异性指标

（1）白细胞计数（外周血白细胞）：出生 6 小时 ~3 天 $\geqslant 30 \times 10^9/L$，3 日龄及以上 $\geqslant 20 \times 10^9/L$，任何日龄 $< 5 \times 10^9/L$，提示异常。

（2）不成熟中性粒细胞（包括早、中、晚幼粒细胞和杆状核细胞）与中性粒细胞总数之比（I/T）：出生至 3 日龄 $\geqslant 0.16$，3 日龄及以上 $\geqslant 0.12$ 提示异常。

（3）血小板：在诊断败血症中特异度及灵敏度均不高，且反应较慢，不能用于抗菌药物效果及时评判，但血小板减低与预后不良有关。

（4）C 反应蛋白（末梢血 CRP）：出生 6 小时内 $\geqslant 3mg/L$，出生 6~24 小时 $\geqslant 5mg/L$，出生 24 小时后 $\geqslant 10mg/L$，提示异常。

（5）降钙素原（PCT）：血 PCT $\geqslant 0.5ng/mL$（正常新生儿出生头 2 天 PCT 可 $> 0.5ng/mL$）。

5. 腰椎穿刺：指征（下列 3 项任意 1 项）：①血培养阳性；②有临床表现且非特异性感染指标 $\geqslant 2$ 项阳性；③抗感染治疗效果不佳。

足月儿只有实验室检查异常（指不包括血培养阳性的实验室检查）而无临床表现的 EOS，不需常规做脑脊液检查。

（三）诊断标准

1. EOS

（1）疑似诊断为 3 日龄内有下列任何一项：①异常临床表现；②母亲有绒毛膜羊膜炎；③早产 PROM（未足月胎膜早破）$\geqslant 18$ 小时。如无异常临床表现，血培养阴性，间隔 24 小时的连续 2 次血非特异性检查 < 2 项阳性，则可排除败血症。

（2）临床诊断为有临床异常表现，同时满足下列条件中任何一项：①血液非特异性检查 $\geqslant 2$ 项阳性；②脑脊液检查为化脓性脑膜炎改变；③血中检出致病菌 DNA。

（3）确定诊断为有临床表现，血培养或脑脊液（或其他无菌腔液）培养阳性。

2. LOS：临床诊断和确定诊断均为 > 3 日龄，其余条件分别同新生儿 EOS。

三、治疗要点

（一）选择合适的抗生素

1. 经验性治疗：抗菌谱应覆盖革兰阳性菌和革兰阴性菌，兼顾球菌和杆菌。

（1）EOS：氨苄西林（或青霉素）+ 第 3 代头孢霉素作为一线抗菌药物组合。

（2）LOS：选用苯唑西林或萘夫西林或万古霉素联合第三代头孢菌素。铜绿假单胞菌推荐用头孢他啶。耐甲氧西林的金黄色葡萄球菌（MRSA）和凝固酶阴性葡萄球菌（CONS）建议使用万古霉素或利奈唑胺，可考虑联用萘夫西林。

2. 病原菌明确：一旦病原菌明确，则根据血培养和药敏试验结果调整抗生素种类。采用静脉途径给药，疗程 10~14 天。血培养在用药 2~3 天后应该转阴，持续阳性应更换抗生素或拔管（有置管者）。

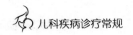

（二）并发脑膜炎

一般用头孢噻肟＋氨苄西林，如果脑脊液培养出金黄色葡萄球菌，则用万古霉素或利奈唑胺。GBS 引发的脑膜炎疗程通常需要 14~21 天。革兰阴性菌则需要 21 天或者脑脊液正常后再用 14 天，少数有并发症（室管膜炎、脑炎、硬膜下积液等）者需要更长时间，铜绿假单胞菌需要使用头孢他啶或根据药物敏感试验调整，脆弱类拟杆菌需要甲硝唑。

（三）支持疗法

保暖、保证液量及热卡供给；供氧、纠正酸中毒及电解质紊乱；休克时可输新鲜血浆或全血，酌情选用多巴胺、糖皮质激素。

（四）免疫治疗

静脉输注免疫球蛋白，对早产儿效果较好，每次 500~750mg/kg，必要时可重复使用（不常规应用）；粒细胞下降可用集落刺激因子。

第四节　新生儿化脓性脑膜炎

一、概述

新生儿化脓性脑膜炎（neonatal purulent meningitis）系指新生儿期化脓菌引起的脑膜炎症。一般新生儿败血症中 25% 会并发化脓性脑膜炎。

二、诊断要点

（一）危险因素

（1）低出生体重和早产儿。

（2）未足月胎膜早破（PROM）。

（3）胎膜早破 ≥ 18 小时。

（4）孕母 GBS 定植、感染。

（5）孕母绒毛膜羊膜炎等。

（二）临床表现

1. **一般表现**：体温异常、反应低下、哭声微弱、神萎、面色欠佳、吮奶减少、呕吐、呼吸窘迫等。

2.特殊表现

（1）神志异常：嗜睡、烦躁、易激惹、惊跳、尖叫、颈强直。

（2）眼部异常：两眼无神、双目发呆、凝视、眼球上翻或向下呈落日状、眼球震颤或斜视、瞳孔对光反射迟钝或大小不等。

（3）颅内压增高征：前囟紧张、饱满、隆起（一般是晚期表现），脱水时前囟增高，骨缝进行性增宽。

（4）惊厥：眼睑、面肌抽动（吸吮状）；阵发性面色改变、呼吸暂停。

（5）败血症特殊表现：黄疸、肝大、瘀点、腹胀、休克。李斯特菌脑膜炎患儿皮肤可出现典型红色粟粒样小丘疹，主要分布于躯干。

3.并发症

（1）脑室膜炎

①脑室液培养或涂片阳性，与腰椎穿刺液一致；②脑室液白细胞 $\geqslant 50 \times 10^6/L$，以多核细胞为主；③脑室液糖 $< 1.66mmol/L$（30mg/dL）或蛋白质 $> 0.4g/L$；④腰穿脑脊液已接近正常，但脑室液仍有炎性改变。

确诊只需满足①，或②加上③与④之一。

（2）硬膜下积液

①硬脑膜下腔的液体如超过 2ml，蛋白定量 $> 0.6g/L$，红细胞 $< 100 \times 10^6/L$；②常见菌：脑膜炎链球菌、流感杆菌。

（三）辅助检查

1.脑脊液检查

（1）常规

①压力：$> 2.94\sim7.84kPa$（$3\sim8cmH_2O$）；②外观：不清、浑浊，早期可清晰透明；③潘迪试验：$++\sim+++$；④白细胞：$\geqslant 20$ 个 $/mm^3$；⑤白细胞分类：多核白细胞 $> 57\%\sim61\%$。李斯特菌脑膜炎单核细胞可达 $20\%\sim60\%$。

（2）生化

①蛋白：足月儿 $> 1.7g/L$，$> 6.0g/L$ 脑积液发生率高；②葡萄糖：常 $< 2.2mmol/L$（40mg/dl）或低于当时血糖的 40%；③乳酸脱氢酶：常 $> 1000U/L$。

（3）涂片及培养：培养阳性是金标准。

①早发感染（生后 5~7 天内）：GBS、大肠埃希菌、李斯特等；②晚发感染（生后 7 天以后）：革兰菌、葡萄球菌、GBS 等。

2.血培养、尿培养：血培养阳性率可达 40%~60%。亦可做耻骨上膀胱穿刺的尿培养，阳性可作为晚发败血症并发化脓性脑膜炎的病原菌。

3.脑影像学检查：脑沟积脓、脑室管膜炎、硬脑膜下积液、脑脓肿、脑囊肿、脑积水。B 超不能确诊再做 CT。MRI 对多房及多发性小脓肿诊断价值较大。

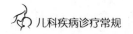

三、治疗要点

1. 抗菌治疗

（1）选药原则：尽早选用大剂量、易进入脑脊液的杀菌剂，首剂加倍，静脉注射。

（2）疗程：革兰阴性杆菌至少 3 周，革兰阳性杆菌 2 周。

（3）抗菌药选择

①病原不明：青霉素或氨苄西林或阿莫西林，加第三代头孢（如头孢曲松或头孢噻肟）；②病原明确：参考药敏结果结合临床用药。

李斯特菌、肠球菌对氨苄西林敏感。奇异变形杆菌、50% 大肠埃希菌、敏感葡萄球菌、GBS、肺炎链球菌使用氨苄西林有效。铜绿假单胞菌首选头孢他啶，次选头孢哌酮。GBS 首选氨苄西林或青霉素。葡萄球菌可用耐酶青霉素、万古霉素、头孢呋辛。脆弱类杆菌首选甲硝唑。李斯特菌首选氨苄西林胶或阿莫西林。产超广谱 β 内酰胺酶的 G⁻ 杆菌和高产 β 内酰胺酶的细菌（肠杆菌属、枸橼酸杆菌属、沙雷菌属），最好使用包括美罗培南的联合方案。

2. 其他治疗

（1）支持疗法：多次输新鲜血浆或血、静脉注射免疫球蛋白（IVIG）。

（2）惊厥：苯巴比妥 20~30mg/kg 静脉注射或肌内注射，维持量 5mg/（kg·d）。

（3）颅内压增高明显：甘露醇静脉注射。

（4）硬脑膜下积液：可反复穿刺放液，2 周后量仍多应手术引流。

第五节　新生儿缺氧缺血性脑病

一、概述

新生儿缺氧缺血性脑病（hypoxic-ischemic encephalopathy，HIE）是指足月和近足月新生儿由于围产期缺氧导致的畸形脑损害，在临床上表现出一系列神经功能异常，病情严重的小儿可留有不同程度神经系统后遗症。

二、诊断要点

（一）诊断标准

围生期有以下缺氧、缺血性损伤的临床特征。

（1）胎儿脐动脉血气：pH < 7.0 和（或）BE ≤ -16mmol/L。

（2）生后 5 分钟和 10 分钟 Apgar 评分 ≤ 5 分。

（3）临床上有轻度、中度重度脑病表现。

（4）发生多系统器官功能衰竭，包括肾损伤、肝损伤、血液系统异常、心功能不全、代谢紊乱及胃肠道损伤等。

（二）HIE临床分度（表3-2）

（1）轻度：激惹、过激、肌张力正常、拥抱反射亢进、自主呼吸存在心率增快。瞳孔散大，没有惊厥、EEG（脑电图）正常、症状持续＜24小时，预后良好。

（2）中度：嗜睡、迟钝、自主活动减少、肌张力减低、肌阵挛、拥抱反射减弱、瞳孔缩小，自主呼吸存在、偶有呼吸暂停、心动过缓、6~24小时出现惊厥、EEG广泛低电压/惊厥、症状持续2~14天，如果超过7天仍有异常症状，则预后不良。

（3）重度：木僵、昏迷、自主活动减少或消失、肌张力松、拥抱反射消失、双侧瞳孔常不等大，光反应消失、周期性呼吸或呼吸暂停、EEG等电位，症状持续数小时至数周，50%会死亡，存活者则会有严重后遗症。

表3-2 HIE临床分度

	轻度	中度	重度
意识	兴奋抑制交替	嗜睡	昏迷
肌张力	正常或稍增高	减低	松软
原始反射 拥抱反射 吸吮反射	活跃 正常	减弱 减弱	消失 消失
惊厥	可有肌阵挛	常有	有，可呈持续状态
中枢性呼吸衰竭	无	无	明显
瞳孔改变	正常或扩大	无或缩小	不对称或扩大、对光反射消失
EEG	正常	广泛低电压或惊厥	等电位、爆发抑制
病程及预后	症状在24小时内，预后好	症状在14天内消失可能有后遗症	症状可持续数周，病死率存活者多有后遗症

三、治疗要点

（一）支持治疗

避免体温过高，可关闭加热设施，"被动低温"。维持正常血钙、血糖水平。谨慎限液，避免容量过负荷或循环容量不足，注意ATN（急性肾小管坏死）和SIADH（抗利尿激素分泌失调综合征）两种情况。

（二）呼吸支持

维持正常PCO_2，避免过度通气，维持正常氧合，避免高氧。

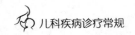

（三）心功能支持

维持正常血压，保证脏器灌注。开始严格限液前先评估容量状况。若少尿，先给予 10~20ml/kg 的容量挑战，随后给一次速尿。肾衰无尿时，补液量＝尿量＋不显性失水 ~60ml/（kg·d），应用小剂量多巴胺 1~2μg/（kg·min）。足月儿应维持平均动脉压在 35~40mmHg 以上，心功能不全时需要使用正性肌力药物。

（四）神经保护

1. 止惊：惊厥一般于生后 12 小时内出现，持续数天。新生儿惊厥临床症状常不明显，需 EEG 或 aEEG 监测。苯巴比妥：负荷量 20mg/kg，若不能止惊，再加负荷量 5~10mg/kg，12~24 小时后开始维持量 3~5mg/kg，分 2 次使用。

2. 亚低温治疗：纳入标准：①≥ 35 周，体重≥ 2000g，生后 6 小时以内；②围产期窒息病史，正压复苏至少 10 分钟以上；③ 5 分钟 Apgar 评分＜ 5 分；④脐血或生后 1 小时内血气 pH ≤ 7.1 或 BE ≤ -12；⑤体检发现中重度 HIE 表现；⑥ EEG 改变：上边界＜ 10μV（重度异常）；上边界＞ 10μV，下边界＜ 5μV（中度异常）；出现惊厥。

排除标准：①年龄＞ 6 小时；②胎龄＜ 35 周；伴有染色体异常或严重先天畸形；③明显出血倾向、活动性颅内出血或 DIC。

3. 实施方法：亚低温维持体温 35℃（33~34℃），持续 72 小时后，缓慢复温，每 2 小时体温上升 0.5℃，10~12 小时左右体温恢复正常；体温正常后再开奶。亚低温期间注意监测脑电图，监测血气和乳酸水平，低体温时氧饱和度仪读数可能不准。监测电解质、肾功能，适当限制液，监测 PT（血浆凝血酶原时间）、APTT（活化部分凝血活酶时间）、血小板、出血倾向等。

四、预后及随访

轻度 HIE 预后良好，中重度 HIE 部分遗留后遗症，需长期随访，评估神经功能。出院后 1~2 周电话随访，出院后 3 月龄首次门诊随访进行神经评估。

第六节　新生儿高胆红素血症

一、概述

新生儿高胆红素血症（neonatal hyperbilirubinemia）是胆红素在体内积聚引起的皮肤或其他器官黄染，是新生儿期最常见的临床问题，超过 80% 的正常新生儿在生后早期可出现皮肤黄染。未结合胆红素增高是新生儿黄疸最常见的表现形式，重者可引起胆红素脑病，造成神经系统的永久性损害，甚至死亡。

二、诊断要点

目前被接受的高胆红素血症风险评估方法是使用日龄或小时龄胆红素值分区曲线，又称 Bhutani 曲线；根据不同胎龄和生后小时龄以及是否存在高危因素来评估和判断这种胆红素值是否属于正常或安全以及是否需要治疗干预（图 3-1、图 3-2）。

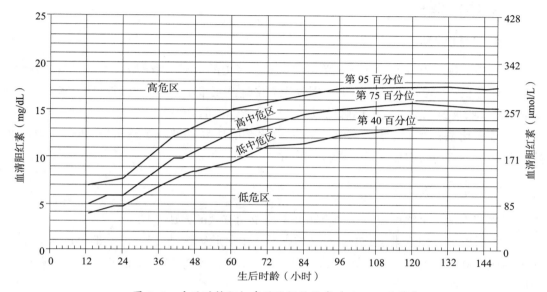

图 3-1　生后时龄胆红素风险评估曲线（Bhutani 曲线）

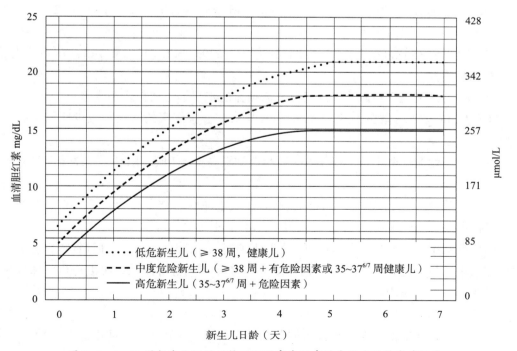

图 3-2　＞35 周新生儿不同胎龄及不同高危因素的生后小时龄光疗标准

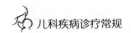

所谓高危因素指临床上常与重症高胆红素血症并存的因素，高危因素越多，重度高胆红素血症机会越多，发生胆红素脑病机会也越大；新生儿溶血、头颅血肿、皮下瘀血、窒息、缺氧、酸中毒、败血症、高热、低体温、低蛋白血症、低血糖等即属于高危因素。

三、治疗要点

（一）产前诊断

1. 提前分娩：既往有输血、死胎、流产和分娩史的 Rh 阴性孕妇，本次妊娠 Rh 抗体效价逐渐升至 1：32 或 1：64 以上，用分光光度计测定羊水胆红素增高，且羊水 L/S（卵磷脂 / 鞘磷脂）＞二者，提前胎肺已成熟，则可考虑提前分娩。

2. 苯巴比妥：孕妇于预产期前 1~2 周口服苯巴比妥，可诱导胎儿 UDPGT（葡萄糖醛酸转移酶）活性的增加，以减轻新生儿黄疸。

（二）新生儿治疗

1. 光照疗法：是降低血清未结合胆红素简单而有效的方法。

（1）当血清总胆红素（TSB）水平增高时，出生胎龄 35 周以上的晚期早产儿和足月儿可参照 2004 年美国儿科学会推荐的光疗参考标准，或将 TSB 超过 Bhutani 曲线 95 百分位数作为光疗干预标准。

（2）光疗过程中密切监测胆红素水平的变化，一般 6~12 小时监测一次。对于溶血症或 TSB 接近换血水平的患儿需在光疗开始后 4~6 小时内监测。光疗结束后 12~18 小时也应监测 TSB 水平，以防反跳。

（3）对于＞ 35 周新生儿，一般当 TSB 为 222~239pmol/L（13~14mg/dL）时可停光疗。

2. 药物治疗

（1）供给白蛋白：当血清胆红素接近需换血的水平，且血白蛋白水平＜ 25g/L，可输血浆 10~20ml/kg 或白蛋白 1g/kg，以增加其与未结合胆红素的联结，减少胆红素脑病的发生。

（2）纠正代谢性酸中毒：应用 5% 碳酸氢钠提高血 pH 值，以利于未结合胆红素与白蛋白的联结。

（3）肝酶诱导剂：能诱导 UDPGT 酶活性、增加肝脏结合和分泌胆红素的能力。可用苯巴比妥每日 5mg/kg，分 2~3 次口服，共 4~5 日。

（4）静脉用免疫球蛋白：可阻断单核 – 巨噬细胞系统 Fc 受体，抑制吞噬细胞破坏已被抗体致敏的红细胞，用法为 0.5~1g/kg，于 2~4 小时内静脉滴入，早期应用临床效果较好，必要时可重复应用。

3. 换血疗法

（1）作用：换出部分血中游离抗体和致敏红细胞，减轻溶血；换出血中大量胆红素，防止发生胆红素脑病；纠正贫血，改善携氧，防止心力衰竭。

（2）指征：大部分 Rh 溶血病和个别严重的 ABO 溶血病需换血治疗（图 3-3）。

符合下列条件之一者应立即换血：①出生胎龄 35 周以上的早产儿和足月儿可参照下图，在准备换血的同时先给予强光疗 4~6 小时，若 TSB 水平未下降甚至持续上升，或免疫性溶血患儿在光疗后 TCB（经皮测定的胆红素数值）下降幅度未达到 2~3mg/dL，则应立即给予换血；②严重溶血，出生时脐血胆红素＞4.5mg/dL，血红蛋白＜110g/L，伴有水肿、肝脾大和心力衰竭；③已有急性胆红素脑病的临床表现者，不论胆红素水平是否达到换血标准，或 TSB 在准备换血期间已明显下降，都应换血。

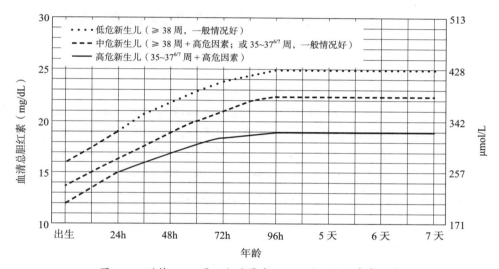

图 3-3 胎龄＞35 周以上的早产儿及足月儿换血参考标准

（3）方法：①血源：Rh 溶血病应选用 Rh 系统与母亲同型、ABO 系统与患儿同型的血液；紧急或找不到血源时也可选用 O 型血；ABO 溶血病，最好选用 AB 型血浆和 O 型红细胞混合血；有明显贫血和心力衰竭者，可用血浆减半的浓缩红细胞；②换血量：一般为患儿血量的 2 倍（约 150~180ml/kg），大约可换出 85% 的致敏红细胞和 60% 的胆红素及抗体；③途径：一般选用脐静脉或其他较大的静脉进行换血，也可选用脐动、静脉同步换血。

（4）换血过程中应注意：①监测生命体征（体温、心率、血压和氧饱和度），并做好记录。注意严格无菌操作；②注意监测血气、血糖、电解质、血钙、血常规；③换血时需等容量匀速地抽出和输入血液。一般控制全程在 90~120 分钟内；④换血后可发生 TSB 反弹，应继续光疗，并每 4 小时监测 TSB。如果监测 TSB 超过换血前水平应再次换血。

4. 其他治疗： 防止低血糖、低血钙、低体温，纠正缺氧、贫血、水肿、电解质紊乱和心力衰竭等。

第四章
感染性疾病

第一节　EB 病毒感染（传染性单核细胞增多症）

一、概述

EB 病毒（epstein-barr virus，EBV）属于疱疹病毒科 γ 亚科，也称人类疱疹病毒Ⅳ型，是一种嗜人类淋巴细胞的疱疹病毒，主要通过唾液传播，也可经输血传染。

传染性单核细胞增多症（infectious mononucleosis，IM）是原发性 EBV 感染所致的一种主要临床综合征，其典型临床"三联征"为发热、咽峡炎和颈部淋巴结肿大，可伴有肝脾大，典型外周血特征为淋巴细胞和异型淋巴细胞增加。

二、诊断要点

（一）临床特点

（1）多有不同程度发热，约持续 1 周，重症 2 周或更久。

（2）咽扁桃体炎：50% 患儿扁桃体上有灰白色分泌物，25% 患儿上腭有瘀点。

（3）淋巴结肿大：全身淋巴结皆可肿大，但颈部淋巴结肿大最为常见。

（4）脾大：发生率为 35%~50%。

（5）肝大：发生率为 45%~70%。

（6）眼睑浮肿：15%~25% 患儿出现眼睑浮肿。

（7）皮疹：发生率为 15%~25%，表现多样，可为红斑、荨麻疹、斑丘疹或丘疹等。

（二）并发症

几乎所有系统皆可受累。

（1）神经系统并发症：无菌性脑膜炎、脑炎、脊髓炎、周围神经炎、视神经炎和脑脊髓炎。

（2）血液系统并发症：脾破裂、血小板减少、粒细胞缺乏、自身免疫性溶血性贫血、噬血细胞性淋巴组织细胞增生症。

（3）消化系统并发症：肝炎、胆汁淤积、胰腺炎、胆囊炎等。

（4）呼吸系统并发症：上气道梗阻、肺炎、胸腔积液等。

（5）其他：心肌炎、肾小球肾炎、结膜炎、视神经炎等。

（三）辅助检查

1. 血常规：外周血白细胞计数多增高，亦有白细胞减低的。白细胞分类计数中淋巴细胞大于 50%，并可见异常淋巴细胞增多。发生溶血时红细胞减少，免疫异常可导致粒细胞缺乏或血小板减少。

2. 肝功能：氨基转移酶升高。

3. EB 病毒抗体测定：感染 EB 病毒后，患儿可产生多种抗体。对于免疫功能正常的患者，EBV 特异性抗体检测是诊断 IM 的金标准。

（1）抗衣壳抗原抗体（anti-VCA antibody）：又分 IgM 及 IgG 两种，分别出现于本病的急性期及恢复期。IgM 可维持 4~8 周，最长 3 个月；IgG 可终生存在，急性期以低亲和力抗体为主，恢复期以高亲和力抗体为主。

（2）抗早期抗原抗体（anti-EA antibody）：出现在急性感染的晚期。

（3）抗核心抗原抗体（anti-EBNA antibody）：出现在恢复期的晚期，IgG 可终生存在。

4. EB 病毒核酸载量测定：对诊断 IM 的阴性预测值较低，对于 IM 患儿不必常规进行检测。血清或血浆中 EBV-DNA 阳性，提示患者体内存在活动性 EBV 感染或疾病与 EBV 密切相关。

5. 免疫功能的相关检测：血清免疫球蛋白、淋巴细胞亚群。

6. 其他：怀疑有心脏累及者，应查心电图。有肝损、肝脾大者，应完善腹部 B 超（肝、脾、双肾、腹腔淋巴结）检查。

（四）鉴别诊断

链球菌性扁桃体炎、呼吸道腺病毒感染、HIV 感染、CMV 感染、弓形虫感染等。

（五）诊断标准

临床诊断病例：满足下列任意 3 项临床表现及任一项非特异性实验室检查。

确诊病例：满足下列任意 3 项临床表现及任一项原发性 EBV 感染的实验室证据。

1. 临床表现

①发热；②咽峡炎；③颈部淋巴结肿大；④肝大；⑤脾大；⑥眼睑浮肿。

2. 原发性 EBV 感染的实验室依据

（1）抗 EBV-VCA-IgM 和抗 EBV-VCA-IgG 抗体阳性，且抗 EBV-NA-IgG 阴性。

（2）单一抗 EBV-VCA-IgG 抗体，且抗 EBV-VCA-IgG 抗体为低亲和力抗体。

3. 非特异性实验室检查

（1）外周血异型淋巴细胞比例 ≥ 10%。

（2）6 岁以上儿童外周血淋巴细胞比例 > 50% 或淋巴细胞绝对值 $> 5 \times 10^9/L$。

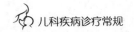

三、治疗要点

IM 为良性自限性疾病，多数预后良好，以对症支持治疗为主。

（一）一般治疗

急性期应卧床休息，加强护理，避免发生严重并发症。

（二）对症治疗

（1）采用退热、止痛、镇静等措施。

（2）对于肝功能损害者，予以护肝降酶：复方甘草酸苷 1~2ml/（kg·d）qd 静脉滴注或口服；还原型谷胱苷肽（阿拓莫兰）静脉滴注。

（3）对于 IM 患者不推荐常规抗病毒治疗。但病情重、进展快或有并发症者可进行抗病毒治疗（可选用阿昔洛韦、更昔洛韦），热退后可考虑停用，并发脑炎者可适当延长疗程至 2~3 周。

用法：阿昔洛韦或更昔洛韦 5mg/（kg·次），1 天 2 次，静脉滴注。

（4）IM 患者不常规使用激素治疗。合并上气道梗阻、脑炎、心肌炎、溶血性贫血、血小板减少性紫癜等并发症的重症患儿可短疗程小剂量应用。

用法：泼尼松 1mg/（kg·d）（每日最大剂量不超过 60mg），或使用等效激素。

（5）合并细菌感染时，可应用抗生素。但忌用氨苄西林和阿莫西林，以免引起超敏反应。

第二节　百日咳

一、概述

百日咳（pertussis，whooping cough）是由百日咳鲍特菌引起的急性呼吸道传染病，冬春季高发，任何年龄可发病，流行模式由儿童 – 儿童转为成人/青少年 – 婴幼儿，疫苗接种或自然感染均不能持续终生。

二、临床表现

潜伏期：5~21 天，一般 7~14 天。

1. 卡他期：一般为 7~10 天，主要为上呼吸道感染征象，此期传染性最强。

2. 痉咳期：一般持续 2~6 周或 > 2 个月，典型症状为阵发性痉咳、咳末鸡鸣样吸气回声，日轻夜重，痉咳间歇期活动如常，一般无发热，肺部无阳性体征；咳剧时可伴有呕吐、发绀、大小便失禁、颜面水肿、眼结膜充血水肿、鼻出血及面部针尖样出血点、舌系带溃疡；严重者颅内出血。不典型表现为小婴儿呼吸暂停、气促、发绀、惊厥；大龄儿童、青少年慢性咳嗽，部分呈无症状带菌。

3. 恢复期： 一般 2~3 周，可迁延数月，痉咳好转，遇烟尘、感染可诱发咳嗽。

三、诊断要点

（一）普通型百日咳

1. 临床诊断： 根据百日咳接触史、预防接种史、临床表现结合外周血淋巴细胞显著升高诊断。

2. 确诊病例： 临床诊断 + 下列 3 条之一：①培养出百日咳鲍特菌；②PCR 检测百日咳鲍特菌核酸阳性；③PT–IgG 抗体阳转或恢复期较急性期滴度呈 4 倍及以上升高（排除婴幼儿 1 年内接种含百日咳成分疫苗或既往感染）。

（二）重症百日咳

出现百日咳脑病、白细胞显著升高（> 30×10^9/L）、反复呼吸暂停和（或）心率减慢、呼吸衰竭、心血管功能障碍（肺动脉高压、心源性休克）者，多见于 < 3 个月的小婴儿。

四、鉴别诊断

类百日咳 / 百日咳样综合征、支气管淋巴结结核、气管 / 支气管异物、慢性咳嗽、中枢神经系统感染、颅内感染（以反复抽搐为主要表现的新生儿、小婴儿）。

五、并发症

肺炎、百日咳脑病、肺动脉高压、结核病恶化、结膜下出血、气胸脐疝、腹股沟疝嵌顿、直肠脱垂等。

六、治疗要点

1. 一般治疗： 保持室内空气流通及安静，小婴儿应由专人护理，避免诱发痉咳刺激因素，观察病情，及时吸痰，防止窒息及惊厥。

2. 病原治疗： 首选大环内酯类药物，疗效与用药时间有关。卡他期应用可减轻或不发生痉咳，痉咳期应用不能缩短病程，但可缩短排菌期及预防继发感染。

（1）阿奇霉素：< 6 个月（新生儿优先推荐）：10mg/（kg·d），qd po（用 5 天停 2 天为 1 个疗程）；≥ 6 个月：首日 10mg/kg（最大剂量为 500mg），第 2~5 天 5mg/kg（最大剂量为 250mg），qd po（用 5 天停 2 天为 1 个疗程）。

（2）红霉素：40~50mg/（kg·d）（最大剂量为 2g/d），分 3 次静脉滴注或口服，7~14 天。（备注：新生儿应用红霉素可引起肥厚性幽门狭窄，不推荐首选。）

（3）罗红霉素：5~10mg/（kg·d），分 2 次口服，7~14 天。

（4）克拉霉素：15mg/（kg·d）（最大剂量为 1g/d），分 2 次口服，7 天，新生儿不推荐。

（5）SMZ–TMP：50mg/（kg·d），分 2 次口服，14 天。（备注：< 2 个月及 G–6–PD 缺乏症禁用。）

3. 对症治疗：口服祛痰药（盐酸氨溴索 /N– 乙酰半胱氨酸）；烦躁诱发痉咳或影响睡眠，必要时镇静（水合氯醛灌肠、口服异丙嗪 / 苯巴比妥）；屏气发作时给氧、吸痰、保持气道通畅；惊厥时可用地西泮止惊，频繁惊厥者应注意吸氧及脱水。

4. IVIG 治疗：可应用 IVIG 400~500mg/（kg·次），1~2 次。病重的婴儿或百日咳脑病可酌情应用糖皮质激素。

七、预防

1. 控制传播：应隔离至有效抗生素治疗后 5 天，或起病后 21 天。

2. 药物预防：无免疫力有百日咳接触史的婴幼儿：红霉素 25~50mg/（kg·d）（最大剂量为 2g/d）po，5~10 天。

第三节　感染性腹泻

一、概述

腹泻病（diarrhea）指多种病原、多种因素引起的以大便次数增多和性状改变为特点的一组疾病。小儿感染性腹泻病是指多种病原体如细菌、病毒等引起的腹泻病。这里多指急性腹泻，病程在 2 周之内。

二、病原体

病毒、细菌、真菌及寄生虫，前两者多见。

三、诊断要点

（一）临床特点

1. 消化道症状： 大便性状改变：稀便、糊便、水样便、黏液及脓血便，大便次数增多，3 次/日以上，可伴有恶心、呕吐，腹痛、腹胀、食欲不振等。

2. 全身症状： 如发热、烦躁、精神萎靡、嗜睡，甚至惊厥、昏迷、休克。可伴心、脑、肝、肾等其他器官系统受累表现。

3. 脱水： 脱水程度见表 3-3，脱水性质见表 3-4。

4. 其他： 电解质紊乱及酸碱失衡、心肌损害、惊厥等。

表 3-3　小儿脱水程度分度表

脱水程度	轻	中	重
占体重百分比	5%（50ml/kg）	5%~10%（50~100ml/kg）	10%（100ml/kg 以上）
精神状态	稍差，略烦躁	萎靡、烦躁不安	极度萎靡、昏睡及昏迷
皮肤弹性	尚可	差	色灰发花弹性极差、恢复＞2 秒
眼窝前囟	微凹	明显凹陷	深凹
眼泪唾液	有	少	无
尿量	稍减	明显减少	无尿
末梢循环	正常	稍凉	四肢厥冷
血压	正常	正常或稍降	降低
脉搏	正常	增快	明显增快且弱

表 3-4　小儿脱水性质评定表

脱水性质	低渗脱水	等渗脱水	高渗脱水
血钠	＜ 130mmol/L	130~150mmol/L	＞ 150mmol/L
丢失体液	细胞内水肿	循环血量间质液	细胞内脱水
表现	脱水症状较重	一般脱水症状	烦渴、高热、肌张力高，脱水症状相对较轻

（二）实验室化验及检查

（1）大便常规、大便轮状病毒及腺病毒抗原、诺如病毒核酸、大便三线培养、食源性大便培养。

（2）血常规、超敏 -C 反应蛋白、血气分析、血糖、电解质等。

（3）其他并发症及相关疾病相鉴别性检查及化验，如血培养、心电图。惊厥患儿酌

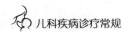

情查脑脊液、头颅 CT 或 MRI；有急腹症表现者，应查腹部 B 超或腹部立位平片。

四、治疗要点

1. 原则：预防脱水，纠正脱水，继续饮食，合理用药。

2. 对症及饮食治疗：一般不禁食，如有严重呕吐及重度脱水者可禁食，不超过 4~6 小时。母乳喂养儿，可继续喂养；人工喂养儿，可适当稀释奶；已添加辅食儿，可适当维持及减少辅食品种及数量，保证饮食卫生、新鲜，有营养，易消化。

3. 药物治疗

（1）肠道微生态制剂：布拉氏酵母菌、双歧杆菌三联活菌散等。

（2）肠道黏膜保护剂：蒙脱石散剂。

（3）抗生素：根据大便性状及大便常规、大便培养明确的侵袭性细菌性肠炎，可予抗生素治疗，首选三代头孢，如头孢曲松，可根据大便培养药敏结果调整用药。阿米巴痢疾一般选用甲硝唑。念珠菌感染可给予制霉菌口服。空肠弯曲菌可使用红霉素或者阿奇霉素。

（4）病毒及非侵袭性细菌感染：对症支持治疗为主。

（5）其他治疗：如消旋卡多曲。

4. 脱水的治疗

（1）口服补液盐（ORS Ⅲ）：预防和治疗轻中度脱水的首选方法。从腹泻开始就口服足够的液体。

①预防脱水：＜6 月，每次 50ml；6 月~2 岁，每次 100ml，2~10 岁，每次 150ml，10 岁以上，按需随意饮用；②轻中度脱水：口服补液量 = 体重（kg）×（50~75）ml，4 小时内分次服完，4 小时后再次评估脱水情况。

（2）中度以上的脱水及严重呕吐者需要静脉补液。

（3）静脉补液原则：先浓后淡，先快后慢，先盐后糖，见尿补钾。

（4）静脉补液方案——三定原则：定量、定性、定速。

纠正休克后按照下述原则和脱水情况补充（表 3-5~ 表 3-7）。

表 3-5　第 1 个 24 小时液体量

	轻度	中度	重度
累积丢失量	30~50ml/kg	50~100ml/kg	100~120ml/kg
继续丢失量	20~40ml/kg	–	–
生理需要量	第一个 10kg：100ml/（kg·d）	第二个 10kg：50ml/（kg·d）	其后 20ml/（kg·d）
液体总量	90~120ml/kg	120~150ml/kg	150~180ml/kg

表 3-6　确定补液性质

	低渗	等渗	高渗	不明确
累积丢失张力	2/3（4：3：2液）	1/2（2：3：1液）	1/3~1/5 （2：6：1液）	按等渗处理
继续丢失张力	丢什么，补什么	1/3~1/2	—	—
生理补液张力	1/4~1/5	—	—	—

表 3-7　确定补液速度

脱水程度	时间	速度
中度脱水：前总量 1/2（累积丢失量）	8~10 小时内	8~12ml/（kg·h）
中度脱水：后总量剩余 1/2（继续损失量＋生理需要量）	14~16 小时内	4~6ml/（kg·h）
重度脱水	0.5~1 小时内	20ml/kg 扩容

后 24 小时补液：继续丢失量＋生理需要量。

①继续丢失量原则：丢多少补多少，随时丢随时补，常用 1/2~1/3 含钠液；②补充生理丢失量：1/4~1/5 张含钠液。

5. 并发症的治疗： 详见第一章"第四节　体液酸碱平衡失调"内容。

五、预防

隔离防护。

（1）细菌性腹泻：大便培养连续两次阴性方可解除。

（2）病毒性腹泻：隔离至症状消失 72 小时，或者大便病原学阴性方可。

第四节　巨细胞病毒感染

一、概述

巨细胞病毒感染（cytomegalovirus infection）由巨细胞病毒（CMV）引起，因感染的细胞明显增大，内含包涵体，亦叫巨细胞包涵体病。CMV 感染在人群中普遍存在，通常呈隐性感染，多数感染者无症状，但在先天感染、免疫抑制个体以及器官移植、艾滋病患者则可引起先天性缺陷或发生危及生命的病变。

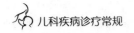

二、感染分类

1. 病毒学分类：产毒性感染（活动性感染）、潜伏感染、细胞转化、不完全感染。

2. 按感染来源分类：原发感染、再发感染。

3. 按原发感染时间分类：先天性感染、围生期感染、生后感染。

（1）出生 14 天内（含 14 天）证实有 CMV 感染，为先天性感染。

（2）生后第 3~12 周证实有 CMV 感染，为围生期感染。

（3）出生 12 周后才发现 CMV 感染为生后感染。

4. 按临床征象分类：症状性感染、无症状感染。

三、诊断要点

（一）临床特点

（1）黄疸、肝脾大、肝炎、中枢神经系统感染（脑室周围钙化、脑室扩张、脑白质病变、小头畸形、癫痫等）、感音神经性耳聋、肺炎、脉络膜视网膜炎、胃肠道疾病、皮肤瘀点、溶血性贫血、血细胞计数异常［淋巴细胞减少、中性粒细胞减少和（或）血小板减少］。

（2）单核细胞增多样综合征：发热、乏力、咽炎、淋巴结肿大，同时伴外周血淋巴细胞总数及异常淋巴细胞升高，可伴头痛、肌痛、腹痛腹泻、皮疹，历时 1~4 周。

（二）辅助检查

1. 血常规。

2. 肝肾功能、电解质。

3. 病毒学相关检测

（1）CMV 病毒感染的直接证据

①病毒分离：在血样本、特殊体液（如脑脊液、肺泡灌洗液）和病变组织中，分离到巨细胞病毒（是诊断活动性 CMV 感染的金标准）；②显微镜下找到巨细胞包涵体；③血 CMV DNA 检测：血清或血浆样本中 CMV DNA 阳性是活动性感染的依据。

（2）CMV 病毒感染的间接证据

血清 CMV 特异性抗体检测：CMV-IgM 抗体阳性或者双份血清 CMV-IgG 抗体滴度呈 4 倍增高，有诊断意义。CMV-IgG 从阴性转为阳性，亦为原发性感染证据。

4. 尿 CMV DNA 检测：目前不推荐检测。肾脏是巨细胞病毒易侵犯的器官，机体免疫功能正常时，巨细胞病毒可低量复制，故可持续尿 CMV DNA 阳性。该项检查只能证明患儿曾感染过巨细胞病毒，不能证明为现症感染。

5. 脑干听觉诱发电位检查：评估听力。

6. 眼科评估：请眼科医生会诊。

7. 头颅影像学检查：头颅 CT 或头颅 MRI。

（三）鉴别诊断

弓形虫感染、风疹病毒感染、EB 病毒感染、遗传代谢性疾病等。

（四）诊断标准

1. 临床诊断：具有活动性感染的病毒学证据、临床上又具有 CMV 性疾病的相关临床表现，排除现症疾病其他常见病因后，可做出临床诊断。

2. 确定诊断：活检组织或特殊体液分离到 CMV 病毒或检出病毒复制标志。

四、治疗要点

（一）治疗原则

1. 对于免疫功能正常的无症状感染或轻症患者，不推荐治疗。

2. 抗病毒治疗的应用指征

（1）符合临床诊断或确定诊断的标准，且有较严重或致残的 CMV 疾病：包括间质性肺炎、黄疸或淤胆型肝炎、脑炎、视网膜脉络膜炎（可累及黄斑而致盲）；尤其是免疫抑制者如艾滋病患儿。

（2）移植后预防性用药。

（3）有中枢神经损伤（包括感音神经性耳聋）的先天感染者，早期应用可防止听力和中枢神经损伤的恶化。

（二）治疗药物

1. 更昔洛韦：诱导治疗：5mg/kg（静脉滴注 > 1 小时），每 12 小时 1 次，维持 2~3 周。维持治疗：5mg/kg，每日 1 次，持续 5~7 天。

总疗程 3~4 周。

若维持期疾病进展，可考虑再次进行诱导治疗。若因免疫抑制因素未能消除，应延长维持疗程，采用 5mg/kg，每日 1 次，或序贯口服缬更昔洛韦。

用药过程中监测血常规及肝、肾功能，若血小板 $\leq 25 \times 10^9$/L，粒细胞 $\leq 0.5 \times 10^9$/L 或肝功能明显异常，应停药。

2. 缬更昔洛韦：为更昔洛韦的缬氨酸酯，口服后可在肠壁和肝脏代谢为活化型更昔洛韦。

用法：一次 15~16mg/kg，每 12 小时 1 次。疗程 6 周 ~6 月。用药过程中需定期监测血常规及肝功能。

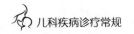

第五节　流行性感冒

一、概述

　　流行性感冒（以下简称流感）是流感病毒引起的一种急性呼吸道传染病，甲型和乙型流感病毒每年呈季节性流行，其中甲型流感病毒可引起全球大流行。流感起病急，虽然大多为自限性，但少数危重症病例病情进展快，可因急性呼吸窘迫综合征（ARDS）、急性坏死性脑病或多器官功能不全等并发症死亡。

二、诊断要点

（一）临床特点

　　1. 临床表现：主要以发热、头痛、肌痛和全身不适起病，体温可达 39~40℃，可有畏寒、寒战，多伴全身肌肉关节酸痛、乏力、食欲减退等全身症状，常有咽喉痛、干咳，可有鼻塞、流涕、胸骨后不适，颜面潮红，眼结膜充血等。部分患者症状轻微或无流感症状。感染乙型流感的儿童常以呕吐、腹痛、腹泻为主要表现。无并发症者呈自限性，多于发病 3~4 天后发热逐渐消退，全身症状好转，但咳嗽、体力恢复常需较长时间。

　　2. 并发症：肺炎是最常见的并发症，其他并发症有神经系统损伤、心脏损伤、肌炎和横纹肌溶解、脓毒性休克等。

　　3. 重症与危重病例

　　（1）出现以下情况之一者为重症病例：①持续高热 > 3 天，伴有剧烈咳嗽，咳脓痰、血痰，或胸痛；②呼吸频率快，呼吸困难，口唇发绀；③神志改变：反应迟钝、嗜睡、躁动、惊厥等；④严重呕吐、腹泻，出现脱水表现；⑤合并肺炎；⑥原有基础疾病明显加重；⑦需住院治疗的其他临床情况。

　　（2）出现以下情况之一者为危重病例：①呼吸衰竭；②急性坏死性脑病；③脓毒性休克；④多器官功能不全；⑤出现其他需进行监护治疗的严重临床情况。

（二）辅助检查

　　（1）血常规：外周血白细胞总数一般不高或降低，重症病例淋巴细胞计数明显降低。

　　（2）血生化：肝肾功能、电解质、心肌酶谱、血糖。

　　（3）动脉血气分析。

　　（4）脑脊液。

　　（5）病原学相关检查：①病毒抗原检测：病毒抗原检测阳性支持诊断，但阴性不能排除流感；②病毒核酸检测：荧光定量 PCR 法可检测呼吸道标本（鼻拭子、咽拭子、鼻咽或气管抽取物、痰）中的流感病毒核酸；对重症患者，检测下呼吸道（痰或气管抽取物）标本更加准确。

（6）影像学检查：胸片、肺部 CT，有神经系统症状者应行头颅 CT 或 MRI。

（三）鉴别诊断

普通感冒、其他上呼吸道感染、其他下呼吸道感染等。

三、治疗要点

（一）抗病毒治疗

1. 抗流感病毒治疗时机： 重症或有重症流感高危因素的患者，应尽早给予经验性抗流感病毒治疗，不必等待病毒检测结果。发病 48 小时内进行抗病毒治疗可减少并发症、降低病死率、缩短住院时间；发病时间超过 48 小时的重症患者依然可从抗病毒治疗中获益。非重症且无重症流感高危因素的患者，在发病 48 小时内，应充分评价风险和收益后，再考虑是否给予抗病毒治疗。

2. 抗流感病毒药物

神经氨酸酶抑制剂对甲型、乙型流感均有效，包括以下几种。

奥司他韦（胶囊 / 颗粒）：成人剂量每次 75mg，每日 2 次。1 岁以下儿童推荐剂量：0~8 月龄，每次 3.0mg/kg，每日 2 次；9~11 月龄，每次 3.5mg/kg，每日 2 次。1 岁及以上年龄儿童推荐剂量：体重不足 15kg 者，每次 30mg，每日 2 次；体重 15~23kg 者，每次 45mg，每日 2 次；体重 23~40kg 者，每次 60mg，每日 2 次；体重大于 40kg 者，每次 75mg，每日 2 次。疗程 5 天，重症患者疗程可适当延长。肾功能不全者要根据肾功能调整剂量。

帕拉米韦：成人用量为 300~600mg，小于 30 天新生儿用量为 6mg/kg，31~90 天婴儿用量为 8mg/kg，91 天 ~17 岁儿童用量为 10mg/kg，静脉滴注，每日 1 次，1~5 天，重症患者疗程可适当延长。

（二）重症病例的治疗

治疗原则：积极治疗原发病，防治并发症，并进行有效的器官保护和功能支持。

（1）密切监护，及时给予相应的治疗。

（2）对于重症流感患者，抗病毒治疗疗程尚不明确。不推荐双倍剂量或联合应用两种神经氨酸酶抑制剂治疗。

（3）重症流感患者常合并细菌或真菌感染，应及时、合理应用抗细菌或抗真菌药物。

（4）合并神经系统并发症时应给予降颅压、镇静止惊等对症处理。

（三）解除隔离时间

应隔离至热退后 2 天。

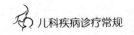

第六节 手足口病

一、概述

手足口病（hand–foot–and–mouth disease）是由肠道病毒（常见为 CV–A16、EV–71）引起的传染性疾病，多见于学龄前儿童，尤其 < 3 岁小儿发病率最高；全年均有发生，夏秋季高发，易在幼托机构内流行及家庭聚集发病，少数病例进展迅速，可出现脑膜炎、脑炎、脑脊髓炎、神经源性肺水肿、肺出血、循环衰竭等。

二、诊断要点

（一）临床表现

潜伏期多为 2~10 天，平均 3~5 天。

（1）出疹期（第 1 期）：病程多在 1 周，主要表现为发热、皮疹、口腔黏膜疹等。

（2）神经系统受累期（第 2 期）：病程多在 1~5 天内，属重型病例，表现为持续或反复高热、中枢神经系统损害。

（3）心肺功能衰竭前期（第 3 期）。

（4）心肺功能衰竭期（第 4 期）。

（5）恢复期（第 5 期）：部分可出现脱甲，少数遗留神经系统后遗症。

（二）辅助检查

血常规 +CRP、血生化（肝肾心功能 + 电解质 + 血糖 + 肌钙蛋白）、血清肠道病毒抗体、咽拭子 / 粪便肠道病毒核酸、血气分析、胸片、心电图、脑电图。重症病例可行心超检查，神经系统受累时脑脊液检查及头颅 / 脊髓 MRI 检查。备注：颅脑 CT 的诊断价值不如 MRI。

（三）危重症病例的早期识别

年龄 < 3 岁、病程 < 3 天、EV–71 感染为重症高危因素。

（1）持续高热不退，体温 > 39℃。

（2）精神萎靡、头痛、眼球震颤 / 上翻、呕吐、易惊、肢体抖动、吸吮无力、站立 / 坐立不稳等。

（3）呼吸增快、减慢或节律不规则。

（4）HR（心率）> 160bpm、循环不良（出冷汗、肢端凉、皮肤花纹）、BP（血压）升高。

（5）外周血 WBC ≥ 15×10^9/L，除外其他感染。

（6）Glu（谷氨酸）> 8.3mmol/L。

（7）Lac（血乳酸）≥ 2.0mmol/L。

（四）诊断标准

1. 临床诊断：根据流行病学资料＋典型手足、臀部皮疹及口腔黏膜疹诊断。

2. 确诊病例：临床诊断＋病原学诊断证据之一。

（1）临床样本（咽拭子、粪便/肛拭子）肠道病毒核酸阳性。

（2）急性期血清相关肠道病毒特异性 IgM 抗体阳性。

（3）双份血清相关肠道病毒特异性 IgG 抗体> 4 倍升高。

（五）鉴别诊断

水痘、丘疹样荨麻疹、不典型麻疹、幼儿急疹、脓疱疮、川崎病、疱疹性龈口炎、其他病毒性脑炎/脑膜炎、脊髓灰质炎、重症肺炎、暴发性心肌炎、糖尿病酮症酸中毒。

三、治疗要点

目前尚无特效的抗病毒治疗药物，主要对症治疗。

（一）普通病例

注意隔离，注意口腔、皮肤护理，饮食清淡营养。

（二）重症病例

1. 神经系统受累

（1）降颅压：20% 甘露醇 0.25~1.0g/（kg·次），q4~8h，20~30 分钟入。严重颅高压/脑疝时，甘露醇可 q2~4h，或加用呋塞米，或 3%NaCl。

（2）糖皮质激素：有脑脊髓炎和危重型病例可酌情使用，甲基泼尼松龙 1~2mg/（kg·d），或氢化可的松 3~5mg/（kg·d），或地塞米松 0.2~0.5mg/（kg·d），3~5 天。

（3）静脉用免疫球蛋白（IVIG）：一般不建议常规应用，有脑脊髓炎和危重型病例可酌情，1.0g/（kg·d），2 天。

（4）其他治疗：降温、镇静、止惊等。

2. 循环衰竭：血压稳定情况下限制液体入量［生理需要量 60~80ml/（kg·d），注意脱水剂不计算在内］及输液速度［匀速 2.5~3.3ml/（kg·h）］；休克时液体复苏首选生理盐水 5~10ml/kg，15~30 分钟输入，此后酌情补液，避免短期内大量扩容。若仍不能纠正，可输注胶体液（白蛋白、血浆）。

血管活性药物的应用如下。

（1）第 3 期血流动力学常为高动力高阻力：扩血管药物为主。米力农：负荷量

50~75μg/kg，15 分钟入，维持量 0.25~1μg/（kg·min），一般不超过 72 小时。

（2）严重高血压：酚妥拉明 1~20μg/（kg·min），小剂量逐渐调整至合适剂量，注意密切监测血压。

（3）第 4 期血压下降时：应停用血管扩张剂，应用正性肌力及升压药。多巴胺 5~20μg/（kg·min），多巴酚丁胺 2.5~20μg/（kg·min），肾上腺素 0.05~2μg/（kg·min），去甲肾上腺素 0.05~2μg/（kg·min），持续正常血压的最小剂量为佳。

3. 呼吸衰竭： 出现下列表现之一需气管插管、机械通气。

（1）呼吸急促、减慢或节律改变。

（2）气道分泌物呈淡红色或血性。

（3）短期内肺部出现湿啰音。

（4）X 线检查提示肺部明显渗出性病变。

（5）脉搏 SpO_2 或动脉血 PaO_2 下降。

（6）面色苍白、发绀、皮温低、皮肤花纹、血压下降。

（7）频繁抽搐／昏迷。不宜频繁进行吸痰等降低呼吸道压力的护理操作。

四、预防

应隔离至发病后 2 周。

第七节　水痘

一、概述

水痘（chickenpox，varicella）是由水痘－带状疱疹病毒（VZV）引起的传染性极强的儿童期出疹性疾病。经过飞沫及接触传播，感染后可获得持久免疫。

二、诊断要点

（一）流行病学史

2~3 周前有水痘患儿接触史。

（二）临床表现

1. 潜伏期： 10~21 天，平均 14 天。

2. 典型水痘： 出疹前可有发热、不适等症状。皮疹呈向心性分布，先发于头皮、躯干受压部分。最开始为粉红色小斑疹，迅即变为米粒至豌豆大的圆形紧张水疱，周围明显红晕，有水疱的中央呈脐窝状。黏膜亦常受侵，见于口腔、咽部、眼结膜、外阴、肛门等处。在为期 1~6 日的出疹期内皮疹相继分批出现，皮损呈现由细小的红色斑丘疹→疱疹→结痂→脱痂的演变过程，脱痂后不留瘢痕。水疱期痛痒明显，若因挠抓继发感染时可留下轻度凹痕。

3. 水痘的临床异型表现： 大疱性水痘、出血性水痘、新生儿水痘、成人水痘等。此外，若妊娠期感染水痘，可引起胎儿畸形、早产或死胎。

（三）实验室检查

（1）血常规：白细胞总数正常或稍减低，淋巴细胞增高。
（2）血清学检查：查水痘血清抗体 IgM、IgG。
（3）其他检查：生化、与其他皮疹性疾病相鉴别性检查，如肠道病毒、单纯疱疹病毒等。

三、治疗要点

1. 隔离： 应隔离至皮疹全部结痂，变干为止。
2. 对症治疗： 局部可用炉甘石洗剂涂搽止痒；有破溃怀疑继发皮肤细菌感染者可用夫西地酸或者莫匹罗星软膏。
3. 特异性治疗： 轻症患者可口服阿昔洛韦片（每次 20mg/kg，每日 4 次，单次剂量小于 0.8g，疗程 5 天），大于 2 周岁患儿可口服伐昔洛韦（每次 20mg/kg，每日 3 次，疗程 5 天）；重症患儿需静脉给药，阿昔洛韦针，每次 10mg/kg，每日 3 次，疗程 5~7 天。

第八节　腺病毒肺炎

一、概述

人腺病毒（HAdV）肺炎，以下简称腺病毒肺炎（adenoviral pneumonia）是儿童社区获得性肺炎中较为严重的类型之一，多发于 6 个月至 5 岁儿童，部分患儿临床表现重，肺外并发症多，重症病例易遗留慢性气道和肺疾病。

二、诊断要点

（一）临床特点

1. 症状： 起病急，常在起病之初即出现 39℃以上的高热，可伴有咳嗽、喘息，轻症一般在 7~11 天体温恢复正常，其他症状也随之消失。重症患儿高热可持续 2~4 周，以稽留热多见，也有不规则热型，最高体温＞40℃。呼吸困难多始于病后 3~5 天，伴全身中毒症状，精神萎靡或者烦躁，易激惹，甚至抽搐。部分患儿有腹泻、呕吐，甚至出现严重腹胀。少数患儿有结膜充血，扁桃体有分泌物。

2. 体征：肺部细湿音多于 3 天后出现，可伴有哮鸣音。重症患儿一般情况差，面色苍白或发灰，精神萎靡或者烦躁，容易激惹，呼吸增快或困难，口唇发绀，鼻翼扇动，三凹征明显，心率增快，可有心音低钝、肝大、意识障碍和肌张力增高。

3. 并发症

（1）呼吸衰竭。

（2）急性呼吸窘迫综合征（ARDS）。

（3）纵隔气肿或皮下积气。

（4）胃肠功能障碍。

（5）中毒性脑病或脑炎。

（6）脓毒症。

（7）噬血细胞综合征（HLH）。

（二）辅助检查

1. 血液常规和生化检查

2. 病原学检查

（1）抗原检测：发病 3~5 天内检出率最高，重症病例 2~3 周仍可阳性。

（2）PCR 检测。

（3）宏基因组测序：不推荐常规开展。

（4）合并呼吸道其他病原体：呼吸道多种病原菌核酸检测。

3. 影像学表现

（1）胸部 X 线表现：早期两肺纹理增多、毛糙，双肺中内带明显，病程 3~7 天出现片状影，以小片状融合多见，进一步进展可表现为大片病变。部分患儿合并胸腔积液、气胸、纵隔气肿和皮下气肿。

（2）胸部 CT 表现：以肺气肿和多肺叶受累的肺实变为主要特征，急性期肺实变多以双肺团簇状影为主，向心性分布，实变密度较高，多数实变影中可见支气管充气征。部分以肺不张为主，也可表现为大、小气道（细支气管）的炎症，包括充气不均匀、磨玻璃影、马赛克征、小叶中心性结节、树芽征、支气管壁增厚、支气管扩张、支气管分支增多等。可合并气胸、纵隔气肿和皮下气肿。

（三）重症病例的早期识别

（1）临床表现：合并基础疾病；早产儿及小于 3 个月以下婴幼儿；高热 5 天以上，伴有精神萎靡、面色发灰、肝大明显、低氧血症；持续喘息；双肺密集湿性音和哮鸣音。

（2）影像学表现：肺部阴影进展迅速，双肺多灶实变；双肺以细支气管炎为主，伴或不伴肺不张；有大叶肺不张或气肿。

（3）实验室检查：白细胞明显升高或降低，血小板下降，中度以下贫血，CRP 和 PCT 明显升高，白蛋白降低，铁蛋白和乳酸脱氢酶明显升高。

（四）鉴别诊断

细菌性肺炎、肺炎支原体肺炎。

三、治疗要点

1. 隔离：疑似病例应当单间隔离，确诊病例可以同时安置于多人房间，床间距＞1 米。

2. 轻症：多呈自限性，应避免过度治疗。

3. 抗病毒治疗：对腺病毒疗效不确切，不推荐使用。

4. 氧疗和呼吸支持

（1）普通氧疗指征：低氧血症者、呼吸急促、呼吸困难、发绀、三凹征阳性。

（2）无创通气指征：轻至中度呼吸困难、动脉血气异常，pH 值＜ 7.35，$PaCO_2$ ＞ 45mmHg 或动脉血氧分压 / 吸入氧浓度（PaO_2/FiO_2）＜ 300mmHg。

（3）有创机械通气指征：普通氧疗或无创通气治疗后病情无改善，并有以下表现时。①严重低氧血症、吸氧浓度＞ 50% 而 PaO_2 ＜ 50mmHg；②二氧化碳潴留，$PaCO_2$ ＞ 70mmHg；③呼吸困难明显，气道分泌物不易清除；④频繁呼吸暂停。

5. 静脉用丙种球蛋白（IVIG）：重症腺病毒肺炎，推荐 1g（kg·d），连用 2 天。

6. 糖皮质激素：可用于以下情况：①中毒症状明显、有脑炎或脑病、噬血细胞综合征等并发症；②脓毒症；③有持续喘息，影像学以细支气管炎为主。多选择甲泼尼龙 1~2mg/（kg·d）或等量氢化可的松，静脉注射。对危重症或者炎症反应过强，可酌情增加剂量，一般短疗程使用为宜。

7. 混合感染的治疗：多见于发病 7 天以后，发病的初期阶段少见，即使有白细胞和 CRP 轻度升高，也不推荐在肺炎初期即使用高级广谱抗生素。应根据药敏试验，合理选用抗感染药物。

8. 抗凝治疗：对于高热、影像提示大叶实变、D- 二聚体明显升高，有栓塞危险或已发生栓塞者，需给予抗凝治疗，应用低分子肝素 80~100IU/（kg·次），每 12~24 小时 1 次，皮下注射。注意监测血小板及 D- 二聚体。

9. 气胸或纵隔、皮下气肿的处理：病情严重时应当及时引流减压。

10. 脏器功能支持治疗

11. 噬血细胞综合征：以综合治疗为主。

12. 闭塞性细支气管炎的治疗：治疗原则为使用糖皮质激素，必要时抗感染。

第五章
神经系统疾病

第一节 热性惊厥

一、概述

热性惊厥（febrile seizure，FS）是指发热状态下（肛温 ≥ 38.5℃，腋温 ≥ 38℃）出现的惊厥发作，排除了中枢神经系统感染证据及导致惊厥的其他原因，既往也没有无热惊厥史。

二、诊断要点

（一）临床特点

（1）临床症状：热性惊厥通常发生于发热后 24 小时内，如发热 ≥ 3 天才出现惊厥发作，应注意寻找其他导致惊厥发作的原因。临床上应询问惊厥发作形式、发作持续时间、发作次数；若惊厥发作时间 ≥ 30 分钟或反复惊厥、发作间期意识未恢复达 30 分钟及以上者为热性惊厥持续状态。

（2）体征：无明确神经系统异常体征。

（3）排除疾病：排除中枢神经系统感染、电解质紊乱、中毒性脑病等所致的惊厥发作。

（二）临床分型

根据临床特征，热性惊厥分为单纯型和复杂型。

（1）单纯型：占 70%~80%，发病年龄多为 6 月龄 ~5 岁，发作表现为全面性发作，发作持续时间 < 15 分钟，一次热性病程中发作 1 次，无异常神经系统体征。

（2）复杂型：占 20%~30%，发病年龄多 < 6 月龄或 > 5 岁，发病前有神经系统异常，常表现为局灶性发作，发作持续时间 ≥ 15 分钟，一次热程中发作 ≥ 2 次，发作后有神经系统异常表现，如 Todd 麻痹等。

（三）辅助检查

1. 实验室检验

（1）常规实验室检查：根据病情可选择性查血常规、血生化、尿常规、粪常规、代谢筛查，如夏季频繁惊厥者应检查粪常规以鉴别中毒性细菌性痢疾。

（2）脑脊液检查：以下情况推荐脑脊液检查：①有原因未明的嗜睡、呕吐或脑膜刺激征和（或）病理征阳性；② 6~12 月龄未接种流感疫苗、肺炎链球菌疫苗或预防接种史不详者；③已使用抗生素治疗，特别是＜ 18 月龄者，因该年龄段患儿脑膜炎或脑炎症状和体征不典型，且抗生素治疗可掩盖脑膜炎或脑炎症状；④对于复杂型热性惊厥患儿应密切观察，必要时进行脑脊液检查，以除外中枢神经系统感染。

2. 检查

（1）脑电图检查：以下特征均为继发癫痫的危险因素，推荐进行脑电图检查：局灶性发作、神经系统发育异常、一级亲属有特发性癫痫病史、复杂性热性惊厥、惊厥发作次数多。推荐热退至少一周后行脑电图检查。

（2）神经影像学检查：以下情况推荐行头颅影像学检查寻找病因：头围异常、皮肤异常色素斑、局灶性神经体征、神经系统发育缺陷、惊厥持续状态。

三、治疗要点

（一）急性发作期治疗

1. 短暂发作：大多数热性惊厥呈短暂发作，持续时间 1~3 分钟，不必急于使用止惊药物治疗。应保持呼吸道通畅，防止跌落或受伤；切忌掐人中、撬开牙关、按压或摇晃患儿导致其进一步被伤害；抽搐期间分泌物较多，可让患儿平卧时头偏向一侧或取侧卧位，及时清理口鼻腔分泌物，避免窒息；同时监测生命体征，保证正常心肺功能，必要时吸氧，建立静脉通路。

2. 止惊药物治疗：若惊厥发作持续＞ 5 分钟，则需要使用药物止惊。

（1）首选静脉缓慢注射地西泮 0.3~0.5mg/kg（≤ 10mg/ 次），速度 1~2mg/min，如推注过程中发作终止即停止推注，若 5 分钟后发作仍未控制或控制后复发，可重复 1 剂；如仍不能控制，则按惊厥持续状态处理。该药起效快，一般注射后 1~3 分钟发挥作用，但推注速度过快可能出现抑制呼吸、心跳和低血压的不良反应。

（2）如尚未建立静脉通路，可予咪达唑仑 0.3mg/kg（≤ 10mg/ 次）肌内注射或 100g/L 水合氯醛溶液 0.5ml/kg 灌肠，也可发挥止惊效果。

（3）对于热性惊厥持续状态患儿，需要静脉用药积极止惊，并密切监护发作后表现，积极退热，寻找并处理发热和惊厥的原因。

3. 预防治疗

（1）间歇性预防治疗指征：①短时间内频繁惊厥发作（6 个月内≥ 3 次或 1 年内≥ 4 次）；②发生惊厥持续状态，需止惊药物治疗才能终止发作者。在发热开始即给予地西泮口服 0.3mg/kg，q8h，≤ 3 次大多可有效防止惊厥发生。此外，新型抗惊厥发作药物左乙拉西坦间歇性用药也可预防热性惊厥的复发（建议在神经内科专科医生指导下应用）。卡马西平和苯妥英钠间歇性用药对预防复发无效。

（2）长期预防治疗单纯型热性惊厥远期预后良好，不推荐长期应用抗惊厥发作药物治疗。热性惊厥持续状态、复杂型热性惊厥等具有复发或存在继发癫痫高风险的患儿，建议到儿童神经内科进一步评估。

第二节　癫痫

一、概述

癫痫（epilepsy）是由多种病因引起的慢性脑部疾病，是脑神经元过度放电所引起的反复性、发作性、短暂性的中枢神经系统功能紊乱。由于放电部位和传导范围不同，其临床表现多种多样。

二、诊断要点

（一）详细采集病史

完整病史是癫痫诊断中最重要的环节。病史采集应包括：现病史（重点是发作史）、出生史、既往史、家族史、疾病的社会心理影响等。

（二）临床特点

1.临床症状：反复、刻板发作；全面性或者局灶性发作；意识清楚或者丧失等。

（1）部分性/局灶性发作：发作起始症状及脑电图改变提示"大脑半球某部分神经元首先被激活"。要关注意识变化，包括运动性发作（自动症、失张力、阵挛、癫痫性痉挛、过度运动、肌阵挛、强直）、非运动性发作（行为终止、自主神经、认知性、情绪性、感觉性发作）、局灶进展为双侧强直–阵挛发作。

（2）全面性发作：发作起始症状及脑电图改变提示"双侧大脑半球同时受累"。包括运动性发作（强直–阵挛、阵挛、强直、肌阵挛、失张力、肌阵挛–强直–阵挛、癫痫性痉挛）和非运动性发作（典型失神、不典型失神、肌阵挛失神、眼睑肌阵挛）。

（3）发作起始未明发作：运动性（强直–阵挛、癫痫性痉挛）和非运动性（行为终止）。

（4）不能归类的发作。

2. 体征：多无神经系统阳性体征，少数局灶性发作患儿可有一过性患侧肢体巴氏征阳性或暂时性的瘫痪（Todd 瘫痪）；发作时可有呼吸停止，心率增快，双侧瞳孔散大、对光反射迟钝等表现。

（三）辅助检查

1. 脑电图检查：有助于癫痫发作类型、癫痫类型、癫痫综合征的诊断以及其他发作性事件的鉴别。普通脑电图、视频脑电图可见癫痫波形，包括棘波、尖波、棘慢复合波及阵发性高幅棘慢活动等。脑电图正常不能除外癫痫。

2. 病因学检查

（1）影像学检查：包括头颅 CT、MRI，必要时需行 MRA、MRV、增强 CT 及 PET–CT。

（2）血电解质、血糖、血气分析、肝肾功能、血氨、血乳酸、血串联质谱、尿有机酸等。根据需要选择检查：抗惊厥发作药物血浓度、心电图、染色体和基因检查。

（3）腰椎穿刺脑脊液检查（感染性或免疫性病因检查）。

3. 其他检查：智力评估（DST、Gesell、韦氏智力量表）、心理评估（多动量表、焦虑量表、抑郁量表）、听力检查与视力和眼底检查。

（四）诊断要求

癫痫诊断、癫痫分类、癫痫综合征、癫痫病因、共患病诊断。

三、治疗要点

1. 药物治疗：抗惊厥发作药治疗是癫痫最主要的治疗方法。根据不同发作类型或癫痫综合征，进行有原则的个体化治疗。首选单药治疗，对于治疗困难的病例可以在合适的时机更换为第二种抗惊厥发作药物或联合用药。全面强直–阵挛发作可选用丙戊酸、拉莫三嗪、卡马西平、奥卡西平；强直或失张力发作可选用丙戊酸、拉莫三嗪；失神发作可选丙戊酸、拉莫三嗪；肌阵挛发作可选丙戊酸、左乙拉西坦、托吡酯；局灶性发作可选用卡马西平、奥卡西平、拉莫三嗪、左乙拉西坦、丙戊酸、唑尼沙胺等。

2. 病因治疗：尽可能地根据癫痫的病因学进行针对性治疗。

3. 精准治疗：根据基因检测结果选择合适治疗方法。如结节性硬化症给予西罗莫司、氨己烯酸，*STXBP1* 基因突变给予左乙拉西坦，*KCNT1* 基因变异可选择奎尼丁，*KCNQ2* 基因突变可选择瑞替加滨，吡哆醛依赖给予大剂量维生素 B_6，*GLUT1* 缺乏综合征首选生酮饮食治疗等。

4. 癫痫外科治疗：有明确癫痫病灶（如局灶性皮层发育不良等），抗惊厥发作药物治疗效果不佳或无效，频繁发作严重影响患儿日常生活者，可考虑给予外科治疗。主要治疗方法有致痫灶切除手术、姑息性治疗、立体定向脑电图引导下射频热凝毁损术、神经调控治疗（迷走神经刺激术、脑深部核团刺激术）。

5. 其他疗法：生酮饮食疗法、免疫治疗（免疫球蛋白、糖皮质激素等）。

第三节 抽动障碍

一、概述

抽动障碍（tic disorders，TD）是一种起病于儿童时期、以抽动为主要表现的神经精神性疾病，其临床表现多样，常伴多种精神和（或）行为障碍疾病共患病，如注意缺陷多动障碍（ADHD）、强迫行为/障碍（OCB/OCD）、焦虑障碍、抑郁障碍和睡眠障碍等，部分患儿表现为难治性。

二、诊断要点

（一）临床特点

1. 抽动分类：分为运动性抽动和发声性抽动。运动性抽动或发声性抽动可再细分为简单性和复杂性。

（1）运动性抽动是指头面部、颈、肩、躯干及四肢肌肉不自主、突发、快速收缩运动。如眨眼、皱眉、张口、咧嘴、舔嘴唇、摇头、耸肩、甩手、挺胸、收腹、扭腰，严重时出现咬唇、刺戳动作、旋转、跳跃、眼球旋转、模仿动作等。

（2）发声性抽动是口鼻、咽喉及呼吸肌群的收缩，通过鼻、口腔和咽喉的气流而发声。如吸鼻、清嗓、犬吠声，严重时重复语言、重复句子、秽语等。

（3）感觉性抽动是指运动性抽动或发声性抽动之前有身体局部不适感，被认为是先兆症状（前驱症状），年长儿尤为多见，包括压迫感、痒感、痛感、热感、冷感或其他异样感觉。

2. 临床分型及诊断要点：根据临床特点和病程长短，抽动障碍分为3种类型，包括短暂性TD、慢性TD和Tourette综合征（TS）。

（1）短暂性TD：①1种或多种运动抽动和（或）发声抽动；②病程短于1年；③18岁以前起病；④排除某些药物或内科疾病所致；⑤不符合慢性TD或TS的诊断标准。

（2）慢性TD：①1种或多种运动抽动或发声抽动，病程中只有1种抽动形式出现；②首发抽动以来，抽动的频率可以增多或减少，病程在1年以上；③18岁以前起病；④排除某些药物或内科疾病所致；⑤不符合TS的诊断标准。

（3）TS：①具有多种运动性抽动及1种或多种发声性抽动，但二者不一定同时出现；②首发抽动后，抽动的频率可以增多或减少，病程在1年以上；③18岁以前起病；④排除某些药物或内科疾病所致。

（二）辅助检查

（1）外周血检查：血常规、肝功能、肾功能、血沉、ASO、微量元素、铜蓝蛋白、维生素 D 等。

（2）脑电图检查：多数正常或背景活动非特异性轻度异常。

（3）影像学检查：头颅 MRI 检查或头颅 CT 多数正常。

（4）心理测评：可行耶鲁综合抽动严重程度量表及 ADHD 相关量表评估。

三、治疗要点

1. 教育及家庭干预：通过家长管理培训、亲子互动疗法、家长和学校老师互动等形式进行医学教育和心理支持，采用健康教育指导患儿、家长、老师正确认识本病，淡化患儿的抽动症状。

2. 行为治疗：包括习惯逆转训练、效应预防暴露、放松训练、阳性强化、自我监察、消退练习、认知行为治疗等。其中习惯逆转训练和效应预防暴露是一线行为治疗。

3. 治疗方案

（1）一线治疗药物包括硫必利、舒必利、阿立哌唑、可乐定等。

（2）控制不佳患者可尝试加用氟哌啶醇、丙戊酸、托吡酯等。

（3）难治性 TD 可采用经颅磁刺激、深部脑刺激或立体定向手术等。

第四节　病毒性脑炎

一、概述

病毒性脑炎（viral encephalitis）是指由多种病毒引起的颅内急性炎症。若病变主要累及脑膜，临床表现为病毒性脑膜炎，病变主要累及脑实质者为病毒性脑炎，同时累及脑膜及脑实质者为病毒性脑膜脑炎。大多数患者病程呈自限性。

二、诊断要点

（一）临床分型

病情轻重差异很大，病毒性脑炎的临床经过较脑膜炎严重，重症脑炎更易发生急性期死亡或后遗症。

1. 病毒性脑膜炎

（1）急性起病，或先有上呼吸道 / 消化道感染症状 / 前驱传染性疾病。

（2）主要表现为发热、恶心、呕吐、精神差、嗜睡。年长儿诉头痛，易激。

（3）一般很少有严重意识障碍和惊厥。

（4）可有颈项强直等脑膜刺激征，但一般无局限性神经系统体征。

2. 病毒性脑炎

（1）弥漫性大脑病变，主要表现为发热、反复惊厥、不同程度意识障碍（激惹、嗜睡、昏睡、昏迷，甚至去皮质状态等）和颅内压增高症状。若出现呼吸节律不规则或瞳孔不等大，应警惕脑疝。可有肢体瘫痪表现。

（2）额叶皮质运动区病变，以反复惊厥发作为主要表现，伴或不伴发热，可出现癫痫持续状态。

（3）额叶底部、颞叶边缘系统病变，主要表现为精神情绪异常，如躁狂、幻觉、失语，以及定向力、计算力和记忆力障碍等。伴或不伴发热。单纯疱疹病毒引起者最严重，常合并惊厥与昏迷，病死率高。

（4）其他：以偏瘫、单瘫、四肢瘫或各种不自主运动为主要表现。不少患者可同时兼有上述多种表现类型，但病变累及锥体束时可出现病理征阳性。

（二）辅助检查

（1）脑脊液检查：外观清亮，压力正常或增加。细胞数正常或轻度升高，以淋巴细胞为主（病初以中性粒细胞为主），蛋白质含量多正常或轻度增高，糖和氯化物正常。

（2）脑电图检查：弥漫性或局限性异常慢波背景活动为主，少数可伴有棘波、棘－慢复合波。

（3）病毒学检查：可行脑脊液病毒分离、病毒抗原或抗体检查，PCR检验有助于明确病原。

（4）神经影像学检查：CT、MRI检查有助于确定病变程度、部位、协助鉴别诊断。

三、治疗要点

本病无特异性治疗。病程呈自限性，急性期正确的支持与对症治疗是关键。

（一）抗病毒治疗

1. 经验性治疗：对所有疑似病毒性脑炎，病原不明确前，均需给予静脉阿昔洛韦治疗，剂量为5~10mg/（kg·次），每8小时1次；对巨细胞病毒感染脑炎推荐使用更昔洛韦治疗，剂量为5mg/（kg·次），每12小时1次，一般疗程为10~14天。

2. 重症病例治疗：可使用干扰素100万U，皮下注射，每日1次，连用5天；和（或）IVIG 400mg/（kg·d），连用5天。

（二）激素治疗

单纯疱疹病毒脑炎时不推荐使用糖皮质激素；水痘带状疱疹病毒脑炎及重症病例时，

可酌情使用糖皮质激素如地塞米松 0.2~0.6mg/（kg·d），疗程为 3~5 天。

（三）对症治疗

（1）控制高热。

（2）控制脑水肿和颅内高压：限制液体入量；静脉应用 20% 甘露醇 0.25~1g/（kg·次），每日 4~6 次。

（3）控制惊厥发作：给予止惊剂，如地西泮、苯巴比妥、左乙拉西坦等。如止惊剂治疗无效，可在控制性机械通气下给予肌肉松弛剂。

（4）急性期监护：加强护理，保证营养供给，注意呼吸道和心血管功能的监护与支持，维持水电解质平衡。

（四）常见并发症及处理

（1）症状性癫痫：抗癫痫药物治疗，若出现癫痫持续状态给予咪达唑仑、丙戊酸钠静脉制剂、左乙拉西坦静脉制剂、麻醉剂等治疗。

（2）颅内出血：对 HSV 脑炎并发颅内出血，给予酚磺乙胺、氨甲苯酸等止血药物治疗，必要时外科手术。

（3）脑疝：重症者颅高压进行性进展可形成脑疝，给予甘露醇、甘油果糖、白蛋白、高渗盐水等加强降颅压治疗，必要时外科手术。

第五节　化脓性脑膜炎

一、概述

化脓性脑膜炎（purulent meningitis）又称细菌性脑膜炎，是各种化脓性细菌引起的脑膜炎症，部分患者病变累及脑实质。临床上以急性发热、惊厥、意识障碍、颅内压增高和脑膜刺激征及脑脊液脓性改变为特征。多发生在 5 岁以内，尤其是婴幼儿，具有较高的病死率，幸存者中 10%~20% 遗留永久性神经系统后遗症。

二、诊断要点

（一）临床特点

1. 感染中毒及急性脑功能障碍症状：包括发热、食欲下降和呼吸道症状非特异性表现，小婴儿早期表现为易激惹、哭闹、目光呆滞、烦躁不安和进行性加重的意识障碍。随病情加重，患儿逐渐从精神萎靡、嗜睡、昏睡、昏迷到深度昏迷。约 30% 患儿有反复的全身或局限性惊厥发作。脑膜炎双球菌感染常有瘀点、瘀斑和休克。

2. 颅内压增高症状：包括头痛、呕吐，婴儿则有前囟饱满、张力增高、头围增大等。合并脑疝时，则有呼吸不规则、突然意识障碍加重及瞳孔不等大等。

3. 脑膜刺激征：以颈项强直最常见，其他有 Kerning 征和 Brudzinski 征阳性。

4. 年龄小于 3 个月的幼婴和新生儿化脓性脑膜炎临床表现多不典型

（1）体温可高可低或不发热，甚至体温不升。

（2）颅内压增高表现可不明显，幼婴可能仅有吐奶、尖叫或颅缝分离。

（3）惊厥症状可不典型 / 不明显，如仅见面部、肢体轻微抽搐，或呈发作性眨眼、呼吸不规则、屏气等各种不易发现及确定的发作。

（二）辅助检查

（1）脑脊液检查：脑脊液检查是确诊化脓性脑膜炎的重要依据。典型变化为外观浑浊，压力增高，蛋白升高，糖含量明显降低；白细胞计数增多，常高于 1000×10^6/L，也可低于 100×10^6/L，分类以多核细胞为主。病程早期或使用抗菌药物治疗后脑脊液检查结果可不典型。

（2）外周血培养：阳性有助于确定病原菌。

（3）外周血象：白细胞总数大多增高，以中性粒细胞为主，感染严重或不规则治疗者白细胞总数减少。

（4）头颅影像学：颅脑 CT 及 MRI 平扫有助于了解颅内病变情况，发现并发症。

三、治疗要点

（一）抗生素治疗

1. 使用原则：抗生素选用具有杀菌作用且能透过血 – 脑屏障的药物，强调尽早用、静脉用、剂量足、疗程够。

2. 抗生素开始使用时机：避免延迟，临床疑似化脓性脑膜炎时，应在腰穿后立即开始抗生素治疗，延迟应用抗生素会产生病情迅速恶化的后果；如果要在腰穿前进行头颅 CT 检查，则应在快速进行血培养后立即给予一剂抗生素治疗，然后再进行头颅 CT 检查。

3. 抗生素的选择和调整：初始经验治疗方案推荐万古霉素加一种三代头孢菌素。对头孢菌素过敏患儿，可用美罗培南替代治疗。因大肠埃希菌耐药现象普遍，可选择三代头孢联合美罗培南作为初始治疗方案。后期根据病原体药敏结果结合经验治疗效果调整抗菌药物。

4. 抗菌药物的疗程：肺炎链球菌和流感嗜血杆菌脑膜炎，疗程 10~14 天；革兰阴性杆菌和金黄色葡萄球脑膜炎的疗程应在 21 天以上；如有并发症或经过不规则治疗的患者，还应适当延长疗程。

（二）对症支持治疗

1. 脑水肿、颅高压治疗：20% 甘露醇 0.5~1.0g/（kg·次），静脉注射（30 分钟内），每 4~6 小时 1 次，必要时联合利尿剂。脑积水导致颅高压严重时，可选择连续腰椎穿刺放液或神经外科会诊进行手术干预。

2. 糖皮质激素： 常用地塞米松，0.15mg/（kg·次），每 6 小时 1 次，一般应用 2~3 天，应在抗生素治疗前或同时使用。建议指征如下。

（1）流感嗜血杆菌脑膜炎推荐使用。

（2）大于 6 周龄的肺炎链球菌脑膜炎患儿，应先权衡利弊再考虑使用。

（3）由其他病菌引起的脑膜炎，不建议常规使用地塞米松。

（4）部分治疗后脑膜炎、耐 β 内酰胺酶的肺炎链球菌脑膜炎、小于 6 周龄化脑均不宜使用糖皮质激素治疗。

3. 控制惊厥： 地西泮、水合氯醛、苯巴比妥。

4. 支持治疗

（1）维持水、电解质平衡。

（2）重症病例：丙种球蛋白（IVIG），剂量为 400mg/（kg·d），共 3~5 天。

（三）并发症的处理

1. 硬膜下积液、积脓、积血： 头颅 CT 或 MRI 检查可协助诊断。大多数硬膜下积液可以自行吸收，无须特殊处理，但硬膜下积液量多，或者为积脓、积血时，需神经外科评估是否需要手术干预。

2. 脑积水： 请神经外科评估，采用正中孔粘连松解、导水管扩张和脑脊液分流术。

3. 抗利尿激素分泌异常综合征： 适当限制液体摄入，应避免低血容量和低渗透压血症。出现低钠血症时应酌情补充钠盐。

4. 脑室管膜炎： 确诊脑室管膜炎后，抗菌药物疗程需延长至 6~8 周，必要时侧脑室穿刺引流缓解症状。

5. 听力减退或丧失： 需请耳鼻喉科评估，决定进一步检查及干预方案。

6. 癫痫： 继发癫痫的患儿应正规抗癫痫治疗。

7. 智力或行为障碍： 需在康复科和神经科就诊，进行康复治疗。

8. 其他

部分患儿可出现脑梗死、静脉窦血栓形成、脑脓肿、智力或行为障碍、视力障碍、轻度瘫痪等长期后遗症，应注意监测、及时处理。

第六节　自身免疫性脑炎

一、概述

自身免疫性脑炎（autoimmune encephalitis，AE）泛指一类由自身免疫机制介导的

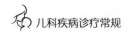

脑实质弥漫性或多发性炎性病变导致的神经功能障碍，其病理改变以灰质与神经元受累为主，也可累及白质和血管。其中，AE 合并相关肿瘤者，称为副肿瘤性 AE；而副肿瘤性 AE 中符合边缘性脑炎者，称为副肿瘤性边缘性脑炎。目 AE 患病比例占脑炎病例的 10%~20%，以抗 N– 甲基 –D– 天冬氨酸受体（NMDAR）脑炎最常见，约占 AE 患者的 80%。

二、诊断要点

（一）临床特点

临床表现：急性或者亚急性起病（＜ 3 个月），具备以下 1 个或者多个神经与精神症状或者临床综合征。

（1）边缘系统症状：近事记忆减退、癫痫发作、精神行为异常，具有这 3 个症状中的 1 个或者多个。

（2）脑炎综合征：有弥漫性或多灶性脑损害的临床表现。

（3）基底节和（或）间脑 / 下丘脑受累的临床表现。

（4）精神障碍，且精神心理专科认为不符合非器质性疾病。

（二）辅助检查

本病一般具有以下 1 个或者多个辅助检查发现，或者合并相关肿瘤。

（1）脑脊液异常：脑脊液白细胞增多（＞ 5×10^6/L）；或者脑脊液细胞学呈淋巴细胞性炎症；或者脑脊液寡克隆区带阳性。

（2）神经影像学或者电生理异常：MRI 边缘系统 T2 或者 FLAIR 异常信号，单侧或者双侧，或者其他区域的 T2 或者 FLAIR 异常信号（除外非特异性白质改变和卒中）；或者 PET 边缘系统高代谢改变，或者多发的皮质和（或）基底节的高代谢；或者脑电图异常：局灶性癫痫或者癫痫样放电（位于颞叶或颞叶以外），或弥漫或多灶分布的慢波节律。

（3）与 AE 相关的特定类型的肿瘤，例如边缘性脑炎合并小细胞肺癌，抗 NMDAR 脑炎合并畸胎瘤。

（三）确诊实验

抗神经元表面抗原的自身抗体阳性。抗体检测主要采用间接免疫荧光法。目前推荐基于细胞底物的实验（cell based assay，CBA），因其具有较高的特异性与敏感性。检测项目包括自身免疫性脑炎相关抗体、寡克隆带（OCB）和 IgG 指数（均需同时送检血和脑脊液标本）。

（四）排除其他可能的病因

（五）诊断标准

可能的 AE：符合上述诊断条件中的（一）（二）（四）。

确诊的 AE：符合上述诊断条件中的（一）～（四）。

（六）其他实验室检查

1. 检验： 三大常规、肝肾功能、电解质、心肌酶、血气分析、血氨、血清维生素、CD 系列、免疫球蛋白、肝筛、梅筛、HIV、T-spot、PPD、EBV+CMV 抗体及 DNA、甲功、自身抗体、脑脊液常规、生化、自身免疫性脑炎相关抗体 + OCB+IgG 指数（同时送检血和脑脊液标本）。

2. 检查： 胸片、头颅 MRI、VEEG、腹部 B 超（女性：子宫及双附件；男性：睾丸、阴囊）、全脊髓 MRI（有脊髓受累症状者）、视听觉诱发电位、心电图、心超、腹部 B 超（肝脾、胰腺、胆囊、双肾、肾上腺、后腹膜等）。

三、治疗要点

（一）免疫治疗

1. 一线免疫治疗

（1）糖皮质激素：甲泼尼龙 15~30mg/（kg·d），连续静脉滴注 3 天，后每 3 天半量阶梯减量，后改醋酸泼尼松 1.0mg/（kg·d）口服，根据病情，每 2~4 周减量 5~10mg，同时予补钾、补钙及保护胃肠道对症治疗。对于轻症患者，可以不采用冲击治疗而直接口服激素。激素总疗程为 3~6 个月，在减停激素的过程中需要评估脑炎的活动性，注意病情波动与复发。

（2）静脉注射免疫球蛋白（IVIG）：根据患者体重按总量 2g/kg（最大量 80g），分 3~5 天静脉滴注。对于重症患者，建议与激素联合使用，可每 2~4 周重复应用 IVIG。重复或者多轮 IVIG 适用于重症 AE 患者、复发性 AE 患者及有二线免疫抑制剂禁忌证患者。

（3）血浆置换：可与激素联合使用，在静脉注射免疫球蛋白之后不宜立即进行血浆交换。适用于：严重病例者或激素疗效不佳者，或有激素使用禁忌证患者，可考虑血浆置换，建议 3~5 次，隔天 1 次。

2. 二线免疫治疗：适用于一线治疗效果不佳，激素依赖或复发患者。

（1）利妥昔单抗，按 375mg/m² 体表面积静脉滴注，每周 1 次，用药前和用药后一周送检 CD 系列检查和淋巴细胞亚群分类，根据外周血 CD20 阳性 B 细胞水平，共给药 2~4 次，至清除外周血 CD20 细胞为止（总 B 细胞 < 1%），使用利妥昔单抗后 1 个月、3 个月、6 个月和 12 个月复查 CD 系列检查和淋巴细胞亚群分类，根据病情及 CD20 细胞水平，决定再次使用利妥昔单抗的时机。

（2）口服药物包括吗替麦考酚酯与硫唑嘌呤等，主要用于难治性病例或复发病例，也可以用于一线免疫治疗效果不佳的患者和肿瘤阴性的抗 NMDAR 脑炎患者。

（二）对症支持治疗

（1）对症治疗：维持生命体征及水、电解质平衡，瘫痪患者预防感染、褥疮及功能

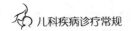

康复训练，情绪障碍患者应加强看护。

（2）抗惊厥治疗：惊厥发作时可选用广谱抗癫痫药物，例如苯二氮草类、丙戊酸钠、左乙拉西坦、拉莫三嗪和托吡酯等。终止癫痫持续状态的一线抗癫痫药物使用包括地西泮静脉推注或咪达唑仑肌内注射。

（3）精神症状明显者，可选用阿立哌唑、氯硝西泮、丙戊酸、氟哌啶醇等药物治疗。

（4）对合并肿瘤的患者，在病情许可情况下，应尽早行肿瘤切除术。

第七节　颅内压增高

一、概述

颅内压增高（intracranial hypertension，ICP）是指颅腔内容物体积增加导致颅内压持续升高，从而引起相应的神经系统综合征，可由多种病因引起，是儿科常见的危急重症之一，如延误诊断与治疗，严重时进展为脑疝可危及生命。

二、诊断要点

（一）临床特点

1. 症状

（1）头痛：剧烈头痛，常为弥漫性、持续性，清晨及夜间明显，可因咳嗽、用力、弯腰或低头活动、大量输液而加剧。婴幼儿因颅缝尚未闭合，头痛可以不甚明显。婴儿可表现为烦躁不安、尖声哭叫及拍打头部。

（2）呕吐：喷射性呕吐，多不伴恶心，常出现于头痛剧烈时，多数情况下与进食无关，但呕吐多发生在进食后，故患儿常因惧怕呕吐而拒食。

（3）视神经乳头水肿：为慢性颅高压的主要症状，但急性脑水肿时很少见，婴幼儿罕见。

2. 体征

（1）头部体征：前囟膨隆紧张，颅缝增宽或分裂，头围增大，头面部和眶额部可见浅静脉扩张，头部叩诊呈破壶音等。

（2）眼底检查：视神经乳头水肿是颅内压增高客观体征，急性颅内压增高时（如某些急性颅脑外伤等），视神经乳头水肿不明显，不能因此而排除颅内压增高。

（3）其他神经系统体征：慢性颅内压增高时，可出现一侧或双侧展神经麻痹，可有复视主诉，但无定位意义。急、慢性颅内高压时均可有不同程度意识障碍表现，如烦躁不安、反应迟钝、兴奋与抑制交替、嗜睡、昏迷等。

（4）脑疝：颅内压增高严重时，可使脑组织受压移位嵌入硬脑膜间隙或颅骨孔道造成脑疝，是颅内压增高的严重后果。最常见者为小脑幕切迹疝和枕骨大孔疝。体检应评估意识状态、呼吸、心率、血压变化、瞳孔反应等。在小脑扁桃体向下移位至枕骨大孔导致延髓受压时，可有颈部抵抗感或强迫头位。

（二）辅助检查

（1）测定颅压：一般认为 3 岁以上小儿颅内压＞ 1.96kPa（200mmH$_2$O），新生儿＞0.78kPa（80mmH$_2$O）、＜ 3 岁幼儿＞ 0.98kPa（100mmH$_2$O）为颅内压增高。

（2）头颅 B 超检查：对前囟未闭者可经前囟进行检查，以了解脑室大小，有无脑积水、硬脑膜下积液、脑内出血等。

（3）脑电图：可能对颅内某些局灶性病变如占位、出血等具有定位意义，但对脑水肿、颅内压增高无特别意义。

（4）CT 扫描：可以观察脑水肿的部位、程度，脑室扩张及移位情况，并可协助判断颅压增高的原因。

（5）核磁共振（MRI）：能直观地检测和评价脑水肿部位、程度等。尤其能在颅内压尚未明显增高时发现脑水肿的存在，可协助早期判断颅内高压的病因。

（6）单光子断层扫描（SPECT）：对高度怀疑有脑血流及脑代谢方面异常者适用。

（三）诊断标准

（1）有导致颅内压增高的原发病及相应临床表现。

（2）有颅内高压的症状与体征。具备 1 项主要指标及 2 项次要指标即可诊断。

主要指标：①呼吸不规则；②瞳孔不等大；③视神经乳头水肿；④前囟隆起或紧张；⑤无其他原因的高血压。

次要指标：①昏睡或昏迷；②惊厥和（或）肌张力明显增高；③呕吐；④头痛；⑤给予 20% 甘露醇 1g/kg 静脉注射 4 小时后，血压明显下降，症状体征随之好转。

（3）颅高压危象：意识障碍、瞳孔扩大及血压升高伴相对缓脉三联征。

三、治疗要点

（一）病因治疗

为根本措施，包括积极抗感染、纠正休克与缺氧、清除颅内占位。

（二）一般治疗

上半身抬高 15~30°（脑疝时除外）。安静卧床，保持气道通畅，镇静、降温、吸氧、纠正酸中毒（特别是呼吸性酸中毒）。止惊可给予地西泮 0.3~0.5mg/kg 稀释后静脉注射。密切监测生命体征。

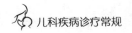

（三）降低颅内压

1. 20%甘露醇：0.5~1.0g/（kg·次），静脉滴注（30分钟内滴注完），每4~8小时1次，脑疝时，1.5~2.0g/（kg·次），每2~4小时1次。监测血浆渗透压，不应大于320mmol/L。

2. 10%甘油果糖：0.5~1.0g/（kg·次），每日1~2次，静脉滴注（60分钟内滴注完）；可与甘露醇交替使用。但应注意甘油果糖含钠量较高，容易引起高钠性电解质紊乱。

3. 高渗盐水：目前多用3%高渗盐水，5~10ml/kg，可快速给药或持续数小时输液，有效剂量为0.1~1.0ml/（kg·h），建议渗透压提高不高于320mmol/L，注意监测血钠。

4. 呋塞米（速尿）：常与甘露醇协同应用，以避免多次用甘露醇所致的暂时性高血容量，使脑脊液生成减慢。用法：0.5~2mg/（kg·次），静脉注射，短时间内可有利尿效果。注意纠正脱水后的电解质紊乱和低血容量。

5. 白蛋白：与呋塞米联合应用，可使脑微循环保持较为稳定的状态。常用20%白蛋白，剂量为0.4g/kg，每日1~2次，具体视年龄及病情需要增减。

6. 糖皮质激素：选用地塞米松较佳，可减低血－脑屏障的通透性，稳定溶酶体酶，具有抗氧自由基及钙通道阻滞剂等作用。用法：0.5~1mg/kg，静脉注射，6~8小时1次，2~3日后如病情稳定，剂量可减半。

7. 冬眠药物及低温疗法：二者的联合应用可使全身及脑部降温，从而减少脑耗氧量和代谢率，以达到减低颅内压的效果。冬眠药物可选用氯丙嗪、异丙嗪。采用亚低温治疗后，复温速度应小于1℃/4h。此外，降温毯无创，操作简便。

8. 过度通气疗法：主要用于难治性颅高压，过度通气使$PaCO_2$下降，可使脑血管反应性收缩而使颅内压下降，但须正确使用，以避免脑缺氧。

9. 脑脊液引流：多应用于脑外伤或脑积水病儿正在行脑室、脑脊液颅内压监测者。根据监测结果调整引流速度及引流量。

10. 手术减压：包括颅板切除减压、脑脊液分流术，适用于脑脊液吸收障碍所致的交通性脑积水，或颅内肿瘤引起的梗阻性脑积水等慢性颅内压增高。应注意有无手术禁忌证。

第八节　重症肌无力

一、概述

重症肌无力（myasthenia gravis，MG）是自身免疫介导的获得性神经－肌肉接头处传递障碍的自身免疫性疾病。临床特点是自主运动时肌肉明显易疲劳性和无力，经休息或用胆碱酯酶抑制剂治疗可使症状减轻或消失。

二、诊断要点

（一）临床症状

受累骨骼肌活动后疲劳无力，明显具有时间上与程度上的波动性和易疲劳性，症状呈"晨轻暮重"，活动后加重、休息后可减轻。部分患者短期内病情可出现迅速进展，发生肌无力危象。

（二）体征

受累肌群可累及眼外肌、颜面肌、咽喉肌、颈项肌、躯干肌和肢体肌等全身骨骼肌，经休息或用胆碱酯酶抑制剂可以缓解。

（三）辅助检查

（1）药理学检查：应用甲基硫酸新斯的明，剂量为 0.03~0.05mg/kg，皮下或肌内注射，最大不超过 1mg，观察注射前后眼裂大小及比较眼球运动，15~30 分钟明显好转，可判断为阳性。

（2）肌电图检查：低频重复电刺激（RNS）动作电位波幅下降 10% 以上为阳性。

（3）血清抗体检查：包括 AChR 抗体、Musk 抗体、LRP4 抗体、RyR 抗体。

（4）胸部 X 线或胸部 CT 检查胸腺。

（四）临床分型

临床简易分型：眼肌型重症肌无力（OMG）和全身型重症肌无力（GMG）。

根据美国重症肌无力基金会（MGFA），临床具体分型如下。

Ⅰ型：眼肌型（仅眼部肌肉无力，可伴闭眼无力），其他肌群肌力正常。

Ⅱ型：轻度全身型（除眼肌肉无力外，其他肌群轻度无力）。

Ⅱa：主要累及四肢肌或（和）中轴肌群（颜面肌、颈项肌、躯干肌）受累，可合并轻度球部肌肉受累。

Ⅱb：主要累及球部肌肉或（和）呼吸肌，可伴轻度或（和）相同程度的四肢肌或中轴肌群受累。

Ⅲ型：中度全身型（除眼肌无力外，其他肌群中度无力）。

Ⅲa：主要累及四肢肌群或（和）中轴肌群（颜面肌、颈项肌、躯干肌），可合并轻度球部肌肉受累。

Ⅲb：主要累及球部肌肉或（和）呼吸肌，可伴轻度或（和）相同程度的四肢肌或中轴肌群受累。

Ⅳ型：重度全身型（除眼肌无力外，其他肌群重度无力）。

Ⅳa：主要累及四肢肌群或（和）中轴肌群（颜面肌、颈项肌、躯干肌），可合并轻度球部肌肉受累。

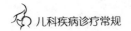

Ⅳb：主要累及球部肌肉或（和）呼吸肌，可伴轻度或（和）相同程度的四肢肌或中轴肌群受累。

Ⅴ型：除常规术后支持外，需气管插管（机械通气与否）或者在非气管插管时需应用鼻饲管。

三、治疗要点

1. **胆碱酯酶抑制剂**：适用于发病早期与轻症 MG 病例。首选溴吡斯的明口服，每日剂量 5~7mg/kg，新生儿每次 5mg，婴幼儿每次 10~15mg，年长儿每次 20~30mg，最大量每次不超过 60mg；每日 3~4 次，全天最大剂量不超过 480mg。

2. **皮质类固醇**

（1）适应证：眼肌型或全身型 MG；胆碱酯酶抑制剂疗效不理想 MG；病情恶化又不适于胸腺摘除的 MG。

（2）醋酸泼尼松以及甲泼尼龙：醋酸泼尼松 0.5~1mg/（kg·d）（糖皮质激素剂量换算关系为：5mg 醋酸泼尼松 = 4mg 甲泼尼龙），一般 2 周内起效，6~8 周效果最为显著，疗程 1~2 年。

（3）甲基泼尼松龙冲击疗法（MPPT）：儿童每日 20mg/kg，静脉滴注，连用 3~5 天，适用于重症或危象患者。治疗过程中出现病情波动与反复，则需随时调整糖皮质激素的剂量。

3. **免疫抑制剂**

（1）他可莫司：适用于难治性 MG 病例，胸腺切除术后疗效不佳者，因有高血压、糖尿病、溃疡病而不能应用肾上腺糖皮质激素，或不能耐受肾上腺糖皮质激素病例者，或有肾上腺糖皮质激素依赖的患者。方法：起始剂量 0.02~0.03mg/（kg·d），服用后每 4 周随访，根据症状缓解情况，可上调剂量，最大剂量 0.1mg/（kg·d）（不超过 3mg），总疗程 1~2 年。

（2）大剂量静脉注射丙种球蛋白（IVIG）。与血浆交换 IVIG 推荐用法：0.4g/（kg·d），连续 5 天为一疗程；血浆交换用法：交换量平均每次 2.5L，连用 3~8（平均 5）次。适用于抢救危象或胸腺摘除术前的准备，安全有效。

4. **胸腺切除术**：适用于伴有胸腺瘤的各型 MG，应尽可能手术切除病灶；全身型重症 MG，若病程 1 年以内，手术后缓解率高；眼肌型难治性病例亦适用。

5. **避免或慎用药物**：奎宁、氨基糖苷类及氟喹诺酮类抗生素、两性霉素等抗真菌药物、利多卡因、普鲁卡因、吗啡、哌替啶等麻醉药、奎尼丁、β 受体阻滞剂、维拉帕米、苯妥英钠、乙琥胺、氯丙嗪、碳酸锂、地西泮、氯硝西泮、青霉胺、氯喹、肉毒杆菌毒素、他汀类以及碘化放射对比剂等。

第六章
呼吸系统疾病

第一节　慢性咳嗽

一、概述

慢性咳嗽（chronic cough）是指以咳嗽为主要或唯一的临床表现，病程＞4周、胸部X线片未见明显异常者。

二、病因

（一）常见病因

见表6-1。

表6-1　不同年龄儿童慢性咳嗽常见病因

年龄	病因
婴幼儿期、学龄前期（0~6周岁）	呼吸道感染和感染后咳嗽（PIC）、咳嗽变异性哮喘（CVA）、上气道咳嗽综合征（UACS）、迁延性细菌性支气管炎（PBB）、胃食管反流（GERC）等
学龄期（＞6周岁至青春期）	咳嗽变异性哮喘、上气道咳嗽综合征、心因性咳嗽等

（二）其他病因

非哮喘性嗜酸性粒细胞性支气管炎（NAEB）、过敏性咳嗽（AC）、药物诱发性咳嗽、耳源性咳嗽、多病因的慢性咳嗽。

三、诊断要点

（一）病史询问

包括患儿年龄、咳嗽持续时间、咳嗽性质（如犬吠样、雁鸣样、断续性或阵发性、干咳或有痰咳嗽、夜间咳嗽或运动后加重等）、有无打鼾、有无异物或可疑异物吸入史、

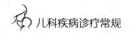

服用药物史尤其是较长时间服用血管紧张素转换酶抑制剂、既往有无喘息史、有无过敏性疾病或过敏性疾病阳性家族史等，要注意患儿暴露的环境因素（如被动吸烟、环境污染、大气污染等）。

（二）体格检查

注意评估患儿生长发育情况、呼吸频率、胸廓有无畸形、腭扁桃体和（或）增殖体有无肥大／肿大、咽后壁有无滤泡增生及有无分泌物黏附、有无发绀、有无杵状指等，尤其要注意检查肺部及心脏。

（三）辅助检查

（1）影像学检查：常规作胸部 X 线检查，依据胸部 X 线片有无异常，决定下一步的诊断性治疗或检查，必要时可行胸部 CT 检查。怀疑增殖体肥大／肿大的患儿，可以摄头颈部侧位片。鼻窦部 CT 有助于鼻窦炎的诊断。

（2）肺功能：5 岁以上患儿应常规行肺通气功能检查，必要时可行支气管舒张试验或支气管激发试验，以助 CVA、NAEB 和 AC 的诊断和鉴别诊断。

（3）鼻咽喉镜检查：对怀疑有鼻炎、鼻窦炎、鼻息肉、增殖体肥大／肿大的患儿，可以做鼻咽喉内窥镜检查，以明确诊断。

（4）气管镜检查：对怀疑气道发育畸形、气道异物（包括气道内生异物、痰栓）等引起的慢性咳嗽可以做支气管镜检查及灌洗。

（5）诱导痰或支气管肺泡灌洗液细胞学检查和病原微生物分离培养，可以明确或提示呼吸道感染病原，也可根据嗜酸性粒细胞百分率明确 NAEB 的诊断。

（6）血清总 IgE、特异性 IgE 和皮肤点刺试验：对怀疑与过敏相关的慢性咳嗽、了解患儿有无特应性体质等有一定参考价值。

（7）24 小时食管下端 pH 监测：是确诊 GERC 的金标准。对怀疑 GERC 的患儿，应进行此项检查。

（8）呼出气 NO（eNO）测定：eNO 的升高与嗜酸粒细胞相关性气道炎症有关，测定 eNO 可作为辅助诊断 CVA、NAEB 的非侵入性检查方法。

（9）咳嗽感受器敏感性检测：怀疑 AC 时可行此项检测，在儿童期该技术尚需在开展中积累经验。

（四）诊断与鉴别诊断流程

见图 6-1。

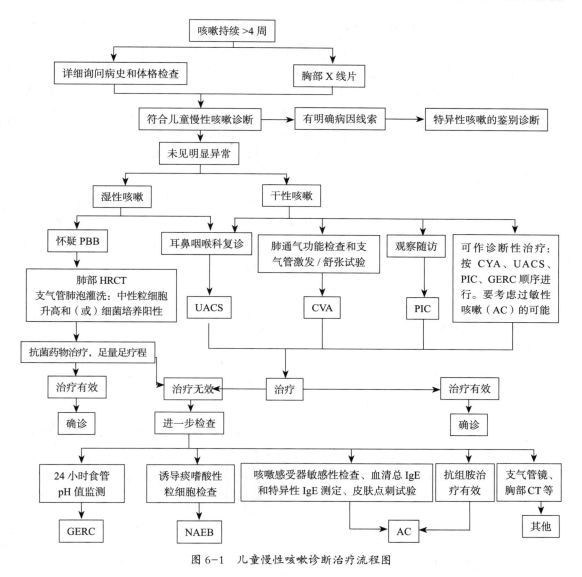

图 6-1 儿童慢性咳嗽诊断治疗流程图

四、治疗要点

1. CVA 治疗：可予以口服 β_2 受体激动剂（如丙卡特罗、特布他林、沙丁胺醇等）作诊断性治疗 1~2 周，也可使用透皮吸收型 β_2 受体激动剂（妥洛特罗），咳嗽症状缓解者则有助诊断。一旦明确诊断 CVA，则按哮喘长期规范治疗，选择吸入糖皮质激素或口服白三烯受体拮抗剂或两者联合治疗，疗程至少 8 周。

2. 根据引起患儿慢性咳嗽的上气道不同疾病，采取不同的治疗方案

（1）过敏性（变应性）鼻炎：予以抗组胺药物、鼻喷糖皮质激素治疗，或联合鼻黏膜减充血剂、白三烯受体拮抗剂治疗。

（2）鼻窦炎：予以抗菌药物治疗，可选择阿莫西林或阿莫西林＋克拉维酸钾或阿奇霉素等口服，疗程至少 2 周，辅以鼻腔灌洗，选用鼻腔局部减充血剂或祛痰药物治疗。

（3）增殖体肥大：根据增殖体肥大程度，轻至中度者可鼻喷糖皮质激素联用白三烯受体拮抗剂，治疗 1~3 个月并观察等待，若治疗无效可采取手术治疗。

3.PIC 治疗： PIC 通常具有自限性，症状严重可考虑使用口服白三烯受体拮抗剂或吸入糖皮质激素等治疗。

4. GERC 治疗： 主张使用 H_2 受体拮抗剂西咪替丁和促胃动力药多潘立酮，年长儿也可以使用质子泵抑制剂。改变体位取半卧位或俯卧前倾 30°、改变食物性状、少量多餐等对 GERC 有效。

5. NAEB 治疗： 支气管舒张剂治疗无效，吸入或口服糖皮质激素治疗有效。

6. AC 治疗： 主张使用抗组胺药物、糖皮质激素治疗。

7. 药物诱发的咳嗽： 最好的治疗方法是停药观察。

第二节　急性喉 - 气管 - 支气管炎

一、概述

急性喉 – 气管 – 支气管炎（acute larygotracheobronchitis）是指喉、气管、支气管急性弥漫性炎症。病原是病毒、肺炎支原体或细菌，或为混合感染。病毒感染中，以鼻病毒、冠状病毒、流感、腺病毒、3 型副流感病毒及呼吸道合胞病毒等占多数，肺炎支原体亦不少见。在病毒感染的基础上，致病性细菌可引起继发感染，较常见的细菌是肺炎链球菌、β 溶血性链球菌 A 族、葡萄球菌及流感嗜血杆菌，有时为百日咳杆菌、沙门菌属或白喉杆菌。

二、诊断要点

（一）临床特点

1. 症状

（1）呼吸道症状：起病急、症状重。可有发热、犬吠样咳嗽、声嘶、吸气性喉鸣和三凹征，哭闹及烦躁时喉鸣及气道梗阻加重。一般白天症状轻，夜间症状加重。严重梗阻可出现发绀、烦躁不安、面色苍白、心率加快、胸骨上及锁骨上凹陷及奇脉。

（2）全身症状：可伴有中高度发热、精神错乱等。

2. 体征： 两肺呼吸音降低，呼气延长，可有喉传导音或伴少量干啰音。间接喉镜检查，喉部、声带有轻度到明显的充血。

（二）辅助检查

1.病原学检查

（1）非特异性检查：白细胞计数与分类、C反应蛋白（CRP）测定等同急性上呼吸道感染。

（2）特异性检查：喉部分泌物涂片及培养，以明确继发感染的病原菌；或喉部分泌物病毒学检测。

2.胸部X片：可有肺纹理增粗、紊乱。

（三）喉梗阻分度

Ⅰ度：安静时无呼吸困难，活动后出现吸气性喉鸣和呼吸困难。

Ⅱ度：安静时出现喉鸣和吸气性呼吸困难，心率增快。

Ⅲ度：Ⅱ度喉梗阻症状加烦躁不安、发绀，肺部呼吸音明显降低，心率快。

Ⅳ度：Ⅲ度喉梗阻症状加全身衰竭、昏睡或昏迷状态，三凹征可不明显，面色苍白发灰，肺部呼吸音几乎消失，心音低钝、心律不齐。

（四）鉴别诊断

需与咽后壁脓肿、喘息性支气管炎、哮喘、喉气管异物等鉴别。

三、治疗要点

（一）一般治疗

保持呼吸道通畅，有明显呼吸困难、发绀者，给予吸氧。

（二）对症支持治疗

（1）退热：高热者可采用布洛芬制剂或对乙酰氨基酚制剂降温。

（2）止咳化痰：镇咳药物（干咳者）、化痰药物（痰多者）。

（3）病原治疗：①抗病毒药物：单纯病毒性感染属于自限性疾病，无需使用抗病毒药物；②抗生素治疗：如合并细菌感染可予抗生素治疗，可选用青霉素类或第一、第二代头孢菌素类；疑有革兰阴性杆菌感染者，可选用第三代头孢菌素。待细菌培养及药物敏感试验结果确定后，再进行调整。

（4）激素：病情严重者可给予泼尼松 1~2mg/（kg·d），分次口服；重症可用地塞米松或甲泼尼龙静脉注射，地塞米松 0.2~0.3mg/（kg·次），甲泼尼龙 1~2mg/（kg·次），共2~3 天，至症状缓解。

（5）雾化吸入：雾化吸入肾上腺皮质激素如布地奈德具有明显效果，初始剂量多为单次吸入 2mg/ 次，或多次吸入 1mg/ 次，2~3 次 / 天，疗程 3~5 天。

（6）镇静：烦躁不安者宜用镇静剂，如异丙嗪每次 1~2mg/kg，有镇静和减轻喉头水

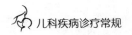

肿的作用，氯丙嗪不宜应用。

（7）气管切开术：经上述处理呼吸困难、发绀不缓解或喉梗阻达Ⅲ度、Ⅳ度，应及时做气管切开。

（8）其他：补液、纠正酸中毒等。

第三节　毛细支气管炎

一、概述

毛细支气管炎（bronchiolitis）即急性感染性细支气管炎，主要发生于 2 岁以下的婴幼儿，多见于 1~6 个月的小婴儿，80% 以上病例在 1 岁以内。本病以流涕、咳嗽、阵发性喘息、气促、胸壁吸气性凹陷（三凹征）、听诊呼气相延长、可闻及哮鸣音及细湿啰音为主要临床表现。呼吸道合胞病毒（RSV）是引起毛细支气管炎最常见的病毒病原，本病具有自限性。

二、诊断要点

（一）临床特点

1. 症状

（1）毛细支气管炎早期呈现病毒性上呼吸道感染症状，包括鼻部卡他症状、咳嗽、低至中等程度发热（> 39℃高热不常见），1~2 天后病情迅速发展，出现阵发性咳嗽，3~4 天出现喘息、呼吸困难，严重时出现发绀，5~7 天时达到疾病高峰。

（2）其他常见症状还有呕吐、烦躁、易激惹、喂养量下降，< 3 个月的小婴儿可出现呼吸暂停。

（3）喘憋严重时可合并心力衰竭、呼吸衰竭、缺氧性脑病以水电解质代谢紊乱。

2. 体征：体温升高、呼吸频率增快、呼气相延长、可闻及哮鸣音及细湿啰音，严重时可出现发绀、心动过速、脱水、吸气性三凹征及鼻翼扇动等表现。

（二）辅助检查

1. 病原学检查

（1）非特异性检查：白细胞总数及分类多在正常范围。病情较重的小婴儿血气分析多有代谢性酸中毒，部分可有呼吸性酸中毒。

（2）特异性检查：用免疫荧光技术、酶标抗体染色法或 ELISA 等方法可进行病毒快速诊断。

2. 胸部 X 线片： 可见全肺有不同程度的梗阻性肺气肿，肺纹理增粗，可显现周围炎征象，1/3 患者有散在小实变（肺不张或肺泡炎症），但无大片实变。

（三）鉴别诊断

应与支气管哮喘、百日咳、粟粒性肺结核、充血性心力衰竭、心内膜弹力纤维增生症、吸入异物等鉴别。

三、治疗要点

（一）一般治疗

注意休息、合理饮食，保持呼吸道通畅、室内空气新鲜等。

（二）监测及支持治疗

密切监测患者病情变化，及时发现低氧血症、呼吸暂停、呼吸衰竭；注意温度调节及保证足够的液体入量。

（1）雾化吸入治疗：雾化吸入激素可以消除气道非特异性炎症、改善通气。急性期使用布地奈德混悬液 1mg/ 次，每 6~8 小时 1 次，可以联合使用支气管舒张剂（如沙丁胺醇或特布他林和异丙托溴铵溶液）。

（2）吸氧：病情较重或有低氧血症、呼吸困难者可给予吸氧。

（3）补液：争取多次口服液体以补充因快速呼吸导致的水分丢失，必要时可予静脉补液治疗。但静脉输液需注意限制液体入量，并控制输液速度。

（4）全身糖皮质激素应用：不推荐常规应用全身糖皮质激素，若喘憋严重病例可予使用，甲泼尼龙或泼尼龙 1~2mg/(kg·d)，疗程 3 天左右。

（5）CPAP 或机械通气等呼吸支持：进行性加重的呼吸困难（三凹征、鼻扇及呻吟）、呼吸急促、吸氧下不能维持正常的血氧饱和度；呼吸暂停，需应用 CPAP 或机械通气等呼吸支持。

（6）镇静：适当镇静可减少氧消耗，但应注意镇静后会影响痰液排出。

（7）若出现代谢性、呼吸性酸中毒，心力衰竭及呼吸衰竭等并发症时，应予相应治疗。

（三）病因治疗

不推荐常规应用利巴韦林，包括雾化吸入途径用药。不常规使用抗生素，仅在合并细菌感染或胸片提示有大片状阴影时，可考虑应用。

第四节 支气管哮喘及哮喘持续状态

一、概述

支气管哮喘（bronchial asthma）是一种以慢性气道炎症和气道高反应性为特征的异质性疾病，以反复发作的喘息、咳嗽、气促和胸闷为主要临床表现，常在夜间和（或）清晨发作或加剧。呼吸道症状的具体表现形式和严重程度具有随时间而变化的特点，并常伴有可逆性呼气气流受限和阻塞性通气功能障碍。

二、诊断要点

（一）典型哮喘诊断要点

（1）反复发作喘息、咳嗽、气促、胸闷，多与接触变应原、冷空气、物理、化学性刺激、呼吸道感染、运动以及过度通气（如大笑和哭闹）等有关，常在夜间和（或）凌晨发作或加剧。

（2）发作时在双肺可闻及散在或弥漫性，以呼气相为主的哮鸣音，呼气相延长。

（3）上述症状和体征经抗哮喘治疗有效，或可自行缓解。

（4）除外其他疾病所引起的喘息、咳嗽、气促和胸闷。

（5）临床表现不典型者（如无明显哮喘或哮鸣音），应至少具备以下1项。

①证实存在可逆性气流受限：支气管舒张试验阳性——吸入速效 β_2 受体激动剂（如沙丁胺醇压力定量气雾剂 200~400μg）后15分钟第一秒用力呼气量（FEV1）增加 ≥ 12%；抗感染治疗后肺通气功能改善——给予吸入糖皮质激素和（或）白三烯药物治疗 4~8 周，FEV1 增加 ≥ 12%；②支气管激发试验阳性；③最大呼气峰流量（PEF）日间变异率（连续监测2周）≥ 13%。

符合（1）~（4）条或第（4）、第（5）条者，可诊断为哮喘。

（二）咳嗽变异性哮喘的诊断依据

（1）咳嗽持续 > 4 周，常在夜间和（或）清晨发作或加重，以干咳为主。

（2）临床上无感染征象，或经较长时间抗生素治疗无效。

（3）抗哮喘药物诊断性治疗有效。

（4）排除其他原因引起的慢性咳嗽。

（5）支气管激发试验阳性和（或）PEF 每日变异率（连续监测2周）≥ 13%。

（6）个人或一、二级亲属有特应性疾病史，或变应原检测阳性。

以上（1）~（4）条为诊断基本条件。

（三）哮喘危重状态（哮喘持续状态）

是指急性发作经合理应用支气管舒张剂和糖皮质激素等哮喘缓解药物治疗后，仍有严重或进行性呼吸困难者。以下列出了正常儿童呼吸、脉搏次数（表 6-2、表 6-3）。

表 6-2 儿童正常呼吸频率

年龄	< 2 个月	2~12 个月	1~5 岁	6~8 岁
正常频率	< 60 次 / 分	< 50 次 / 分	< 40 次 / 分	< 30 次 / 分

表 6-3 儿童正常脉搏频率

年龄	脉搏频率
2~12 个月	< 160 次 / 分
1~2 岁	< 120 次 / 分
2~8 岁	< 110 次 / 分

（四）哮喘诊断和病情监测评估的相关检查

1. 肺功能：对疑诊哮喘儿童，如出现肺通气功能降低，可考虑进行支气管舒张试验，评估气流受限的可逆性；如果肺通气功能未见异常，则可考虑进行支气管激发试验，评估其气道反应性；或建议患儿使用峰流量仪每日两次测定峰流量，连续监测 2 周。如患儿支气管舒张试验阳性，或 PEF 日间变异率 ≥ 13% 均有助于确诊。

2. 过敏状态检测：反复喘息怀疑哮喘儿童，尤其无法配合进行肺功能检测的学龄前儿童，均推荐进行变应原皮肤点刺试验或血清变应原特异性 IgE 测定，以了解过敏状态。

3. 气道炎症指标检测：诱导痰嗜酸性粒细胞分类计数、FeNO 检测。

4. 胸部影像学检查：在没有相关临床指征的情况下，不建议常规胸部影像学检查，对于反复喘息或咳嗽儿童，经规范哮喘治疗无效，怀疑其他疾病时，可考虑胸部影像学检查。

5. 支气管镜检查：反复喘息或咳嗽儿童，经规范哮喘治疗无效，怀疑其他疾病或合并其他疾病，如气道异物、气道局灶性病变（气道内膜结核、气道内肿物等）和先天性结构异常（如先天性气道狭窄、食管 - 气管瘘）等，应考虑支气管镜检查，以进一步明确诊断。

6. 哮喘临床评估工具：哮喘控制测试（asthma control test，ACT，适用于 ≥ 12 岁儿童）、儿童哮喘控制测试（childhood asthma control test，C-ACT，适用于 4~11 岁儿童）、儿童呼吸和哮喘控制测试（test for respiratory and asthma control in kids，TRACK，适用于 ≤ 5 岁儿童）等。

（五）鉴别诊断

反复呼吸道感染、胃食管反流、异物吸入、迁延性细菌性支气管炎、闭塞性细支气

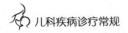

管炎、肺结核、先天性心脏病、囊性纤维化、原发性纤毛运动障碍、血管环、支气管肺发育不良、免疫缺陷病。

三、治疗要点

（一）总体目标

①达到并维持症状的控制；②维持正常活动水平，包括运动能力；③维持肺功能水平尽量接近正常；④预防哮喘急性发作；⑤避免因哮喘药物治疗导致的不良反应；⑥预防哮喘导致的死亡（图 6-2~ 图 6-4）。

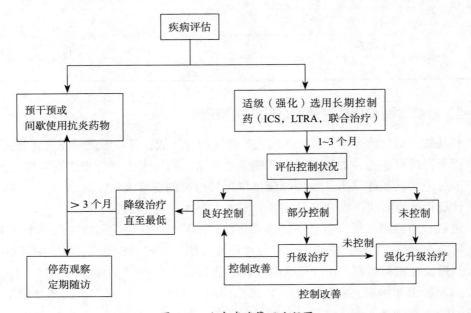

图 6-2　儿童哮喘管理流程图

（二）急性发作期的治疗

1.氧疗：有低氧血症者，采用鼻导管或面罩吸氧，以维持血氧饱和度 > 0.94。

2.吸入速效 β_2 受体激动剂：是治疗儿童哮喘急性发作的一线药物。

使用氧驱动（氧流量 6~8L/min）或空气压缩泵雾化吸入，药物及剂量：雾化吸入沙丁胺醇或特布他林，体重 ≤ 20kg，每次 2.5mg；体重 > 20kg，每次 5mg；第 1 小时可每 20 分钟 1 次，以后根据治疗反应逐渐延长给药间隔，根据病情每 1~4 小时重复吸入治疗。

如不具备雾化吸入条件，可使用压力型定量气雾剂（pMDI），经储雾罐吸药，每次单剂喷药，连用 4~10 喷（< 6 岁者 3~6 喷），用药间隔与物化吸入方法相同。快速起效的 LABA（长效 β_2 受体激动剂如福莫特罗）也可对 ≥ 6 岁哮喘儿童作为缓解药物使用，但需要和 ICS（吸入性糖皮质激素）联合使用。

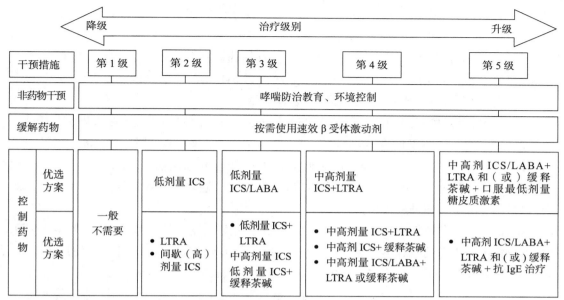

ICS：吸入性糖皮质激素；LTRA：白三烯受体拮抗剂；LABA：长效 β_2 受体激动剂；ICS/LABA：吸入性糖皮质激素与长效 β_2 受体激动剂联合制剂

图 6-3　≥6 岁儿童哮喘的长期治疗方案

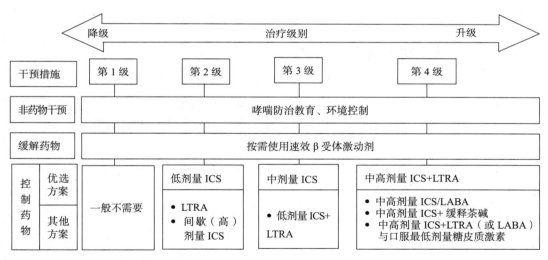

ICS：吸入性糖皮质激素，LTRA：白三烯受体拮抗剂，LABA：长效 β_2 受体激动剂；ICS/LABA：吸入性糖皮质激素与长效 β_2 受体激动剂联合制剂

图 6-4　6 岁以下儿童哮喘的长期治疗方案

经吸入速效 β_2 受体激动剂治疗无效者，可静脉应用 β_2 受体激动剂：沙丁胺醇 15μg/kg 缓慢静脉注射，持续 10 分钟以上；病情严重需静脉维持时剂量为 1~2μg/（kg·min）[≤5μg/（kg·min）]。静脉应用 β_2 受体激动剂时应注意心律失常和低钾血症。

3. 糖皮质激素： 全身应用糖皮质激素是治疗儿童哮喘重度发作的一线药物。口服泼尼松或泼尼松龙 1~2mg/（kg·d），疗程 3~5 天。重症可静脉注射甲泼尼龙，每次 1~2mg/kg；

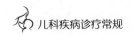

或琥珀酸氢化可的松，每次 5~10mg/kg，或 4~8 小时重复使用。若疗程不超过 10 天，可无须减量，直接停用。

早期应用大剂量 ICS 可能有助于哮喘急性发作的控制，可选用雾化吸入布地奈德悬液 1mg/ 次，或丙酸倍氯米松混悬液 0.8mg/ 次，每 6~8 小时 1 次。但病情严重时不能以吸入治疗代替全身糖皮质激素治疗，以免延误病情。

4. 抗胆碱能药物：异丙托溴铵每次 250~500μg，加入 β₂ 受体激动剂溶液做雾化吸入。

5. 硫酸镁：有助于危重哮喘症状的缓解，安全性良好。硫酸镁 25~40mg/（kg·d）（≤ 2g/d），分 1~2 次，加入 10% 葡萄糖溶液 20ml 缓慢静脉滴注（20 分钟以上），酌情使用 1~3 天。不良反应包括一过性面色潮红、恶心等，通常在药物输注时发生。如过量可静脉注射 10% 葡萄糖酸钙拮抗。

6. 茶碱：从有效性和安全性角度考虑，在哮喘急性发作的治疗中，一般不推荐静脉使用茶碱。如哮喘发作经上述药物治疗后仍不能有效控制，可酌情考虑使用，需密切观察并监测心电图、血药浓度。氨茶碱负荷量 4~6mg/kg（≤ 250mg），缓慢静脉滴注 20~30 分钟，后续根据年龄持续滴注维持剂量 0.7~1mg/（kg·h），如已用口服氨茶碱者，可直接使用维持剂量持续静脉滴注。亦可采用间歇给药方法，每 6~8 小时缓慢静脉滴注 4~6mg/kg。

7. 机械通气：经合理联合治疗，但症状持续加重，出现呼吸衰竭征象时，应及时给予辅助机械通气治疗。在应用辅助机械通气治疗前应禁用镇静剂。

（三）临床缓解期控制的剂量调整

（1）单用中高剂量 ICS 者，尝试在达到并维持哮喘控制 3 个月后剂量减少 25%~50%。

（2）单用低剂量 ICS 能达到控制时，可改用每天 1 次用药。

（3）联合使用 ICS 和 LABA，先减少 ICS 用量约 50%，直至 ICS 低剂量才考虑停用 LABA。

（4）如使用二级治疗方案患儿的哮喘能维持控制，并且 6 个月 ~1 年内无症状反复，可考虑停药。

第五节　支气管肺炎

一、概述

支气管肺炎（bronchopneumonia）是小儿时期最常见的肺炎，全年均可发病，以冬、春寒冷季节较多。营养不良、先天性心脏病、低出生体重儿、免疫缺陷者更易发生。按病程可分为急性（病程为 1 个月内）、迁延性（病程为 1~3 个月）、慢性（病程为 3 个月以上）。

二、诊断要点

（一）临床表现

1. 症状

（1）发热、咳嗽、喘息是支气管肺炎最常见的症状，病毒性肺炎常出现喘息。

（2）年长儿可有胸痛，咯血少见。

（3）小于 2 月龄的婴儿可无发热，表现为吐沫、屏气（呼吸暂停）或呛咳，持续发热伴咳嗽超过 5 天，应警惕肺炎的可能。

2. 体征

（1）呼吸增快和湿性啰音提示肺炎，尤其是婴幼儿，支原体肺炎多无啰音。

（2）随着病情加重，出现呼吸浅快、鼻扇、三凹征、呻吟和发绀，可有烦躁、萎靡、嗜睡、拒食等。

（3）其他系统的症状及体征：多见于重症患儿。

循环系统：轻度缺氧可致心率增快，重症肺炎可合并心肌炎和心力衰竭。

神经系统：轻度缺氧表现为烦躁、嗜睡；脑水肿时出现意识障碍、惊厥、呼吸不规则，前囟隆起，有时有脑膜刺激征，瞳孔对光反射迟钝或消失。

消化系统：轻症常有食欲减退、吐泻、腹胀等；重症可引起中毒性肠麻痹，肠鸣音消失，腹胀严重时可加重呼吸困难。消化道出血可呕吐咖啡样物，大便隐血阳性或柏油样便。

（二）辅助检查

（1）非特异性检查：①外周血白细胞数和中性粒细胞比例；② C 反应蛋白（CRP）；③降钙素原（PCT）；④其他：血气分析、肝肾功能、电解质等。

（2）病原学检查：①细菌学检查：血和胸水细菌培养、痰涂片和培养、支气管肺泡灌洗液细菌培养；②病毒学检查：鼻咽分泌物病毒抗原监测、鼻咽分泌物病毒核酸检测、血清特异性抗体；③肺炎支原体检查：血清学检查、肺炎支原体 DNA 或 RNA（PCR）检测。

（3）影像学检查：根据病情选择胸片或者 CT 检查。

（三）不同病原体肺炎的区别

不同病原体肺炎虽有区别，但在临床症状、体征上较难鉴别。常见不同病原学肺炎临床特点见表 6-4。

（1）存在脓毒血症的症状、体征——细菌性肺炎。

（2）局限性胸痛——细菌性肺炎。

（3）喘鸣——病毒、肺炎支原体或肺炎衣原体。

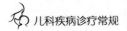

（4）结膜炎——沙眼衣原体。

（5）冬春流行季节——呼吸道合胞病毒。

表 6-4　常见不同病原学肺炎临床特点

肺炎	临床特点
肺炎链球菌肺炎	病初不一定有咳嗽，当有组织碎屑进入气道后出现咳嗽
金黄色葡萄球菌肺炎	起病可有发热、畏寒、呼吸增快，甚至呼吸困难和严重中毒症状 重者可出现感染性休克 起病急、进展快
流感嗜血杆菌肺炎	易形成肺脓肿、脓胸、肺大疱、皮下气肿、纵隔气肿，可有感染中毒性休克 可有荨麻疹及猩红热样皮疹 X 线检查可在数小时内出现小脓肿、肺大疱或胸腔积液，可短期内重复胸片 X 线片 多在卫生条件差的区域发生 以婴幼儿为主 全身症状重，中毒症状明显 起病缓慢，常有痉挛性咳嗽和喘鸣 小婴儿常并发脓胸、败血症、脑膜炎等
大肠埃希菌肺炎	多见于新生儿或小婴儿 多为双侧支气管肺炎 全身症状极重，常并发败血症及休克 体温与脉搏不成比例 常有脓胸，但肺脓肿少见
百日咳肺炎	小婴儿多见 痉挛性咳嗽 白细胞总数增多，但以淋巴细胞为主
呼吸道合胞病毒肺炎	可以是百日咳杆菌导致的原发肺炎，也可继发于其他病原，还可是痉咳后继发的吸入性肺炎 多见于婴幼儿，尤其 1 岁内小儿 呼吸困难、喘憋、口唇发绀、鼻扇及三凹征 外周血白细胞正常
腺病毒肺炎	多见于 2 个月至 6 岁小儿 起病急，高热持续时间长，中毒症状重 啰音出现晚，X 线改变较肺部体征出现早，强调早期拍片 咳嗽，阵发性喘憋，呼吸困难 可伴有肝、脾大 易合并心肌炎和多器官功能障碍 易继发细菌感染
支原体肺炎	多见于学龄儿及学龄前儿童 剧烈干咳 喘鸣较多见，也可伴有关节痛、头痛、肺部啰音 胸部 X 线片可有实变、间质浸润、肺门淋巴结肿大
沙眼衣原体肺炎	常见于 3 月以下小婴儿及新生儿 眼部常有黏稠分泌物 不发热或仅低热，部分患儿外周血嗜酸性粒细胞升高，细湿啰音比喘鸣多见 肺部多为间质浸润

（四）鉴别诊断

支气管肺炎需与气道疾病（如哮喘、气道软化和狭窄合并气道感染、迁延性细菌性支气管炎、肺炎支原体等感染性细支气管炎等）、非感染性肺部疾病（如吸入性肺炎、弥漫性间质性肺疾病、弥漫性肺泡出血综合征等）、肺结核等相鉴别。

三、治疗要点

（一）一般治疗

包括休息、合理饮食，保持呼吸道通畅、室内空气新鲜。

（二）病原治疗，按不同病原体选择药物

1. 轻度 CAP（社区获得性肺炎）：可门诊口服抗生素。

（1）1~3 月龄：沙眼衣原体、病毒、肺炎链球菌——红霉素等大环内酯类。

（2）4 月龄~5 岁：肺炎球菌、流感嗜血杆菌等——首选阿莫西林，备选头孢克洛、头孢羟氨苄、头孢丙烯、头孢呋辛、头孢地尼、头孢噻肟、头孢曲松，克拉霉素、阿奇霉素作为替代选择。

（3）5~18 岁：支原体——阿奇霉素。

2. 重度 CAP

（1）住院治疗并静脉用药。

（2）注意常见细菌和非典型病原的覆盖，包括耐药菌。

（3）危及生命的重症肺炎需使用广谱强效抗生素且联合用药。

3. 肺炎链球菌

（1）PSSP——青霉素。

（2）PISP——大剂量青霉素或阿莫西林。

（3）PRSP——头孢曲松、头孢噻肟、万古霉素。

4. 流感嗜血杆菌、卡他莫拉菌：阿莫西林/克拉维酸钾、二代头孢、三代头孢。

5. 葡萄球菌

（1）MSSA——苯唑西林、一代头孢、二代头孢。

（2）MRSA——万古霉素或联合利福平。

6. 肠杆菌科（大肠埃希菌、肺炎克雷伯菌）

（1）ESBL（−）——头孢他啶、头孢哌酮。

（2）ESBL（＋）——亚胺培南、美罗培南。

7. 产 AmpC 酶：头孢吡肟。

（1）铜绿假单胞菌——头孢哌酮/舒巴坦、头孢他啶、碳青霉烯类。

（2）厌氧菌——青霉素联合甲硝唑或阿莫西林。

（3）支原体、衣原体、军团菌——大环内酯类。

抗生素疗程：应使用至退热且平稳、全身症状明显改善、呼吸道症状部分改善后3~5 天。

抗生素无效时需注意：抗生素未覆盖病原，或药物浓度不够；耐药菌株及混合感染；特殊病原，如结核、真菌等，或非感染引起；有并发症，如胸腔积液、气胸、肺外并发症；免疫低下或免疫缺陷。

8.疫苗预防：目前已有百日咳疫苗、流感病毒疫苗、肺炎链球菌疫苗、B 型流感嗜血杆菌疫苗等。

（三）呼吸支持

保持气道通畅；有低氧血症者给予氧疗；机械通气用于普通氧疗不能纠正的低氧血症或血二氧化碳明显滞留者。

（四）对症治疗

根据需要进行退热、祛痰、平喘等对症治疗。

（五）辅助治疗

1.糖皮质激素：不推荐常规使用。存在下列情况之一者可考虑短期应用：重症难治性支原体肺炎、A 组链球菌肺炎、重症腺病毒肺炎等；难治性脓毒症休克、病毒性脑病、急性呼吸窘迫综合征；哮喘或喘息。

2.丙种球蛋白：不推荐常规使用。存在下列情况之一者可考虑应用：部分重症细菌性肺炎，如 CA-MRSA 肺炎；支原体肺炎并发多形性渗出性红斑、脑炎等肺外表现；免疫缺陷病，尤其是丙种球蛋白减少或缺乏；重症腺病毒肺炎等。

3.支气管镜检查和治疗：不推荐常规使用。存在下列情况之一者可考虑应用：经常规治疗效果不佳或为难治性肺炎，需观察有无气管软化、狭窄、异物阻塞、结核病变或肺泡出血等表现，并取六区灌洗液进行病原学分析；炎性分泌物或坏死物致气道阻塞或肺不张时需及时清除，如难治性支原体肺炎、腺病毒肺炎和流感病毒肺炎等引起气道大量分泌物，甚至形成塑型物阻塞、黏膜坏死等；感染后气道损伤诊断：难治性支原体肺炎、腺病毒肺炎、麻疹病毒肺炎和流感病毒肺炎等可引起气道软骨破坏、气道闭塞等气道结构改变，可通过支气管镜下表现诊断和治疗。

第六节　胸腔积液

一、概述

胸腔积液（pleural effusion）是由胸膜毛细血管内静水压增高或者胸膜通透性增加，

毛细血管内胶体渗透压降低，淋巴回流障碍及胸部外伤等引起的一种疾病。

二、诊断要点

（一）临床特点

胸腔积液本身引起的症状包括胸闷和呼吸困难。胸腔积液量少的时候可以没有明显症状，500ml 以上可以感到胸闷，大量积液时则会出现不同程度的呼吸困难。由于胸腔积液的量不等，体征可以表现为患侧胸廓运动受限，胸腔内器官向健侧移位，病变部位以下叩诊浊音，触觉语颤减低，呼吸音减弱甚至消失，语音传导减弱。此外，不同的原发疾病还可以有相应的不同临床表现。儿科最常见的引起胸腔积液的疾病有感染性疾病（化脓性感染为主：以肺炎旁胸腔积液为主，其次为结核和支原体感染）、肿瘤、结缔组织病及全身性疾病（如慢性肾病、营养不良性低蛋白血症）等。

（二）辅助检查

（1）胸部 X 线：是发现胸腔积液的重要手段，存在 300~500ml 积液时，在 X 线下仅表现为患侧肋膈角变钝。当积液量更大时则会显示典型的积液征象，即向外侧、向上的弧形上缘的阴影。当患者取仰卧位时，由于积液散开，整个肺野的透光度减低，反而使其积液的征象不明显。大量胸腔积液时整个患侧胸腔变暗，纵隔被推向健侧。液气胸时可见液气界面。

（2）胸部 B 超：对于发现胸腔积液及其定位很有意义，特别是在积液量较少或为包裹性积液时。此外，B 超定位还可提高胸膜腔穿刺的准确性和安全性。

（3）胸部 CT 检查：不仅有助于确定胸腔积液的存在，还可鉴别胸腔积液和胸膜肥厚，同时还可发现普通 X 线不易检测到的肺内病变、纵隔和气管旁淋巴结肿大，对胸腔积液的病因诊断很有价值。

（4）观察胸水的外观（如草黄色、脓性、血性等），血常规、总蛋白、葡萄糖、LDH、ADA、细菌培养（包括抗酸杆菌）、革兰染色、抗酸染色、淀粉酶、胆固醇、三酰甘油，同时送检血清总蛋白、LDH。

（三）分辨胸腔积液是渗出液还是漏出液

目前最常用的鉴别方法是 Light 标准。

（1）胸腔积液总蛋白 / 血清总蛋白 > 0.5。

（2）胸腔积液 LDH/ 血清 LDH > 0.6。

（3）胸腔积液 LDH > 2/3 血清正常上限。

凡是符合上述三条中一条者即可诊断为渗出性胸腔积液。常见病因见表 6-5。

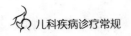

表 6-5　胸腔积液常见病因

类别	疾病
漏出液	心脏疾病、肝性疾病、肾性疾病、营养不良
渗出液	结核性渗出性胸膜炎、肺炎旁胸腔积液、恶性胸腔积液、结缔组织病

（四）胸腔积液诊断流程图

见图 6-5。

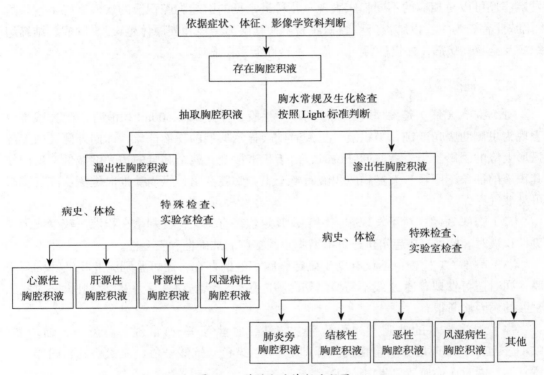

图 6-5　胸腔积液诊断流程图

三、治疗要点

（1）针对原发病积极治疗。

（2）胸腔局部处理：胸穿、胸腔闭式引流。

（3）营养支持治疗。

（4）对症治疗。

第七章
消化系统疾病

第一节　幽门螺杆菌感染

一、概述

幽门螺杆菌（helicobacter pylori，Hp）是一种革兰染色阴性的螺旋状细菌，主要通过口－口及粪－口途径在人与人之间传播。Hp 从口腔进入人体后特异地定植于胃黏膜上皮，定植后机体难以自行清除，从而造成持久或终生感染。Hp 是慢性胃炎的主要致病因子，与消化性溃疡的发病密切相关，根除 Hp 可显著降低和防止溃疡病复发；同时与胃黏膜相关性淋巴样组织（MALT）恶性淋巴瘤、胃腺癌的关系也十分密切，世界卫生组织已明确指出 Hp 为第一类致癌因子。

二、诊断要点

（一）临床特点

（1）上腹部和脐周痛、呕吐为常见，其他有恶心、食欲不振、腹胀、嗳气等，呕血、黑便少见。上述表现也为慢性胃炎和消化性溃疡的表现，非 Hp 所特有。

（2）小婴儿还可表现为慢性腹泻和营养不良，生长迟缓。

（3）体征：有时可有上腹部压痛，无反跳痛。

（二）实验室检查及其他检查

1. 侵入性方法

（1）胃镜检查：Hp 感染后胃镜下肉眼可见胃窦部结节样变（又称疣状隆起），此为小儿 Hp 感染特征性表现，其他常见镜下表现有胃窦黏膜充血、水肿及糜烂，严重者可表现为胃及十二指肠溃疡。部分表现为胃体炎症，少数黏膜重度增生；也有表现为正常胃黏膜。组织病理学检查见胃黏膜炎症细胞浸润，主要为单核细胞和淋巴细胞。含生发中心的淋巴滤泡增生是小儿 Hp 相关性胃炎常见的组织学表现。

（2）依赖胃镜活检。即胃黏膜组织检测方法：①快速尿素酶试验（RUT）：胃镜中快速检验项目，简便易行，准确性可达 90%；②免疫快速尿素酶试验（IRUT）；③涂片染色镜检；④形态学方法即切片染色镜检：Warthin-starry 银染色是目前常用的组织染色方法。改良 Gimesa 染色、甲苯胺蓝染色也能取得满意效果。免疫组织化学染色、原位杂交和原位 PCR 不作为常规的诊断手段（免疫组化染色、W-S 银染、甲苯胺蓝染色）；⑤微生物学方法：胃黏膜细菌培养；⑥分子生物学技术：直接在胃黏膜或胃液中进行该菌的 DNA 进行检测，对 Hp 的诊断和 Hp 根除的评估具极高的敏感性和特异性，但操作复杂，易污染。

2. 非侵入性方法：不依赖内镜检查。

（1）呼气试验（UBT）：^{13}C- 尿素呼气试验可确诊 Hp 感染，具很好的敏感性和特异性，且不需要依赖胃镜。目前被认为是除细菌培养外的诊断金标准，可用于 Hp 感染诊断、治疗效果评价和大规模流行病学调查。

（2）血清学技术（血清可溶性 Hp 抗原测定）：用 ELISA 技术，检测外周血中 Hp-IgG，可较好地反映体内 Hp 感染情况，用于流行病学调查。

（3）^{15}N 尿氨排出试验：同 ^{13}C- 尿素呼气试验一样，非侵袭性，无放射性，能克服胃黏膜活检标本的局限性，影响该方法普及的原因是仪器价格昂贵。

（4）粪便 Hp 抗原（HpSA）检测：是新的非侵入性的检测 Hp 感染的方法，可用于小年龄儿童的确诊依据。

三、治疗要点

1. 临床常用药物

见表 7-1。

表 7-1　根除 Hp 的常用药物物用法用量

根除 Hp 的常用药物		用法用量
抗生素	阿莫西林	30~50mg/（kg·d），分 2 次（最大剂量 1g，2 次 /d）
	甲硝唑	15~20mg/（kg·d），分 2 次（最大剂量 0.5g，2 次 /d）
	替硝唑	20mg/（kg·d），分 2 次
	克拉霉素	15~20mg/（kg·d），分 2 次（最大剂量 0.5g，2 次 /d）
铋剂	胶体次枸橼酸铋剂（＞ 6 岁）	6~8mg/（kg·d），分 2 次（餐前口服）
质子泵抑制剂（PPI）	奥美拉唑	0.8~1.0mg/（kg·d），分 2 次（餐前口服）

2. 儿童 Hp 感染的治疗——根除方案

（1）标准三联方案（推荐 14 天）：① PPI ＋克拉霉素＋阿莫西林；② PPI ＋克拉霉素＋甲硝唑或替硝唑。

（2）含铋剂的三联方案（推荐 14 天）：阿莫西林＋甲硝唑＋胶体次枸橼酸铋剂（大

于 6 岁儿童可选用）。

（3）含铋剂的四联方案（推荐 14 天）：PPI + 阿莫西林 + 甲硝唑（或替硝唑）+ 胶体次枸橼酸铋剂（大于 6 岁儿童可选用）。

（4）序贯疗法：PPI+ 阿莫西林 5 天，PPI + 克拉霉素 + 甲硝唑 5 天。

（5）伴同疗法（推荐 14 天）：PPI+ 克拉霉素 + 阿莫西林 + 甲硝唑。

第二节　胃食管反流病

一、概述

胃食管反流（gastroesophageal reflux，GER）是指胃内容物包括从十二指肠流入胃的胆盐和胰酶反流入食管，甚至口咽部。可分为病理性和生理性，生理性反流可发生在正常的儿童，多见于 6 个月以下小婴儿，尤其生后 1~4 个月为发生高峰期，表现主要为溢乳，常发生于日间餐时和餐后，空腹和睡眠时基本不发生，生长发育不受影响，症状随年龄增长逐渐减轻，至 12~18 个月时会自行好转，常不需治疗。大多数患儿在生后 1 年时症状消失，部分患儿症状持续存在或于 18 个月时症状复现，常为病理性。病理性反流伴临床症状称胃食管反流病。病理性胃食管反流是由于下食管括约肌功能障碍、食管廓清能力降低、食管黏膜的屏障功能破坏及胃与十二指肠功能失常所引起。

二、诊断要点

（一）临床症状

1. **呕吐**：是小婴儿 GER 的主要临床表现。除一般性溢乳外，相当一部分为进行性喷射性呕吐。呕吐物多为乳汁和乳块，亦可为黄色或草绿色胃内容物，说明伴有十二指肠胃食管反流。部分呕吐物为血性或伴咖啡样物，系并发食管炎所致出血。

2. **反胃**：是年长儿 GER 的主要症状。空腹时反胃为酸性胃液反流，称为"反酸"。但也可有胆汁、胰液溢出。发生于睡眠时的反胃常不被患者察觉，醒来可见枕上遗有胃液或胆汁痕迹。

3. **烧心**：是年长儿 GER 的最常见症状。多为上腹部或胸骨后的一种温热感或烧灼感，典型情况下，多出现于饭后 1~2 小时。

4. **胸痛**：也见于年长儿。疼痛位于胸骨后、剑突下或上腹部，常放射到胸、背、肩、颈、下颌、耳和上肢，向左臂放射较多，少数患者有手和上肢的麻木感。

5. **吞咽困难**：早期间歇性发作，情绪波动可致症状加重，严重者可出现完全性梗阻。无语言表达能力的婴儿则表现为喂食困难，患儿有较强的进食欲望及饥饿感，但吃一口后即表现出烦躁、拒食。

6. 呼吸系统症状： GER 可引起反复呼吸道感染、慢性咳嗽、吸入性肺炎、哮喘、窒息、早产儿呼吸暂停、喉喘鸣等呼吸系统疾病。

7. 咽喉部症状： 部分患者经常有反流物损伤咽喉部，产生咽部异物感、咽痛、咳嗽、发音困难、声音嘶哑、喉喘鸣、喉炎等症状。

8. 口腔症状： 反复口腔溃疡、龋齿、多涎，系反流物刺激损伤口腔黏膜所致。

9. 全身症状： 最多见为贫血、营养不良。少见症状如下。

（1）婴儿哭吵综合征：指婴儿病理性 GER 伴神经精神症状，表现为应激性增高，进食时哭吵，烦躁不安。

（2）Sandifer 综合征：是指病理性 GER 患儿类似斜颈的一种特殊的"公鸡样"的姿态，同时伴有 GER、杵状指、蛋白丢失性肠病及贫血貌。

（二）实验室及其他检查

1. 24 小时食管 pH 监测： 如综合计分 > 11.99，则定义为异常胃酸反流。目前食管 pH 动态监测无论其敏感性还是特异性均列于各种诊断反流方法的首位。

2. 上消化道钡餐造影（UGI）： 能观察食管的形态、运动状况和食管与胃连接部的组织结构，可对先天性食管疾病，如食管蹼、食管狭窄、食管裂孔疝等做出诊断，为小儿 GER 诊断方法之一。但与食管 pH 监测相比，钡剂反流入食管内的高度和频率对于诊断病理性 GER 的特异度和敏感度均不超过 50%，因此 UGI 一般不作为诊断 GER 的首选方法。

3. 食管动力功能检查： 如食管下括约肌（LES）压力低下、腹段括约肌长度或总长度短于正常儿者常伴有 GER，但 LES 压力正常并不能除外 GER。食管裂孔疝者常有 LES 第二高压带出现或呼吸返折点消失。

4. 食管内窥镜检查及黏膜活检： 通过内窥镜及活组织检查可确定是否有食管炎的病理改变，并能确定其程度，但不能反映反流的严重程度。如内窥镜及活检正常，也不能排除 GER。

5. 胃 – 食管核素闪烁扫描： 此检查可提示有无 GER，并能观察食管功能，可连续摄片。同时了解胃排空、食管清除等作用，当肺内出现标记的 99mTc，即可证实呼吸道症状与 GER 有关。

三、治疗要点

凡诊断为病理性胃食管反流的患儿，需及时进行治疗。治疗目前推荐 5 期疗法。

（一）一般治疗（第一期）

（1）父母细心监护，安抚。

（2）饮食疗法：①稠食喂养，牛奶加米粉；②少量多餐，< 120ml/ 次，间隔 60~90 分钟；③低脂、高碳水化合物。

（二）体位疗法（第二期）

（1）俯卧位：上身抬高 30°，适用于新生儿和小婴儿。

（2）仰卧位：右侧卧位，将床头抬高 15~20cm，适用于年长儿。

（三）促动力药（第三期）

（1）多潘力酮（吗丁啉）：系多巴胺受体拮抗剂，能促进胃肠动力，对脑内多巴胺受体几乎无抑制作用，故无精神和神经的不良反应。本药主要能使胃肠道上部的蠕动和张力恢复正常，增强食管蠕动和食管下括约肌的张力，促使胃排空。不良反应轻微，如肠痉挛、血清泌乳素水平升高，停药后即可恢复正常。由于婴儿代谢和血－脑屏障尚未发育成熟，故应慎用。剂量 0.2~0.3mg/（kg·次），每日 3 次，饭前半小时及睡前口服。

（2）中医中药治疗。

（四）抑酸和抗酸剂、黏膜保护剂（第四期）

适用于上述治疗效果不佳，特别是 GER 伴反流性食管炎者。

1. 抑酸剂

（1）H_2 受体拮抗剂：常用西咪替丁、雷尼替丁等，该药作用迅速，能抑制胃酸分泌，作用迅速，不良反应轻。

（2）质子泵抑制剂：常用奥美拉唑、泮托拉唑等；因抑制与胃酸分泌有关的酶（H^+/K^+–ATP 酶）而最大限度地抑制了胃酸的分泌，甚至完全阻断了胃酸的分泌。奥美拉唑常用剂量 0.5~0.7mg/（kg·d），适用于儿童重症食管炎。不良反应有细菌过度生长、高胃泌素血症等。药物治疗的疗程建议：8~12 周，重症食管炎可减半量维持 6 个月。

抗酸剂（中和胃酸药）：如氢氧化铝凝胶，多用于年长儿。

黏膜保护剂：疗程 4~8 周，可选用硫糖铝、硅酸铝盐、磷酸铝等。

（五）手术治疗（第五期）

有下述情况可考虑手术治疗。

（1）内科治疗 6~8 周和严格的药物治疗无效，有严重的并发症（消化道出血、营养不良、生长迟缓）。

（2）有严重的食管炎或缩窄形成，或发现有裂孔疝者。

（3）有呼吸道并发症如呼吸道梗阻、反复吸入性肺炎或窒息、伴支气管肺发育不良者。

手术应严格掌握适应证。目前多采用 Nissen 胃底折叠术加胃固定术来完成抗反流作用。

第三节　消化性溃疡

一、概述

消化性溃疡（peptic ulcer）主要指胃、十二指肠黏膜及其深层组织被胃消化液所消化（自身消化）而造成的局限性组织丧失。主要指胃及十二指肠溃疡。本病可发生于小儿任何年龄，以学龄儿童为主。6 岁以前，胃溃疡（GU）与十二指肠溃疡（DU）发病数基本相等；6 岁以后，十二指肠溃疡明显增加。

消化性溃疡分两大类：原发性（特发性）溃疡和继发性（应激性）溃疡。根据部位还可分为胃溃疡、十二指肠溃疡，复合性溃疡（胃溃疡和十二指肠溃疡并存）。

二、诊断要点

（一）临床要点

1. 症状

（1）腹痛：可位于剑突下，也可在脐上，甚至出现下腹痛。烧灼痛，饥饿时发生，进食后缓解；或反复发作性间歇性隐痛；部分患者有夜间痛、清晨腹痛。

（2）腹胀不适或食欲不振。

（3）婴幼儿呈反复进食后呕吐。

（4）一些患儿无慢性腹痛，突然出现呕吐、黑便、昏厥甚至休克。也有表现为慢性贫血伴大便潜血阳性。

（5）呕血、便血。

2. 体征

（1）腹部压痛，大多在上腹部。

（2）突然剧烈腹痛，腹胀，腹肌紧张，有压痛及反跳痛，须考虑胃肠穿孔。

（二）实验室检查及其他检查

1. 内镜检查：溃疡多呈圆形、椭圆形，少数呈线形、不规则形。十二指肠溃疡有时表现为一片充血黏膜上有散在小白苔，形如霜斑，称“霜斑样溃疡”，在小儿不少见。根据胃镜所见可分三期。

（1）活动期（A1 及 A2 期）：溃疡基底部有白色或灰白色厚苔，边缘整齐，周围黏膜充血水肿，有时易出血，黏膜向溃疡集中。霜斑样溃疡属活动期。

（2）愈合期（H1 及 H2 期）：溃疡变浅，周围黏膜充血水肿消退，基底出现薄苔。

（3）瘢痕期（S1 及 S2 期）：溃疡基底部白苔消失，留下红色瘢痕。以后红色瘢痕转为白色瘢痕，其四周黏膜辐射状，表示溃疡完全愈合，可遗留轻微凹陷。

2. 胃肠 X 线钡餐造影： 应用硫酸钡进行胃肠造影。壁龛或龛影是唯一确诊溃疡的 X 线直接征象。在缺乏肯定的壁龛的情况下，一些征象如局部压痛、胃大弯痉挛切迹、幽门梗阻，或十二指肠球部激惹、痉挛、畸形，能提示溃疡的存在但不能作为确诊依据。X 线诊断小儿消化性溃疡的准确性大约为 60%。急性溃疡浅表，愈合快，更易误诊。

3. Hp 的检测： 见本章"第一节　幽门螺杆菌感染"。

三、治疗要点

（一）一般治疗

饮食方面以容易消化、刺激性小的食物为主；饮食应有节制，定时适当；少吃冷饮、糖果、油炸食品，避免含碳酸盐的饮料、浓茶、咖啡、酸辣调味品等刺激性食物。培养良好生活习惯，有规律地生活，保证充足睡眠，避免过分疲劳和精神紧张。继发性溃疡病者应积极治疗原发病。

（二）药物治疗

包括抑制胃酸分泌、强化黏膜防御能力、根治 Hp 感染。

1. 抑制胃酸： 抑制胃酸治疗是消除侵袭因素的主要途径。

（1）组胺 H_2 受体拮抗剂：常用的 H_2 受体拮抗剂为雷尼替丁（ranitidine），每天 3~5mg/kg，q12h 或睡前 1 次，疗程 4~8 周；西咪替丁（cimitidine）又称甲氰脒胍，每日 10~15mg/kg，q12h，疗程 4~8 周；法莫替丁（famotidine）0.9mg/kg，睡前 1 次，疗程 2~4 周。

（2）质子泵抑制剂：奥美拉唑（omeprazole），每日 0.6~0.8mg/kg，清晨顿服，疗程 2~4 周，溃疡绝大多数能愈合。埃索美拉唑、泮托拉唑的药理作用与奥美拉唑相似。

（3）前列腺素拟似品：不作为常规治疗药物，主要用于 NSAIDs（非甾体抗炎药）服用者，预防和减少胃溃疡的发生。

（4）抗胆碱能制剂：很少应用。

（5）中和胃酸的药物：氢氧化铝凝胶、铝碳酸镁等。起缓解症状和促进溃疡愈合的作用。

（6）胃泌素 G 受体阻滞剂：丙谷胺，主要用于溃疡病后期，在其他制酸药（尤其是质子泵抑制剂）停药后维持治疗时抗胃酸反跳，促进溃疡愈合质量，防止复发。

2. 强化黏膜防御能力

（1）硫糖铝：疗效相当于 H_2 受体拮抗剂，常用剂量每日 10~25mg/kg，分 4 次，疗程 4~8 周。

（2）铋剂类：胶态次枸橼酸铋钾（CBS）、果胶酸铋钾、复方铝酸铋。剂量每日 6~8mg/kg，分 3 次，疗程 4~6 周。CBS 可导致神经系统不可逆转损害、急性肾功能衰竭。尤其当小儿长期、大剂量应用时应谨慎，建议 6 岁以上儿童酌情使用。

（3）呋喃唑酮：国内研究证明呋喃唑酮治疗消化性溃疡有效。

（4）柱状细胞稳定剂：麦滋林 –S（marzulene–S）、替普瑞酮（teprenone）、吉法酯（gefarnate）等。主要作为溃疡病的辅助用药。

（5）其他：表皮生长因子、生长抑素等治疗溃疡病已在临床研究中。

3. 抗 Hp 治疗：单用一种药物不能取得较高的根除率，需应用 2~3 种药物合并的"二联"或"三联"疗法，以达到根除目的。见本章"第一节　幽门螺杆菌感染"。

4. 治疗实施

（1）初期治疗：H_2 受体拮抗剂或奥美拉唑作为首选药物，硫糖铝也可作为第一线治疗药物。Hp 阳性患儿应同时进行抗 Hp 治疗。

（2）维持治疗：抗酸药物停用后可用柱状细胞稳定剂、丙谷胺维持治疗。对多次复发，症状持久不缓解，伴有并发症，合并危险因素如胃酸高分泌，持续服 NSAIDs，或 Hp 感染等可予 H_2 受体拮抗剂或奥美拉唑维持治疗。

（3）手术治疗：消化性溃疡手术是切除大部分分泌胃液的面积，切断迷走神经以防止胃酸产生。手术指证：①溃疡病合并大出血、急性穿孔和器质性幽门梗阻；②顽固性溃疡，经积极内科治疗不愈；③术后复发性溃疡；④怀疑为恶性溃疡。

第四节　消化道出血

一、概述

消化道出血（alimentary tract hemorrhage）主要表现为呕血及便血。按出血部位分为上消化道出血和下消化道出血两种。前者指食管、胃、十二指肠、胰腺、胆道及 Treitz 韧带以上的消化道出血，多为呕血和（或）排柏油样黑便。后者指十二指肠与空肠连接处以下 Treitz 韧带远端的小肠和大肠出血，大便色泽较鲜红或暗红，或为果酱样便；出血量多时血液反流入胃也可引起呕血。

二、诊断要点

（一）临床要点

1. 询问病史：现病史、既往史、家族史，全面体格检查。寻找出血原因，确定是否为消化道出血。必须排除因口腔、牙齿、鼻咽部出血被吞咽后而引起的褐色便，及食物和药物所引起的血色便或黑便（如食用大量动物血、过多肉类、猪肝、活性炭、铁剂及中药）。同时必须区别呕血及咯血。呕血：血系呕出，有恶心感，呈酸性，为暗红色或咖啡样，部分凝固，无泡沫，但有食物残渣，无血痰，常伴血便。咯血：血系咳出，有喉痒感，呈碱性，鲜红色，有泡沫，混有痰液，粪便多无血。

2. 鉴别出血部位：通过以胃管吸取胃液、肛指检查、肉眼观察鉴别。

（1）鼻胃管吸胃液：上消化道出血时，抽出液为鲜红色提示活动性出血，咖啡色为陈旧性出血；抽出液初为无色或咖啡色后变为鲜红色提示有新的活动性出血；抽出液清，隐血试验阳性，提示上消化道出血；抽出液清，含有胆汁，可排除上消化道出血；抽出液清，无胆汁，只能排除食管、胃出血，而不能排除幽门以下十二指肠出血的可能。

（2）肛指检查：柏油样黑便多提示上消化道出血；暗红色便多提示小肠、结肠出血；鲜红色便多来自直肠、乙状结肠、肛门附近出血；上消化道大量出血时亦可有鲜红色血便。

（3）肉眼观察：呕血（鲜红或暗红）与黑便同时存在为上消化道出血的特征性表现，血、便混合较均匀；黑便、果酱样便、咖啡色便不伴呕血多提示为小肠或右侧结肠出血；鲜红或暗红色便多为左半结肠或直肠出血；血附着于成形大便外或便后滴血多为直肠、肛门疾病；大便混有黏液或脓血多为肠道炎症性疾病。

3. 出血类型：失血量与失血速度有密切关系，急性失血量超过血容量 1/5，慢性失血量超过血容量 1/3 时可显示循环不良和衰竭的症状体征，依其失血量多少、速度快慢分为三种类型。

（1）慢性隐性少量失血：无呕血及肉眼血便，实验室检查证实胃液或大便隐血试验阳性。

（2）亚急性少量或中量出血：表现为间歇性或持续性的少量或较多量的呕血和（或）便血，患儿精神状况良好，脉搏、血压正常，红细胞 $3.0 \times 10^6/\text{mm}^3$，血红蛋白 65~70g/L，红细胞压积为 30% 以上。

（3）急性大量失血：短期内呕出和（或）排出大量鲜红或暗红色血，伴面色苍白、脉搏细弱、血压下降、尿少等循环障碍，红细胞 $< 2.0 \times 10^6/\text{mm}^3$，血红蛋白 $< 60\text{g/L}$，红细胞压积为 28% 以下。

（二）实验室及其他检查

（1）血象变化：早期由于周围血管及脾脏收缩、红细胞重新分布等生理调节，血红蛋白、红细胞、红细胞压积均可能在正常范围内，之后大量组织液渗入血管以补充血容量，血红蛋白、红细胞被稀释而降低，约在出血 3~4 小时后出现贫血。

（2）粪便隐血试验：阳性提示每日出血量在 10ml 以上。

（3）测定血尿素氮及肌酐浓度比值：上消化道出血之比值远较下消化道出血比值高。

（4）在诊断消化道出血病因时，X 线、内镜、放射性核素显像、血管造影等可根据不同的临床表现选择使用。

三、治疗要点

（一）一般治疗

卧床休息，烦躁不安者可予适量镇静剂。呕血者应保持呼吸道通畅，以防窒息。出

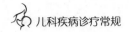

血量大时，应放置胃管，既可抽取胃液判断出血停止与否，又可直接灌注药物。对上腹饱满、恶心、呕吐者应禁食。

（二）病因治疗

溃疡病出血时应使用抑制胃酸分泌的药物，体液及血小板诱导的止血作用只有在 pH > 6.0 时才发挥作用。当胃酸 pH < 5.0 时新形成的凝血块会迅速被消化，pH < 3.0 时凝集效应丧失，故抑制胃酸分泌、提高胃液 pH 对控制上消化道出血具有重要意义。

梅克尔憩室、家族性肠息肉病可行外科切除术或内镜下息肉切除。

全身感染、出血性疾病应针对病因采取综合治疗。

（三）对症治疗

1. 急救处理：急性大出血伴休克者应立即进行监护，严密观察生命体征变化，紧急输血补充血容量，纠正酸碱失衡，保证各主要脏器的生理功能。

2. 应用止血剂：如氨甲苯酸、酚磺乙胺、维生素 K、6- 氨基己酸、垂体后叶素或垂体加压素、生长激素抑制剂 SS14 肽等。

3. 胃管止血：主要用于上消化道出血。

（1）充分减压：有效的胃减压可减少胃区的含血量，抽出胃液和积血有利于血凝固，除去胃黏膜表面的游离氢离子，可防止胃黏膜糜烂或溃疡持续加重，有利于病变修复。

（2）去甲肾上腺素胃管灌注：将去甲肾上腺素 2~3mg 加生理盐水 20ml 注入胃管，30 分钟内观察病情，必要时 4~6 小时可重复使用，亦可应用中药（云南白药、三七粉等）。

（3）食管、胃溃疡出血可注入制酸剂、黏膜保护剂。

（四）胃 - 食道三腔二囊管止血

用于门静脉高压引起的食道静脉曲张、胃底静脉曲张破裂出血，经用去甲肾上腺素、垂体加压素及其他止血剂疗效不满意者。

（五）内镜治疗

（1）内镜下止血：镜检发现出血灶可用高频电灼止血，对暴露的出血血管可用小金属类钳夹止血，对出血的曲张静脉可注射硬化剂、血管收缩剂，在出血面喷洒止血药，有效率可达 90%，近几年开展较多的还有微波、激光止血等。

（2）结肠、直肠息肉可在内镜下行电凝切除。

（六）剖腹探查

有下列情况者，可考虑行剖腹探查。

（1）呕血或黑便经内科保守治疗效果不佳，呕血或黑便次数增多，呕血转鲜红色，大便转暗红色伴肠鸣音亢进。

（2）急性大量失血时，给足够的血容量补充后，循环障碍仍未见改善，或好转后又恶化。

（3）经积极治疗，红细胞计数、血红蛋白及红细胞压积继续下降。

（4）急性出血时，经快速补液和输血后，中心静脉压仍有波动。

（5）在补液和排尿足够的情况下，血尿素氮持续上升。

第五节　急性腹泻

一、概述

小儿腹泻（infantile diarrhea）是一组由多病因、多因素引起的儿科常见病，以大便次数增多、大便性状改变为特点。病程在2周以下称为急性腹泻。可因病毒、细菌、真菌、寄生虫等感染引起，也可为食饵性、症状性、过敏性腹泻，或其他因素引起的腹泻。

轻型腹泻：以胃肠道症状为主，无脱水及全身中毒症状，常由饮食及肠道外感染引起。

重型腹泻：除有较重的胃肠道症状外，还有水、电解质、酸碱平衡紊乱和全身中毒症状，多由肠道内感染引起。

二、诊断要点

（一）临床要点

1.共同的临床表现

（1）胃肠道症状：腹泻，大便次数增多，大便性状多呈糊状、蛋花汤样、水样，色呈黄色、淡黄色、黄绿色，有时可呈黏液脓血便；呕吐；食欲低下；腹痛，多不明显，呈间歇性，部分患者表现为左下腹痛，里急后重。

（2）水、电解质紊乱：①脱水：根据程度不同分为轻、中、重三度；根据脱水的性质，分为等渗性、低渗性、高渗性；②代谢性酸中毒；③电解质紊乱：低钾血症、低钙血症、低镁血症。

2.不同病因引起的腹泻的临床特点

（1）感染性腹泻

轮状病毒肠炎：又称秋季腹泻。多发生于6~24个月婴幼儿。起病急，常伴发热和上呼吸道感染症状；病初即有呕吐，常先于腹泻出现；大便次数多、量多、水分多，为黄色水样或蛋花汤样，无腥臭味；常并发脱水和酸中毒。本病为自限性，病程约3~8天。

致病性大肠埃希菌肠炎：大便每日 5~15 次，为稀水样带有黏液，无脓血，但有腥味。可伴发热、恶心、呕吐或腹痛，病程 1 周左右，体弱儿病程迁延。

产毒性大肠埃希菌肠炎：发热不明显，先有上腹不适、恶心、呕吐，后见腹泻，大便呈水样，可带黏液。重症伴有脱水、酸中毒。病程 4~7 日。

侵袭性大肠埃希菌肠炎：起病急，腹泻频繁，每日 10~20 次，有黏液脓血便，可伴腹痛及里急后重，全身中毒症状明显。

出血性大肠埃希菌肠炎：恶心、呕吐、腹泻，大便初为黄色稀便，后转为血水便，有特殊臭味，伴腹痛，个别病例并发溶血尿毒综合征和血小板减少性紫癜。

空肠弯曲菌肠炎：全年均可发病，以 7~9 月份多见，可散发或暴发流行，常伴发热，继而腹泻、腹痛、呕吐，大便为水样、黏液样或典型菌痢样脓血便。

耶尔森菌小肠结肠炎：临床症状因年龄而异，＜ 5 岁患儿以急性水泻起病，可有黏液、脓血便和里急后重，伴有脱水。＞ 5 岁儿童除腹泻外，可有发热、头痛、呕吐、右下腹痛。

鼠伤寒沙门菌肠炎：全年均有发生，临床表现多种多样，轻重不一。胃肠炎型表现为呕吐、腹泻、腹痛、腹胀、发热等，大便稀糊状，带有黏液甚至脓血，性质多变，有特殊臭味，易并发脱水、酸中毒。重症可呈菌血症或败血症，甚至出现局部感染灶。病程常迁延，带菌率高。

抗生素相关性腹泻：常见致病菌有金黄色葡萄球菌、难辨梭状芽孢杆菌，甚至念珠菌。常在应用抗菌药物 4~10 日后或停用抗菌药物 1~2 周后发病，有发热、腹痛，大便水样、黏液样，甚至含白色伪膜。停用抗菌药物后症状可减轻，病程有时可达 2~4 周。

（2）非感染性腹泻

症状性腹泻：主要表现为原发病（如中耳炎、肺炎、皮肤或泌尿道感染等）症状，消化系统表现为轻型腹泻，大便次数 10 次／日以下，大便镜检有少量白细胞和脂肪滴。

生理性腹泻：外观虚胖且伴有湿疹的母乳喂养儿，生后不久出现腹泻，小儿一般情况好，体重增加正常，添加辅食后腹泻自然消失。近年认为可能是乳糖不耐症的一种特殊类型。

（二）实验室检查及其他检查

（1）大便常规检查：白细胞、脓细胞、红细胞、菌丝及成群芽孢及滋养体或包囊等。

（2）大便培养：细菌性腹泻的确诊靠大便培养。新鲜标本，挑黏液脓血部分，连续送检 3 次，可提高阳性率。

（3）病毒检测。

（4）大便 pH 和还原糖测定。

（5）血培养：对菌痢、大肠埃希菌和沙门氏菌等细菌性肠炎有诊断意义，血液细菌培养阳性有助于病原诊断。

（6）血生化检查：对脱水、酸中毒、电解质紊乱的诊断及治疗有重要意义。

三、治疗要点

预防脱水

轻中度脱水可选择口服补液，重度脱水需静脉补液。

1. 口服补液盐（ORS）

2. 饮食管理： 母乳喂养者应继续母乳喂养。人工喂养的 6 个月以下婴儿，用等量米汤或水稀释牛奶喂养 2~3 天，以后渐恢复正常饮食。较大患儿可喂以稀粥或容易消化的低脂食物。严重脱水、呕吐患儿，可暂时给予禁食，但时间不宜超过 6~12 小时。

3. 合理用药

（1）抗生素。应用指征：侵袭性腹泻患儿，临床有黏液脓血便，伴有腹痛或里急后重症状，粪便镜检有较多白细胞和吞噬细胞。应根据临床特点选用抗菌药物，再根据大便细菌培养和药敏结果进行调整。

（2）微生态制剂：使用目的在于恢复肠道正常菌群，重建生物屏障，抵御病原菌定植和侵入。

（3）肠黏膜保护剂：能吸附病原体和毒素；与肠道黏液蛋白结合，增强肠黏膜屏障，阻止病原体的攻击。

（4）中药治疗，并可配合推拿、针灸和磁疗等。

第六节　小儿慢性腹泻

一、概述

小儿腹泻迁延不愈，病程＞2 月则称小儿慢性腹泻（chronic diarrhea）。本病常导致吸收不良、营养不良、继发感染的恶性循环状态，以感染后腹泻最为常见。对慢性腹泻患儿肠黏膜活检结果表明，小肠黏膜结构和功能持续损害，或正常修复机制受损是小儿腹泻迁延不愈的重要原因。

二、诊断要点

（一）临床特点

腹泻迁延不愈，病程 2 周 ~2 个月为迁延性腹泻，病程＞2 个月为慢性腹泻。临床表现见本章"第五节　急性腹泻"。

（二）实验室及其他检查

（1）血气分析＋血钠、血钾、血氯测定，必要时进行血钙、血镁测定。

（2）粪便检查潜血、脂肪球、寄生虫、红白细胞等。

（3）粪酸度＋还原糖检查：双糖消化吸收不良时，粪便还原糖呈阳性，pH 值＜ 5.5。还原糖检查可用改良班氏试剂或 Clinitest 试纸比色。

（4）粪便培养：可查出病因及病原。

（5）食物不耐受及过敏原检测。

（6）X 线检查：包括腹部透视、腹部平片、胃肠造影、气钡双重对比造影等。

（7）其他检查：如腹部 B 型超声检查、结肠镜检查、免疫学检查等。

三、治疗要点

（1）预防、治疗脱水，纠正水、电解质和酸碱平衡紊乱。

（2）营养治疗：尽早供给适当的热量和蛋白质以纠正营养不良状态，维持营养平衡。一般热量需要在每日 669.4kJ/kg（160kcal/kg），蛋白质每日 2.29g/kg，才能维持营养平衡。饮食的选择：母乳为合适饮食。要素饮食是慢性腹泻患儿最理想的食品，含已消化的简单的氨基酸、葡萄糖和脂肪，仅需少量肠腔内和肠黏膜消化，在严重小肠黏膜损害和伴胰消化酶缺乏的情况下仍可吸收和耐受。严重腹泻儿若要素饮食营养治疗后腹泻仍持续、营养状况恶化，则需静脉营养。

（3）抗生素：应用要十分慎重，用于分离出特异病原的感染，并应根据药敏试验结果指导临床用药。

（4）肠黏膜保护剂。

（5）微生态疗法。

（6）乳糖酶制剂。

（7）特殊配方奶粉喂养。

（8）中医治疗：对慢性腹泻治疗有一定的疗效。

第七节　急性胰腺炎

一、概述

急性胰腺炎（acute pancreatitis，AP）是胰腺的急性炎症过程，在不同的病理阶段可不同程度地波及邻近组织和其他脏器系统；是胰液消化酶的活化和胰腺及其周围组织被活性消化酶自身消化所引起的急性炎症性疾病。儿童胰腺炎的病因与成人显著不同，最常见的病因是病毒感染、胰胆管系统的先天畸形、胆道梗阻、外伤等。

二、诊断要点

（一）临床特点

1. 症状

（1）腹痛：是本病最主要的表现，多突然发作，程度轻重不一，呈持续性阵发性加剧，部位因病变的部位不同而异。通常以上中腹部、右上腹及中上腹部疼痛为主，并向左腰背放射。急性坏死性胰腺炎由于渗液扩散到腹腔，腹痛可弥漫至全腹。

（2）呕吐：大多数患者有呕吐，常在食后发生，呕吐频繁，呕吐物常为胃内容物，重者含胆汁甚至血样物。

（3）发热：多数患者中度发热。少数超过39℃，一般持续3~5天。如高热持续不退提示合并感染或并发胰腺脓肿。

（4）消化道出血：约有5%的病例可出现消化道出血，以上消化道出血为常见，一般出血量不多。

2. 体征

（1）腹胀：急性间质性胰腺炎上腹胀明显，急性坏死性胰腺炎因有腹膜炎及肠麻痹，可全腹膨隆。

（2）黄疸：常于急性胰腺炎发病后的1~2日出现，其发生率为15%~25%，最易发生于胆源性胰腺炎之后。

（3）休克：急性坏死性胰腺炎者常发生，表现为四肢厥冷、皮肤花斑、血压下降、心率增快、脉搏细数。

（4）皮下瘀血斑：急性坏死性胰腺炎由于血性渗出物透过腹膜后途径渗入于皮下，可在肋腹部形成蓝棕-棕色血斑，称为Grey-turner征；如在脐周出现蓝色斑，称为Gullen征。此两征象无早期诊断价值，但有确诊意义。

（二）辅助检查

1. 淀粉酶：
是目前用于诊断急性胰腺炎的基本项目，只要临床症状、体征与本病相符，淀粉酶升高超过正常值上限的3倍以上即可确诊。

（1）血淀粉酶：病后6~12小时开始升高，24小时达到最高峰，48~72小时逐渐恢复正常。其升高程度与病变轻重无关，有些重症急性胰腺炎由于胰腺腺泡破坏过多，血清淀粉酶可正常或低于正常。若血清淀粉酶持续升高或下降后又升高，常表明胰腺病变有发展、扩大、复发或有并发症存在。

（2）尿淀粉酶：病后12~24小时开始升高，但下降较慢，维持3~5天。

（3）腹水淀粉酶：胰源性腹水的淀粉酶可升高，其数值显著高于血清淀粉酶。若腹水中的淀粉酶高于15000U/L，则可诊断为急性胰腺炎，当血清淀粉酶的数值已降至正常

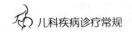

时，腹水淀粉酶测定的诊断价值更大。

（4）淀粉酶的同工酶：血清总淀粉酶包括胰淀粉酶（P-AM）和唾液淀粉酶（S-AM）两型，正常情况下血清淀粉酶的活性有 40% 来自胰腺，而唾液淀粉酶除由唾液腺分泌外，输卵管、卵巢、肺、前列腺、乳腺和肝脏也可产生。分别检测这两型淀粉酶，对胰腺炎的诊断与鉴别诊断有很大的价值。

（5）淀粉酶、肌酐清除率比值（Cam/Ccr）：正常范围是 1%~4%，在急性胰腺炎时可增加 3 倍左右。其计算方法为：（血清淀粉酶或尿淀粉酶）×（血清肌酐或尿肌酐）× 100%（注：血、尿淀粉酶均用 Somogyi 法测定）。

（6）血清脂肪酶：病后 24 小时开始升高，持续 1~2 周。

（7）血清磷脂酶 A_2：该酶活性与急性胰腺炎的严重程度呈正相关，正常值为 5.5μg/L，重型患者可升至 42.6μg/L。

2. B 型超声波检查：对急性间质性胰腺炎及后期并发胰腺囊肿确诊有价值。前者显示胰腺明显增大，后者显示为囊性肿物与胰腺相连。但由于急性胰腺炎病人常存在上腹部的肠管积气，可影响超声检查的准确性。

3. 电子计算机体层扫描（CT）：是诊断急性胰腺炎的重要方法，可确定急性胰腺炎是否存在及判断其严重程度，并可发现有无并发症存在。增强 CT 可提高诊断的准确性。

4. 磁共振成像（MRI）：常规 MRI 对急性胰腺炎的诊断价值不如 B 超和 CT。但磁共振胆胰管成像（MRCP）为诊断肝、胆、胰疾病提供了一种新的检查方法，较适用于儿童急性胰腺炎的病因诊断。

5. 其他血液检查：血白细胞总数及中性粒细胞增高、血钙下降、一过性血糖升高等。

（三）鉴别诊断

急性胆囊炎、胆石症、消化性溃疡、急性坏死性肠炎、急性阑尾炎等。

三、治疗要点

（一）内科治疗

（1）禁食：发病早期应严格禁食，直至腹痛症状消失才可开始进少量流质，可行鼻空肠管置入术行肠内营养治疗。

（2）胃肠减压：胃酸进入十二指肠可刺激肠黏膜分泌肠激素并激活肠道中的胰酶，故恶心、呕吐较明显时需做胃肠减压。

（3）维持水、电解质及酸碱平衡：由于患者有呕吐、禁食、胃肠减压等情况，所以全部患者均应静脉补液。补液中除输注晶体溶液外，还应酌情补充血浆、白蛋白或全血等胶体溶液，另要及时补充钾离子和钙离子。

（4）解痉、镇痛：剧痛能产生或加重休克，使胰液分泌增加，应积极采取措施加以控制。常用解痉镇痛药有阿托品、654–2、氯丙嗪、哌替啶等。

（5）控制感染：急性胰腺炎一旦并发细菌感染，多较难控制，特别是发生胰腺脓肿后病死率极高，故主张早期应用抗生素。发病初期由于对病原菌不甚清楚，抗生素应选择广谱药物，如第三代头孢菌素，另外需兼顾厌氧菌的治疗。

（6）抑酸剂：可有效地抑制胃酸分泌而减少胰液分泌，已在临床上广泛使用。

（7）生长抑素及其类似制剂：生长抑素（Somatostatin）可抑制胰腺的基础分泌和受刺激后的分泌，减少胰酶的含量，因而对胰腺细胞有保护作用。常用药物为思他宁。

（8）糖皮质激素：对于激素的应用尚有争论。多数人倾向有下列情况可考虑应用糖皮质激素：①重症急性胰腺炎伴休克；②发生败血症；③发生急性呼吸窘迫综合征；④有糖皮质功能不全的表现。

（二）手术治疗

适用于急性坏死性胰腺炎。

第八节　牛奶蛋白过敏

一、概述

牛奶蛋白过敏（CMPA）是由于一种或多种牛奶蛋白与一种或多种免疫机制之间的相互作用，对牛奶蛋白产生的反复出现的临床异常反应。及早认识、诊断和治疗牛奶蛋白过敏不仅可解除牛奶过敏本身对婴儿的不良影响，而且有益于中止和延缓过敏从皮肤、消化道发展到上呼吸道，乃至下呼吸道的过敏历程的发展。

二、诊断要点

（一）临床特点

1.症状及体征

（1）皮肤反应：荨麻疹、特异性湿疹、血管性水肿。

（2）胃肠道反应：①口腔过敏综合征：唇、舌、咽、喉水肿／瘙痒；②消化不良；反流、恶心呕吐、呕血；吞咽困难、食物嵌塞；肠绞痛、腹痛；厌食、拒食、早饱；腹泻 ± 肠道蛋白质丢失；便血；便秘 ± 肛周皮疹；大便潜血阳性；③呕吐、腹泻、严重的代谢性酸中毒（食物蛋白诱导性肠炎综合征，FPIE）等。

（3）呼吸道反应：流涕；非感染性慢性咳嗽；喘息、喘鸣；呼吸困难。

（4）其他反应：生长迟缓；缺铁性贫血；休克等。

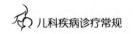

（二）辅助检查

1. 食物回避及激发试验：是诊断牛奶蛋白过敏的金标准。

（1）如果怀疑牛奶蛋白过敏，婴儿需要回避牛奶蛋白 2~4 周（IgE 介导的症状）或至 6 周（非 IgE 介导的症状）。

（2）如果回避牛奶蛋白后症状没有改善，则高度排除牛奶蛋白过敏。症状有改善的需要通过激发试验来确认诊断。

2. 皮肤点刺试验及血清特异性 IgE 检测

（1）皮肤点刺试验（SPT）和血清特异性 IgE 检测（sIgE）用于发现 IgE 介导的过敏非常灵敏；操作迅速（30 分钟），但可能在婴儿中反应较弱。

（2）sIgE 或 SPT 阳性，提示发生牛奶蛋白过敏的可能性增加；但是，若其结果不能确诊也不能排除诊断。

3. 斑贴试验

（1）斑贴试验相较（SPT）和血清特异性 IgE 检测（sIgE）更灵敏，更具特异性。

（2）斑贴试验更适用于婴儿，因其不良反应少，发生系统性或严重过敏反应的风险更低。

（3）操作需要 48~72 小时，耗时较长。

三、治疗要点

（一）治疗的目的

（1）缓解临床症状。

（2）追赶生长发育。

（3）达到免疫耐受。

（二）牛奶蛋白过敏营养管理流程

牛奶蛋白过敏营养管理流程图

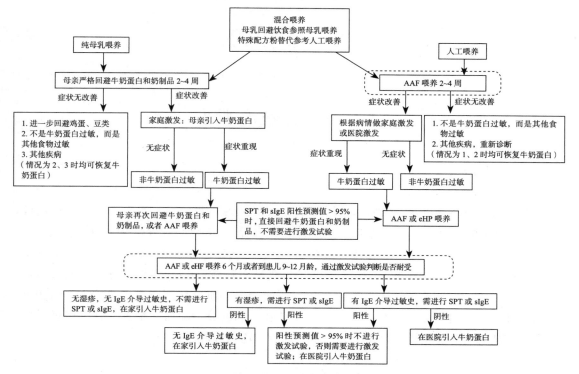

图 7-2　牛奶蛋白过敏营养管理流程图
AAF：氨基酸配方奶；eHF：深度水解配方奶

第八章
心血管系统疾病

第一节　儿童心肌炎

一、概述

心肌炎（myocarditis）在临床及病理学上被定义为病变范围主要限于心肌的炎症性疾病，由多种病原体（病毒、细菌、螺旋体、原虫等）、过敏或自身免疫疾病等引起。在心肌炎中，病毒性心肌炎最为常见，如柯萨奇病毒、埃可病毒、流感病毒、腺病毒、EB病毒、巨细胞病毒、细小病毒 B_{19} 等。其中以柯萨奇病毒 B 型和埃可病毒肠道病毒最常见。病毒可直接侵犯心肌，也可通过免疫机制或产生心肌毒素而造成心肌损害。病变可以是局灶性，也可以是弥漫性，但没有冠状动脉疾病的典型缺血性损害。临床表现差异很大，可从无明显症状或有轻微临床症状到休克、心力衰竭、甚至猝死。

二、诊断要点

（一）心肌炎的临床诊断

1. 主要临床诊断依据

（1）心功能不全、心源性休克或心脑综合征。

（2）心脏扩大。

（3）血清心肌肌钙蛋白 T 或 I 或 CK–MB 升高，伴动态变化。

（4）显著心电图改变（心电图或 24 小时动态心电图）。

（5）心脏磁共振成像：呈现典型心肌炎症表现。

在上述心肌炎主要临床诊断依据（4）中，"显著心电图改变"包括：以 R 波为主的 2 个或 2 个以上主要导联（ I 、Ⅱ、aVF、V5）的 ST–T 改变持续 4 天以上伴动态变化，新近发现的窦房、房室传导阻滞，完全性右或左束支传导阻滞，窦性停搏，成联律、成对、多形性或多源性期前收缩，非房室结及房室折返引起的异位性心动过速，心房扑动、心房颤动，心室扑动、心室颤动，QRS 低电压（新生儿除外），异常 Q 波等。

在上述心肌炎主要临床诊断依据（5）中，"CMR 呈现典型心肌炎症表现"指具备以下 3 项中至少 2 项：①提示心肌水肿：T2 加权像显示局限性或弥漫性高信号；②提示心肌充血及毛细血管渗漏：T1 加权像显示早期钆增强；③提示心肌坏死和纤维化：T1 加权像显示至少 1 处非缺血区域分布的局限性晚期延迟钆增强。

2. 次要临床诊断依据

（1）前驱感染史，如发病前 1~3 周内有上呼吸道或胃肠道病毒感染史。

（2）胸闷、胸痛、心悸、乏力、头晕、面色苍白、面色发灰、腹痛等症状（至少 2 项），小婴儿可有拒乳、发绀、四肢凉等。

（3）血清乳酸脱氢酶（LDH）、α- 羟丁酸脱氢酶（α-HBDH）或天冬氨酸转氨酶（AST）升高。

（4）心电图轻度异常。

（5）抗心肌抗体阳性。

在上述心肌炎次要临床诊断依据（3）中，若在血清 LDH、α-HBDH 或 AST 升高的同时，亦有 cTnI、cTnT 或 CK-MB 升高，则只计为主要指标，该项次要指标不重复计算。

在上述心肌炎次要临床诊断依据（4）中，"心电图轻度异常"指未达到心肌炎主要临床诊断依据中"显著心电图改变"标准的 ST-T 改变。

3. 心肌炎临床诊断标准

（1）心肌炎：符合心肌炎主要临床诊断依据≥ 3 条，或主要临床诊断依据 2 条加次要临床诊断依据≥ 3 条，并除外其他疾病，可以临床诊断心肌炎。

（2）疑似心肌炎：符合心肌炎主要临床诊断依据 2 条，或主要临床诊断依据 1 条加次要临床诊断依据 2 条，或次要临床诊断依据≥ 3 条，并除外其他疾病，可以临床诊断疑似心肌炎。

凡未达到诊断标准者，应给予必要的治疗或随诊，根据病情变化，确诊或除外心肌炎。

在诊断标准中，应除外的其他疾病包括：冠状动脉疾病、先天性心脏病、高原性心脏病以及代谢性疾病（如甲状腺功能亢进症及其他遗传代谢病等）、心肌病、先天性房室传导阻滞、先天性完全性右或左束支传导阻滞、离子通道病、直立不耐受、β 受体功能亢进及药物引起的心电图改变等。

（二）病毒性心肌炎的诊断

1. 病毒性心肌炎病原学诊断依据

（1）病原学确诊指标：自心内膜、心肌、心包（活体组织检查、病理）或心包穿刺液检查发现以下之一者可确诊：①分离到病毒；②用病毒核酸探针查到病毒核酸。

（2）病原学参考指标：有以下之一者结合临床表现可考虑心肌炎由病毒引起。①自粪便、咽拭子或血液中分离到病毒，且恢复期血清同型抗体滴度较第 1 份血清升高或降低 4 倍以上；②病程早期血清中特异性 IgM 抗体阳性；③用病毒核酸探针从患儿血液中查到病毒核酸。

2. 病毒性心肌炎诊断标准

在符合心肌炎诊断的基础上：①具备病原学确诊指标之一，可确诊为病毒性心肌炎；②具备病原学参考指标之一，可临床诊断为病毒性心肌炎。

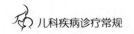
（三）心肌炎病理学诊断标准

心肌炎病理诊断主要依据心内膜心肌活检结果：活检标本取样位置至少 3 处，病理及免疫组织化学结果 ≥ 14 个白细胞 /mm²，包含 4 个单核细胞 /mm² 并 CD3⁺T 淋巴细胞 ≥ 7 个细胞 /mm² 为阳性。心内膜心肌活检阳性结果可以诊断心肌炎，但阴性结果不能否定诊断。

（四）心肌炎分期

（1）急性期：新发病，症状、体征和辅助检查异常、多变，病程多在 6 个月以内。

（2）迁延期：症状反复出现、迁延不愈，辅助检查未恢复正常，病程多在 6 个月以上。

（3）慢性期：病情反复或加重，心脏进行性扩大或反复心功能不全，病程多在 1 年以上。

三、治疗要点

无特殊药物，综合治疗。

（1）充分休息，防止过劳。急性期间应卧床休息以减轻心脏负荷及减少耗氧量。进食易消化和富含维生素、蛋白质的食物。

（2）吸氧或机械通气，控制液体量、液体速度，保证足量热量及热卡。

保护营养心肌及抗氧自由基药物，包括大剂量维生素 C 100~200mg/（kg·d）加入葡萄糖液 20~50ml 静脉滴注。磷酸肌酸钠每次 0.5~1.0g，每日 1~2 次静脉滴注。果糖二磷酸钠口服液，< 1 岁，每次 5ml，每日 2 次；> 1 岁，每次 10~20ml，每日 2~3 次口服。辅酶 Q_{10} 1mg/（kg·d），每日 2 次，口服。

（3）抗感染治疗

肾上腺皮质激素：一般情况不需要使用，重症心肌炎可用，若短期内心脏扩大、高热不退、急性心衰、阿斯综合征、休克，及并发二度、三度房室传导阻滞者可应用地塞米松静脉滴注 3~7 天，病情好转后改为泼尼松口服，并逐渐减量至 24 周停药。

静脉注射免疫球蛋白（IVIG）：急性重症心肌炎可用，2g/kg，单剂 24 小时静脉注射。

（4）对因治疗：适当应用抗生素防止继发细菌感染。抗病毒药物疗效尚未肯定。

（5）对症处理：抗心衰、抗休克、抗心律失常。

第二节　皮肤黏膜淋巴结综合征

一、概述

皮肤黏膜淋巴结综合征（mucocutaneous lymph node syndrome，MCLS）即川崎病（Kawasaki disease，KD），是一种以全身性血管炎病变为主要病理特征的急性发热性出疹性疾病。易累及冠状动脉，主要见于婴幼儿。

二、诊断要点

（一）临床特点

川崎病包括完全性川崎病（CKD）和不完全性川崎病（IKD）两种类型。

1. CKD：发热，并具有以下 5 项中至少 4 项主要临床特征。

（1）双侧球结膜充血。

（2）口唇及口腔的变化：口唇干红，草莓舌，口咽部黏膜弥漫性充血。

（3）皮疹，包括单独出现的卡疤红肿。

（4）四肢末梢改变：急性期手足发红、肿胀，恢复期甲周脱皮。

（5）非化脓性颈部淋巴结肿大。

2. 发热：发热 ≥ 5 天，但主要临床特征不足 4 项的患儿按下图流程评估是否为 IKD IVIG 无应答（图 8-1）：川崎病标准初始治疗结束后 36 小时，体温仍高于 38℃，或用药后 2 周内（多发生在 2~7 天）再次发热，并出现至少 1 项川崎病主要临床表现者，排除其他可能导致发热的原因后，称为 IVIG 无应答。

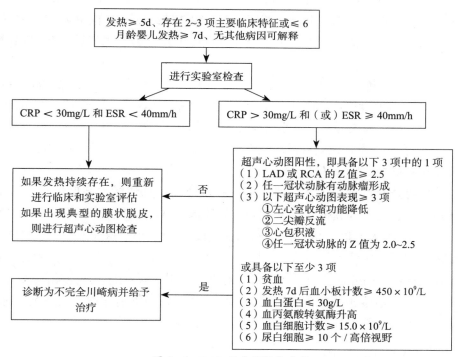

图 8-1 IVIG 无应答评估流程
ESR：红细胞沉降率

三、治疗要点

（一）急性期治疗

1. 丙种球蛋白（IVIG）：强调发病后 10 天之内用药，2g/kg，于 10~12 小时内静脉输入。

2. 阿司匹林：急性发热期 30~50mg/（kg·d），分 2~3 次口服，退热 48~72 小时后减量至 3~5mg/（kg·d），维持 2~3 个月，如有冠状动脉病变时延长用药时间至冠脉恢复正常。

3. 糖皮质激素：早期应用可使体温迅速下降，使黏膜和皮肤症状改善，但易致血栓形成而促进冠状动脉闭塞，故一般不单独使用，但如并发严重心肌炎时，或 IVIG 耐药，或存在 IVIG 耐药风险可考虑早期应用，与阿司匹林等联合应用，血栓形成的发生率低。醋酸泼尼松剂量为每日 1~2mg/kg，用药 2~4 周逐渐减量停药。

4. IVIG 无应答

（1）IVIG 无应答可第 2 次大剂量使用 IVIG，用法同前。

（2）可予甲泼尼龙 2mg/（kg·d），分 2 次静脉滴注，CRP 正常时逐渐减停；或大剂量甲泼尼龙 10~30mg/（kg·d）静脉滴注冲击治疗，最大剂量 1g/d，连用 3~5 天，继之以泼尼松 2mg/（kg·d）口服，并逐渐减停。总疗程 2 周或以上，剂量及疗程根据病情严重程度以及激素反应和依赖程度而决定。部分重症患儿可选择大剂量 IVIG 和激素联合用药。

（3）英夫利昔单抗：为 TNF-α 拮抗剂，在儿童甚至婴幼儿中应用耐受性均较好，在川崎病患儿作为 IVIG 无应答的挽救治疗或重症川崎病 IVIG 联合用药时，可起到较好的退热抗炎作用。用法为 5mg/kg，2 小时缓慢静脉滴注。通常为单次用药，用前需排除结核、乙肝、EB 病毒以及其他全身活动性感染。存在 MAS（巨噬细胞活化综合征）、肝功能异常或骨髓抑制的患儿慎用。

（4）其他可选择的治疗方案：对以上治疗反应均不佳或激素高度依赖的川崎病称为难治性川崎病，可选择其他免疫抑制剂，如环孢素 A（cyclosporin A，CsA）：可给予 3~5mg/（kg·d），最大剂量 150mg/d，分 2 次口服，一般从小剂量开始，逐渐加量，根据炎症控制情况和受累血管（包括冠状动脉和体动脉）恢复情况决定 CsA 疗程，可达 3~6 个月。血浆置换：国内外均有报道血浆置换对难治性川崎病有效，并能降低 CAL（冠状动脉病变）发生，但鉴于其应用的风险和创伤，建议在药物治疗均无效情况下再选用。单纯血浆置换无法彻底终止炎症，仍需要应用其他免疫抑制剂。

（二）恢复期治疗及随访

部分抗凝药物如下。

1. 阿司匹林：3~5mg/kg，每日 1 次，至血沉、血小板恢复正常，无冠状动脉异常者一般在发病后 2~3 个月停药。有冠状动脉异常者，则应长期服用，直至正常。

2. 双嘧达莫：对阿司匹林不耐受者，可用双嘧达莫，每日 2~5mg/kg，分 3 次服用。也可与阿司匹林联合应用。

3. 氯吡格雷：年龄＜ 2 岁：0.2~1.0mg/（kg·d），年龄≥ 2 岁：1mg/（kg·d），均为 1 次 / 日口服。

4. 华法林：0.05~0.12mg/（kg·d），1 次 / 日口服；3~7 天起效，调整国际标准化比值在 1.5~2.5。

5. 组织纤溶酶原激活剂：0.5mg/（kg·h），微泵静脉注射，共 6 小时。

（三）对症治疗

根据病情给予对症及支持治疗，如补充液体、保护肝脏、控制心衰、纠正心律失常等，有心肌梗死时应及时进行溶栓。

（四）其他治疗

外科治疗及介入治疗冠状动脉闭塞、内科治疗无效者，可行冠状动脉搭桥术。

第三节　儿童高血压

一、概述

高血压（hypertension）分为原发性高血压和继发性高血压两类。小儿多为后者，且以肾性高血压最常见，约占 75%~80%（表 8-1）。近年来国内外资料显示儿童原发性高血压占比有上升趋势。其他继发性高血压主要见于：内分泌疾病、神经系统疾病、嗜铬细胞瘤、先天性肾上腺增生、原发性醛固酮增多症等。心血管系统疾病主要见于主动脉缩窄、肾动脉狭窄、大动脉炎等。

表 8-1　儿童青少年血压分类和分级的定义更新

	1~13 岁	≥ 13 岁
正常血压	＜第 90 百分位	＜ 120/ ＜ 80mmHg
血压升高	第 90~95 百分位或 120/80mmHg 至第 95 百分位（取较低者）	120/ ＜ 80~129/ ＜ 80mmHg
1 级高血压	≥ 第 95 百分位 ~ 第 95 百分位 +12mmHg 或 130/80~139/89mmHg（取较低者）	130/80mm~139/89mmHg
2 级高血压	≥第 95 百分位 +12mmHg 或 ≥ 140/90mmHg（取较低者）	≥ 140/90mmHg

二、诊断要点

（一）临床特点

1. 症状：头痛、眩晕和视力改变。继发性高血压往往有各种基础疾病的临床表现。部分病儿可出现高血压脑病，表现有呕吐、高热、运动失调、惊厥、昏迷。脑出血少见，但可出现面瘫等定位症状。

2. 血压指标

（1）儿童青少年血压分类和分级的定义见表 8-2。

（2）简化公式标准为：男童收缩压 =100+2× 年龄（岁），舒张压 =65+ 年龄（岁）；女童收缩压 =100+1.5× 年龄（岁），舒张压 =65+ 年龄（岁）。对简化公式标准筛查出的可疑高血压患儿，再进一步采用"表格标准"确定诊断。

儿童青少年血压简化表格，基于不同年龄、性别、身高第 5 百分位儿童青少年的第 90 百分位血压，使表中数据的阴性预测值 > 99%。

表 8-2　儿童青少年血压分类和分级的定义更新

年龄（岁）	血压（mmHg）			
	男童		女童	
	收缩压	舒张压	收缩压	舒张压
1	98	52	98	54
2	100	55	101	58
3	101	58	102	60
4	102	60	103	62
5	103	63	104	64
6	105	66	105	67
7	106	68	106	68
8	107	69	107	69
9	107	70	108	71
10	108	72	109	72
11	110	74	111	74
12	113	75	114	75
≥ 13	120	80	120	80

3. 实验室及其他检查：小儿高血压多为继发性，故应尽快查明原因。

（1）血尿常规、血电解质、尿素氮、肌酐、血胆固醇、甘油三酯、尿培养，甲状腺激素。

（2）胸片、心电图、心脏超声、肾脏及肾上腺超声等。

（3）静脉肾盂造影。

（4）同位素肾图及肾扫描。

（5）腹部 CT 或核磁共振。

（6）肾动脉计算机断层血管造影术（CTA）、磁共振血管造影术（MRA）。

（7）分侧肾静脉肾素活性测定、尿 17- 羟、尿 –17 酮测定等。

（8）立卧位肾素 – 血管紧张素 – 醛固酮测定。

（9）肾活检病理检查。

（10）睡眠呼吸监测。

三、治疗要点

儿童青少年高血压治疗和管理主要包括生活方式改变和药物治疗。

（一）生活方式干预

高血压治疗饮食策略（DASH）具体内容包括：多吃水果、蔬菜、低脂奶制品、全谷物、鱼、家禽、坚果和瘦肉，限制糖和钠的摄入量。建议每周至少 3~5 天进行中至高强度的体育活动（30~60 分钟 / 次）。

（二）药物治疗

药物治疗指征：对于生活方式干预无效的持续性高血压或症状性高血压，无明确可改变因素（如肥胖）的 2 级高血压，慢性肾脏疾病、糖尿病治疗中伴随的高血压（不论级别），均应单药开始治疗。

1. 利尿剂可减少血容量而降低血压

（1）氢氯噻嗪：1~2mg/（kg·d），分 1~2 次口服。

（2）醛固酮拮抗剂：螺内酯（安体舒通）1.5~3.0mg/（kg·d），分 3 次口服。

（3）呋塞米（速尿）：每次 1~2mg/kg，口服，每日 2~3 次；或每次 1mg/kg 肌内注射或静脉注射，每日 1~2 次。

利尿剂对于高肾素型高血压往往无效。因循环血量减少后反而使肾素分泌增加，可使病情恶化。用药期间应注意水和电解质平衡。

2. 肾上腺素能阻滞剂

（1）利血平：口服每日 0.02mg/kg，2~3 次分服。肌内注射每次 0.07mg/kg，极量每次 1.25mg，每日 1~2 次。

（2）普萘洛尔：每日 0.5~2mg/kg，分 3 次口服。

3. 血管扩张剂：直接作用于小动脉平滑肌，使血管扩张而降压。

（1）肼屈嗪：口服每日剂量为 0.75~1mg/kg，分 2~3 次口服。心动过速者忌用。

（2）硝普钠：主要用以治疗高血压危象。静脉滴注起效快，疗效恒定可靠，作用持续时间短。有效滴注剂量为 l~8μg/（kg·min），常用剂量为 1~2μg/（kg·min）。药物必须新鲜配制，用黑纸包住输液瓶以避光。滴注中应随时监测血压并调整滴入速度，最好用微泵控制。

4. 血管紧张素转换酶抑制剂：卡托普利，作用时间较短，适用于高肾素型高血压，对正常或低肾素型高血压亦有效。初始剂量每次 0.05~0.5mg/kg，8~12 小时 1 次，维持有效量为 0.5~4mg/（kg·d）。

5. 钙拮抗剂

（1）硝苯地平（心痛定）：剂量为每次 0.2~0.5mg/kg，顿服或舌下含服。与普萘洛尔或甲基多巴合用可加强疗效。

（2）维拉帕米：剂量为 2~3mg/（kg·d），对病窦综合征、心脏传导阻滞、心功能不全者慎用或禁用。

（三）高血压危象的治疗

1. 降压药物的选择

（1）硝普钠：1~8μg/（kg·min），静脉滴注。

（2）硝苯地平：0.2~0.5mg/（kg·次），顿服或舌下含服。

（3）降低颅内压可用脱水剂，如甘露醇、山梨醇、呋塞米。

2. 其他药物：如有躁动、抽搐可给苯巴比妥钠、水合氯醛等。

第四节　小儿急性心衰

一、概述

急性心力衰竭（acute heart failure）是指继发于心脏功能异常而迅速发生或恶化的症状和体征，并伴有血浆利钠肽水平的升高，既可以是急性起病，也可以表现为慢性心力衰竭急性失代偿。是小儿，尤其是婴幼儿时期临床常见的一种危重急症。

二、处理流程

见图 8-2。

三、治疗要点

（一）病因治疗

这是十分重要的，且小儿心衰的病因大部分能得到根治。

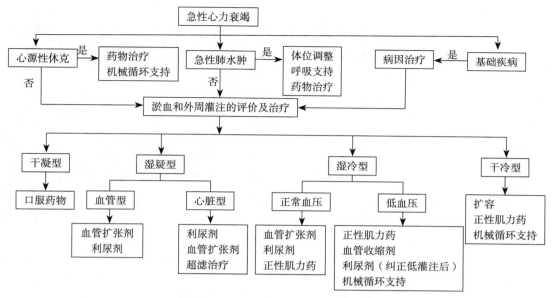

图 8-2 小儿急性心衰处理流程

（二）一般治疗

（1）休息：环境保持安静，必要时给镇静剂，如苯巴比妥（鲁米那）5~7mg/（kg·次）肌内注射、地西泮（安定）或咪达唑仑 0.1~0.2mg/（kg·次）等，对烦躁不安和显著气促者可皮下或静脉注射吗啡 0.1mg/（kg·次）。

（2）喂养：保证充足的热量（330~420kJ/kg）；急性期要限制水、盐摄入，注意低血糖防治。

（3）氧疗：40%~50% 氧浓度，湿化后面罩或鼻导管吸入。

（4）呼吸道护理：保持呼吸道通畅和防止继发性呼吸道感染。

（三）利尿剂的应用

见表 8-3。

表 8-3 常用利尿剂的作用和用法

药名	用法及每日剂量	作用时间			利尿效力	注意事项
		开始	峰值	维持		
氢氯噻嗪（dihydrochlorothiazide）	口服 2~5mg/kg	1~2h	4h	12h	中等	补钾
依他尼酸（ethacrynic acid）	口服 2~3mg/kg	30min	1h	6h	强，最快	补钾
呋塞米（furosemide）	静脉注射 1~2mg/（kg·次）口服 1~2mg/（kg·次），每日 2~3 次	2~5min	1h	2~4h	最快	补钾

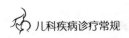

续表

药名	用法及每日剂量	作用时间			利尿效力	注意事项
		开始	峰值	维持		
螺内酯 （aldactone）	口服 1~3mg/kg	8~24h		停药后 2~3 天	较弱	两者均系 保钾利尿剂， 与氢氯噻嗪
氨苯蝶啶 （triamterene）	口服 2~4mg/kg	2h	6~8h	12~16h	较弱	同用，可 加强疗效

（四）洋地黄制剂的应用

见表 8-4。

表 8-4　常用洋地黄制剂的剂量和用法

制剂	年龄	给药途径	饱和量（mg/kg）	维持量	用法
地高辛 （digoxin）	未成儿 新生儿 4 月~2 岁 2~10 岁	口服 口服 静脉 口服 静脉 口服 静脉	0.02~0.03 0.03~0.04 0.02~0.03 0.05~0.06 0.04~0.05 0.04~0.05 0.03~0.04	按饱和量 1/4~1/5 计 算，每剂分 2 次应用， 每 12 小时 一次	根据未成熟程度，初生 1~2 日可用维持量法，加 用利尿剂并限制入量，必 要时改口服，首剂为饱和 量的 1/3~1/2，余量分 2~4 次，每 4~6 小时 1 次口服
毛花苷 C （cediland）	≤ 2 岁 > 2 岁	静脉 静脉	0.03~0.04 0.02~0.03	不宜用于 持续给药	饱和量的 1/3~1/2，用 10% 葡萄糖液 10~20ml 稀 释静脉缓推，必要时余量 可分 2~4 次，
毒毛花苷 K （strophanthin k）	≤ 2 岁 > 2 岁	静脉 静脉	0.006~0.012 0.005~0.01	不宜用于 持续给药	每将总量小用时 10% 次 葡萄糖液 10~20ml 稀释， 静脉缓慢注入，必要时每 8~12 小时可重复一次
洋地黄毒苷 （digitoxin）	≤ 2 岁 > 2 岁	口服 肌内注射 或静脉注射	0.03~0.04 0.02~0.03	按 1/10 饱和量计算	首剂为总量的 1/5~1/4， 余量分 6~10 次，每 6~8 小时 1 次

（五）非洋地黄类正性肌力药物的应用

（1）多巴胺：2~20μg/（kg·min）静脉微泵注射。

（2）多巴酚丁胺：2~20μg/（kg·min）静脉滴注。

（3）异丙肾上腺素：0.01~1μg/（kg·min）静脉滴注。非洋地黄类正性肌力药物目前仅在难治或常规抗心衰治疗难奏效时短暂、间歇使用。

（4）米力农：负荷量 25~75μg/kg，5~10 分钟缓慢静脉注射，以后 0.25~1.0μg/（kg·min）维持。

（5）肾上腺素：0.02~2μg/（kg·min）。

（六）血管扩张剂的应用

血管扩张剂一般应与洋地黄制剂联合使用，且在利尿剂利尿开始后方予应用。

（1）酚妥拉明：以 α₂ 受体阻滞为主。剂量每次 2.5~15μg/（kg·min）静脉持续泵入。

（2）米力农：负荷量 25~75μg/kg，5~10 分钟缓慢静脉注射，以后 0.25~1.0μg/（kg·min）维持。

（3）硝普钠：直接均衡地扩张动脉和静脉。剂量 0.5~8μg/（kg·min），从小剂量开始，逐渐加大剂量到有效为止。

（4）硝酸甘油：起始 0.25~0.5μg/（kg·min）静脉滴注，每 15~20 分钟调高，调高至 1~5μg/（kg·min）。

（七）血管收缩升压药的应用

去甲肾上腺素 0.1~0.2μg/（kg·min），根据病情调整用药。

（八）营养心肌

可应用磷酸肌酸钠等。

第五节　儿童晕厥

一、概述

晕厥（syncope）是儿童时期常见的急症，晕厥是由于短暂的全脑低灌注导致的一过性意识丧失及体位不能维持的症状，具有起病迅速、持续时间短暂、可自行恢复的特点。儿童晕厥的病因主要包括自主神经介导性晕厥和心源性晕厥。血管迷走性晕厥（VVS）和体位性心动过速综合征（POTS）是儿童尤其是学龄期及青春期儿童晕厥常见的病因。

二、诊断要点

见图 8-3。

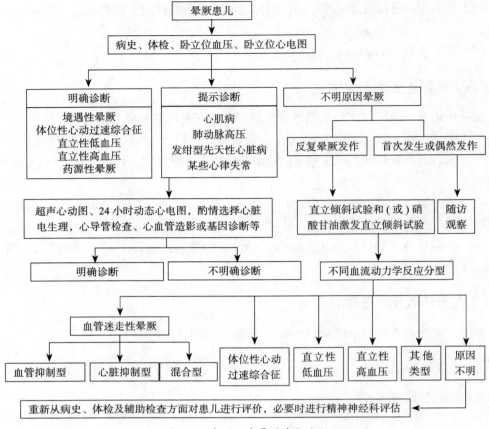

图 8-3　我国儿童晕厥诊断流程

三、治疗要点

根据不同病因治疗，及早发现心源性晕厥，挽救生命。VVS、POTS 主要治疗包括健康教育、自主神经功能锻炼、增加水和盐摄入（口服补液盐）、药物治疗（盐酸米多君、美托洛尔）、起搏器治疗（针对 VVS 伴心脏停搏＞4 秒及心肺复苏幸存者）、射频消融（针对 POTS，儿童无报道）。

第六节　小儿心律失常

一、概述

小儿心律失常（arrhythmias in children）就是指因为各种原因导致小儿心肌的兴奋性、自律性和传导性发生变化，出现异常心律的情况。可由各种类型心脏病导致，或由儿童紧张、恐惧、兴奋等不良情绪引起，或由某些药物不良反应引起。

二、诊疗流程

见图 8-4。

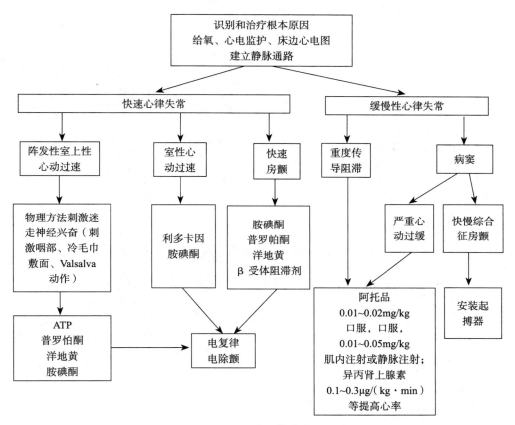

图 8-4 小儿心律失常诊疗流程图

三、常用药物

见表 8-5。

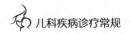

表 8-5　小儿心律失常常用药物表

药名	用法和剂量		严重不良反应	禁忌证	备注
	治疗量	维持量			
维拉帕米	口服 3~5mg/(kg·d)，静脉注射每次 0.1~0.2mg/kg，缓注，一次不超过 3mg。如一次无效，15 分钟以后可再用一次	–	低血压、休克、心力衰竭、心室停搏、窦房及房室传导阻滞	心力衰竭、低血压、严重传导阻滞	忌与普萘洛尔合用，应备拮抗剂 10% 葡萄糖酸钙（1~2ml/kg）静脉注射急救
三磷酸腺苷	静脉注射 0.04~0.05mg/kg，2 秒钟内迅速静脉注射，3~5min 后加倍剂量重复用 1~2 次	–	心脏停搏、过敏反应	病态窦房结综合征，心力衰竭，低血压，哮喘	半衰期短，不良反应在数秒内消失。比较安全。必须用静脉制剂
普萘洛尔	口服 1~4mg/(kg·d)，分 3 次；静脉注射 0.05~0.1mg/(kg·次)，缓注 10 分钟以上。总量不超过 2mg	2mg/(kg·d)，分 3 次	静脉注射可致严重心力衰竭、低血压、休克、传导阻滞、低血糖	心力衰竭、低血压、传导阻滞，支气管哮喘	个别病例需大剂量 5~7mg/(kg·d)。分 3 次口服，与地高辛合用较安全。其他措施失败后才予静脉注射，忌与维拉帕米合用
利多卡因	静脉注射 1.0mg/(kg·次)，每 10~15 分钟一次，总量不超过 5mg/kg	静脉滴注 20~50μg/(kg·min)，总量不超过 5mg	过量引起心动过缓、血压下降	高度传导阻滞、利多卡因过敏	–
美西律	口服 10~15mg/(kg·d)，分 3 次（q8h），静脉注射 2~3mg/(kg·次)，5~10 分钟内缓注	–	眩晕、震颤、心动过缓	严重心动过缓、束支传导阻滞	–
普罗帕酮	口服 5~7mg/(kg·次)，间隔 q6h~q8h。心律失常控制后逐步减量维持，静脉注射 1~2mg/kg，20min 后可重复	2~3mg/(kg·次)，每日 3~4 次	血压下降、心衰加重、癫痫样发作、传导阻滞	心力衰竭、高度传导阻滞	–
胺碘酮	口服 10~15mg/(kg·d)，分 3 次，心律失常控制后逐步减量维持；静脉注射 5mg/(kg·次)（缓慢注射）	3~5mg/(kg·d)，分 2 次	长期口服可致甲状腺功能障碍、肝损害、肺纤维变、严重室性心律失常、高度房室传导阻滞、Q-T 延长	高度传导阻滞、甲状腺功能紊乱、肝功能不良	与地高辛合用可使地高辛血浓度升高以致中毒，故地高辛应适当减量
异丙肾上腺素	静脉滴注 1mg 溶于 5%GS 250ml，根据心率调整滴速	0.01~1μg/(kg·min)	室性心律失常	心动过速、室性心律失常	可用于尖端扭转型室性心动过速
去氧肾上腺素	肌内注射或静脉注射 0.1~0.25mg/(kg·次)	–	血压骤升致脑血管意外	高血压	应缓注，复律后即停注
阿托品	静脉注射 0.01~0.03mg/(kg·次)，皮下注射 0.03~0.05mg/(kg·次)	–	极度烦躁、尿潴留	心动过速	可与异丙肾上腺素交替使用

第九章
内分泌系统疾病

第一节 矮小症

一、概述

（一）儿童体格发育规律

儿童体格发育是一个极为复杂的过程，具有独特的动态性、持续性、阶段性、规律性特征，体格发育中体重变化可简单、直接地反映儿童营养状况，但身高受到包括遗传、内分泌、营养、环境、疾病以及社会心理因素在内的诸多因素影响，其评估较为复杂。出生第一年，长 25cm 左右，第 2 年，长 10~11cm，第 3 年至青春发育前期，每年长 5~7cm。青春发育期，一般女童在 10 岁、男童在 12 岁进入青春期快速生长期，男孩每年可增长 7~9cm，最多可达 10~12cm，整个青春期平均长高 28cm，女孩每年可增长 6~8cm，整个青春期平均长高 25cm。小于 2 岁儿童身高生长每年 < 7cm，3 岁至青春期前儿童身高生长每年 < 5cm，青春期儿童生长每年 < 6cm，则应考虑生长缓慢。

（二）矮小症

矮小症（short stature），即在相似生活环境下，同种族、同性别和同年龄的个体身高低于正常人群平均身高 2 个标准差者（–2SD），或低于第 3 百分位数（–1.88SD）（表 9–1）。

表 9–1　男女童各年龄身高平均值及矮小值

女童身高表			男童身高表		
年龄（周岁）	矮小值（cm）	平均值（cm）	年龄（周岁）	矮小值（cm）	平均值（cm）
3	88.6	95.6	3	89.7	96.8
4	95.8	103.1	4	96.7	104.1
5	102.3	110.2	5	103.3	111.3
6	108.1	116.6	6	109.1	117.7
7	113.3	122.5	7	114.6	124.0

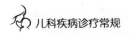

续表

女童身高表			男童身高表		
年龄（周岁）	矮小值（cm）	平均值（cm）	年龄（周岁）	矮小值（cm）	平均值（cm）
8	118.5	128.5	8	119.9	130.0
9	123.3	134.1	9	124.6	135.4
10	128.3	140.1	10	128.7	140.2
11	134.2	146.6	11	132.9	145.3
12	140.2	152.4	12	138.1	151.9
13	145.0	156.3	13	145.0	159.5
14	147.9	158.6	14	152.3	165.9
15	149.5	159.8	15	157.5	169.8
16	149.8	160.1	16	159.9	171.6

二、病因

1. **生长的正常变异**：家族性矮小、青春期延迟、特发性矮小（部分专家把家族性矮小和青春期延迟归类到特发性矮小）、小于胎龄儿。

2. **对生长有继发效应的全身性疾病**：营养低下、糖皮质激素治疗、胃肠道疾病、风湿性疾病、慢性肾脏病、肿瘤、肺部疾病、免疫性疾病、心脏病。

3. **代谢性疾病**：1 型糖尿病、低血磷性佝偻病、黏多糖病、糖原累积症等。

4. **内分泌疾病**：生长激素缺乏症、甲状腺功能减退、性早熟、库欣综合征。

5. **遗传性疾病**：Turner 综合征、Noonan 综合征、Prader Willi 综合征、SHOX 基因变异、Silver Rusell 综合征、骨骼发育不良 / 生长板异常。

三、检查

1. **实验室检查**：血常规、尿常规、血气分析、肝肾功能、电解质、空腹血糖、血脂、甲状腺功能、血 ACTH（促肾上腺皮质激素）、皮质醇、性激素常规六项。

2. **特殊检查**：骨龄测定、生长激素激发试验、类胰岛素生长因子 1、类胰岛素生长因子结合蛋白、染色体核型分析（女孩，男孩酌情）、鞍区 MRI（蝶鞍容积大小，垂体前后叶大小等）。

四、治疗要点

矮小患者经过全面检查，明确了矮小原因后，若无生长激素治疗禁忌证，可以选用重组人生长激素治疗。生长激素治疗适应证：生长激素缺乏症、慢性肾功能衰竭、Turner 综合征、Prader Willi 综合征、Noonan 综合征、小于胎龄儿、特发性矮小、SHOX基因缺乏。生长激素缺乏症患者治疗剂量 0.1~0.15IU/（kg·d），其他患者治疗剂量0.15~0.2IU/（kg·d），治疗疗程视需要而定，通常 1~2 年以上。

五、治疗随访

生长激素治疗 1 个月，复查血糖、甲状腺功能、IGF1、IGFBP3；治疗 3 个月复查血糖、胰岛素、甲状腺功能、IGF1、IGFBP3；治疗 6 个月复查甲状腺功能、血糖、肝肾功能、胰岛素、IGF1、IGFBP3、尿常规。

长期随访每 3 个月 1 次，记录各项不良事件主诉、体格检查情况，观察性发育情况，按需处理，每 6 个月复查 1 次骨龄。

第二节　低血糖症

一、概述

低血糖（hypoglycemia）是指不同原因引起的血糖浓度低于正常，国内低血糖定义如下。

（1）新生儿低血糖的标准为生后 24 小时内血糖＜ 2.2mmol/L。

（2）出生 24 小时后血糖＜ 2.2~2.8mmol/L。

（3）不需考虑出生体重及孕龄，对于较大婴儿和儿童空腹血糖＜ 2.8mmol/L 即为低血糖。

二、病因及机制

胰岛素的过量分泌或一种及多种反调节激素（胰高血糖素、肾上腺素、生长激素和皮质醇）的缺乏均可导致低血糖发生。

三、临床分型

见表 9-2。

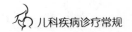

表 9-2　导致婴儿和儿童低血糖的高危因素和疾病状况

高危因素	疾病状况
糖原和脂肪贮备不足或葡萄糖产生减少	1.遗传性代谢病
小于胎龄儿	（1）糖代谢障碍
早产儿	糖原累积症，半乳糖血症
多胎妊娠	果糖不耐受症，糖异生障碍等
母亲妊娠高血压综合征	（2）氨基酸、有机酸、脂肪酸代谢障碍
围产期窘迫、窒息	枫糖尿症，丙酸血症，酪氨酸血症
空腹、饥饿、喂养不当	甲基丙二酸血症，脂肪酸氧化缺陷内分泌
高胰岛素血症或组织耗糖过多	2.疾病（反调节激素缺乏）
糖尿病母亲的婴儿	全垂体功能低下
Beckwith-Wiedemann 综合征	生长激素缺乏
巨大儿	肾上腺皮质 / 髓质功能低下
胰岛细胞腺瘤	甲状腺功能低下
胰岛细胞增殖症	胰高糖素缺乏
功能性胰岛 B 细胞增生	医源性因素与其他疾病状况
亮氨酸敏感	骤停输糖或换血或脐动脉插管不当等红细胞增
新生儿溶血病	多或高黏滞症
母亲用药（氯磺丙脲、苯丙噻二嗪等）	严重感染、低体温、先天性心脏病等

四、诊断要点

低血糖症的诊断应基于病史、体格检查和实验室资料的综合分析，在低血糖当时的体内激素水平和代谢反应状况尤为重要。

（一）临床病史

出现低血糖的时间与空腹的关系至关重要，如糖原累积症（GSD1）中，短暂的禁食（1.5~4 小时）后就会发生低血糖症，在其他 GSD（4~12 小时），糖异生障碍（8~16 小时）和脂肪酸氧化障碍 FAOD（＞ 10 小时）中发生较晚。

（二）临床症状

（1）自主神经系统兴奋并释放肾上腺素引起的后果，有多汗、颤抖、心动过速、烦躁、精神紧张不安、易受刺激、饥饿感、恶心和呕吐。

（2）脑葡萄糖利用减少，有头痛、视力障碍、乏力、表情淡漠、抑郁、不安易激动、语言和思维障碍、意识模糊、智能降低、性格行为改变、僵木迟钝、嗜睡、甚至意识丧失而昏迷惊厥及永久性神经损伤。

（3）新生儿和小婴儿低血糖症状模糊不明显，常被忽略，并且无特异性。小婴儿低血糖可表现为发绀发作、呼吸暂停、呼吸困难、拒奶、突发的短暂性肌阵挛、衰弱、嗜睡和惊厥，体温常不正常。

（三）体格检查

体格检查可提供十分重要的诊断线索。

（1）肝功能异常（转氨酶、尿酸）、高氨血症、神经肌肉症状伴（或不伴）肌酸激酶水平增高常提示脂肪酸氧化缺陷可能。

（2）巨大儿伴巨舌、脐疝/脐膨出和巨大内脏为 Beckwith-Wiedemann 综合征的特征。

（3）多种有机酸、氨基酸代谢病伴有特殊尿液气味或体味等。

（4）半乳糖血症、酪氨酸血症Ⅰ型和脂肪酸β氧化缺陷常有明显肝大。

（5）暂时性饥饿不耐受（酮症性低血糖）、皮质醇/生长激素缺乏症、糖原合成酶缺乏症、枫糖尿病等患儿肝脏大小正常。

（6）有机酸血症急性代谢危象时有暂时性肝大。

（四）高胰岛素血症（CHI）的诊断标准

（1）血糖 < 2.8mmol/L 时存在高胰岛素分泌（血浆胰岛素 > 2mU/L）。

（2）皮下或肌内注射 0.5mg 胰高血糖素后血糖升高幅度 > 3mmol/L。

（3）低血糖发作时，血浆 β- 羟丁酸 < 1.5mmol/L，尿酮体阴性，为防止低血糖发生，给予的治疗需持续数月或数年。

（五）实验室检查

发现低血糖同时，测定各种相关激素、代谢产物和血生化指标。

1. 葡萄糖纠正前检查：血糖（INS/GS 正常 < 0.3）、血胰岛素、C 肽、生长激素、皮质醇、乳酸、游离脂肪酸、β- 羟基丁酸。

2. 葡萄糖纠正后检查：肉碱/酰基肉碱、血浆氨基酸及有机酸（MS/MS）、肝功能、电解质、血脂、血氨、尿酸等。

3. 低血糖发作后尿检：尿酮体（鉴别酮症或非酮症性低血糖）、还原型糖（提示半乳糖血糖或果糖不耐受）、尿糖含量。

4. 其他检查：通过对患儿身体状态良好时获得的血液进行酰基肉碱分析，来识别大多数引起低血糖的脂肪酸氧化缺陷 FAOD 可能。

五、治疗要点

治疗低血糖症的关键是明确病因诊断，维持血糖正常静脉输注葡萄糖是最重要的手段。

（一）紧急处理

（1）如果患者完全清醒且不呕吐，则给患儿口服葡萄糖 10~20g。

（2）对症状性意识改变的低血糖患者，建议静脉输注葡萄糖液，首次可应用 10% 葡萄糖 1~2ml/kg 推注，然后用 10% 葡萄糖按 6~8mg/（kg·min）静脉滴注维持，调整维持血糖浓度约 4.5mmol/L，如新生儿需要超过 12mg/（kg·min）的葡萄糖速才能维持血糖在 2.2mmol/L 以上，则为持续性低血糖或顽固性低血糖。

（3）持续低血糖者可应用氢化可的松 5~10mg/（kg·d）静脉滴注或 1~2mg/（kg·d）口服至低血糖症状消失、血糖恢复正常后 24~48 小时。

（4）胰高血糖素可通过调动肝糖原而升高血糖，用量 0.03mg/kg，不超过 1mg，肌内注射或皮下注射。

（5）对于药物治疗无效的难治性低血糖，应进行腹部影像学检查（包括腹部 CT、MRI），以明确有无胰岛细胞瘤，甚至剖腹探查等。

（二）高胰岛素血症（CHI）的管理

（1）一线疗法：K^+–ATP 通道开放剂二氮嗪，10~15mg/（kg·d），分 2~3 次使用，是首选方案。对二氮嗪无反应的患者，可以使用生长抑素类似物奥曲肽（20~50μg，每 6~12 小时 1 次）。

（2）糖皮质激素：如氢化可的松或泼尼松。

（3）生长激素。对生长激素缺乏或全垂体功能低下的患儿有效。

（4）如果药物治疗失败，则可能需要进行大体胰腺切除术。

（三）其他内分泌疾病的治疗

（1）许多遗传性代谢病常导致反复发作的顽固性严重低血糖，应迅速静脉补充葡萄糖，同时收集血、尿标本进行相应筛查试验。

（2）应注意避免摄入代谢缺陷的相应糖类、蛋白质或氨基酸，纠正伴发的代谢性酸中毒和高氨血症等代谢紊乱，维持水电解质平衡。确定诊断后针对病因进行治疗。

六、常见并发症处理方案

1. 脑水肿： 低血糖危象的严重并发症之一，建议使用甘露醇治疗。

2. 惊厥： 低血糖危象的常见并发症之一，其主要治疗方法是快速纠正血糖至正常水平，可适当联合使用抗惊厥药。

3. 记忆和认知障碍： 目前尚无确切有效的治疗方法。

第三节　肥胖症

一、概述

儿童肥胖症（obesity）是指儿童体内过多的能量以脂肪的形式储存，身体脂肪重量超标并与高脂血症、高血压、糖尿病以及心血管疾病患病风险增高相关的一种疾病。

二、临床病因

肥胖是遗传因素、环境因素、行为因素共同作用的结果，是否出现肥胖取决于个体对环境因素作用的易感性。

（1）遗传因素：目前研究认为，人类肥胖与600多个基因、标志物和染色体区域有关。肥胖的家族性与多基因遗传有关。双亲均肥胖的后代发生肥胖率约70%~80%，双亲之一肥胖者，后代肥胖发生率约为40%~50%；双亲正常的后代发生肥胖率仅10%~14%。

（2）宫内环境及出生体重：孕母肥胖、糖尿病和吸烟以及出生时小于或大于胎龄的儿童均会增加肥胖的发生风险。

（3）不当的饮食与生活方式：摄入过多的脂肪和高热量食物，进食过快、不吃早饭，体力活动少、久坐等。

（4）睡眠时间过多或过少、家庭收入、经济状况、居住地区、家庭成员职业及受教育程度等因素均影响儿童肥胖的发生。

三、诊断要点

（一）临床表现

一般食欲佳，进食快，食量大，口味偏重，多喜欢肉食、油炸食物或甜食。懒动、喜卧、活动减少。查体发现体脂分布均匀，胸腹、臀部、大腿脂肪过多。皮肤有紫纹，黑棘皮病常见。男孩因阴茎埋于脂肪组织中而表现为阴茎过小。肥胖小儿性发育常较早，故最终身高常略低于正常小儿。由于怕被别人讥笑而不愿与其他小儿交往，故常有心理上的障碍，如自卑、胆怯、孤独等。

（二）诊断方法

1.脂肪测量方法

（1）直接测量法：直接测量脂肪重量和比率。

（2）间接测量法：儿童常用，如身高别体重、皮褶厚度、腰围、腰臀围比、腰围身高比和体质指数。

2.肥胖诊断指标：常用的有以下几项。

（1）体重指数（BMI）

BMI= 体重（kg）/ 身高（m）^{2}。BMI ≥同年龄、同性别第95百分位数（P95）为肥胖，≥第85百分位数（P85）为超重（表9-3）。

表 9-3　中国儿童 / 青少年体重指数（BMI）分类标准

年龄（岁）	均值（男）	超重（男）	肥胖（男）	均值（女）	超重（女）	肥胖（女）
3	15.7	16.8	18.1	15.4	16.9	18.3
4	15.3	16.5	17.8	15.2	16.7	18.1
5	15.2	16.5	17.9	15.0	16.6	18.2
6	15.3	16.8	18.4	15.0	16.7	18.4
7	15.6	17.2	19.2	15.0	16.9	18.8
8	16.0	17.8	20.1	15.2	17.3	19.5
9	16.4	18.5	21.1	15.6	17.9	20.4
10	17.0	19.3	22.2	16.1	18.7	21.5
11	17.5	20.1	23.2	16.7	19.6	22.7
12	18.1	20.8	24.2	17.4	20.5	23.9
13	18.7	21.5	25.1	18.1	21.4	25.0
14	19.2	22.1	25.8	18.8	22.2	25.9
15	19.7	22.7	26.5	19.3	22.8	26.7
16	20.1	23.2	27.0	19.7	23.3	27.2
17	20.5	23.6	27.5	20.0	23.7	27.6
18	20.8	24.0	28.0	20.3	24.0	28.0

（2）身高别体重：主要用于 10 岁以下儿童的脂肪测量。

（3）腰围：儿童腰围≥同年龄、同性别 P90 考虑为中心性肥胖。

（4）腰围身高比：女童 ≥ 0.46、男童 ≥ 0.48 作为中心性肥胖的筛查标准。

（三）临床分型

肥胖分为单纯性肥胖和病理性肥胖，儿童肥胖大多数为单纯性肥胖，约 5% 为病理性肥胖。

（四）辅助检查

肥胖症的辅助检查主要为了明确有无并发症的出现，并排除其他病理性原因所致肥胖。一般有血尿常规、肝肾功能、血脂、葡萄糖、甲状腺功能测定、青春发育期儿童的性激素测定、肾上腺功能测定、肾功能测定、肝炎系列等。另外还有肝胆胰脾超声、甲状腺超声、肾上腺超声、颈动脉血管超声、头颅垂体 MRI 检查、青春发育期的性腺（子宫、卵巢或睾丸）超声及骨龄片。怀疑血糖异常者应行糖耐量试验。

（五）鉴别诊断

95% 的肥胖儿童属于单纯性肥胖，但需与以下疾病相鉴别。

（1）Prader-Willi 综合征：婴儿期喂养困难；婴儿期后食欲旺盛，过度肥胖；发育迟缓，身材矮小，智力低下，肌张力低下、青春期延迟，性腺功能低下；具有糖尿病倾向。

（2）Bardet-Biedl 综合征：周围性肥胖，智力低下，色素性视网膜炎，性腺发育不良，肾小球肾炎；多指（趾）畸形；部分患儿有糖尿病。

（3）Alstrom 综合征：又称肥胖 - 视网膜变性 - 糖尿病综合征，患儿主要表现为色素视网膜炎，视力减退甚至失明，神经性耳聋、肥胖、糖尿病、尿崩症。

（4）多囊卵巢综合征：女孩肥胖，月经量少、周期延长，甚至出现闭经；多毛，不孕和黑棘皮病；血睾酮增高；盆腔 B 超示卵巢增大，可有多囊。

（5）肥胖性生殖无能综合征：儿童肥胖多始于 10 岁以后，乳房、下腹部、外生殖器附近脂肪堆积尤为明显；性发育不全，第二性征发育延迟或不发育，身高不增，可有颅内压增高症状。

（6）皮质醇增多症：又称库欣综合征，患儿出现向心性肥胖、满月脸、水牛背、皮肤紫纹、高血压、生长停滞；血皮质醇增高，肾上腺 B 超和 CT 可发现肾上腺皮质增生、腺瘤或腺癌。

四、治疗要点

1. 生活方式干预：是基础治疗，包括饮食体育运动和日常行为干预。

（1）对摄入热量进行严格计算和控制，热卡：1000+［体重 ×（60~80）］千卡。尽量避免煎炸食品，避免狼吞虎咽的进食方式，晚餐食量不超过总食量的 30%，早餐应达到 35%。

（2）限制久坐行为，控制屏幕前时间，鼓励室外运动。

（3）保证睡眠时间。小学生每天 9~10 小时，中学生每天至少 8~9 小时。

2. 药物治疗：减肥药不适合于儿童。二甲双胍等药物主要用于已有胰岛素抵抗、出现并发症的肥胖儿童。

五、并发症及筛查

（一）并发症

肥胖可导致多系统并发症。心脑血管系统可有高血压、血脂异常、早发型冠脉硬化、心肌梗死、特发性颅内压增高；内分泌系统可有 2 型糖尿病、代谢综合征、多囊卵巢综合征、性早熟；消化系统可有非酒精性脂肪性肝病、胆石症；骨骼系统可有股骨头骨骺滑脱、膝内翻或膝外翻；呼吸系统可有哮喘、阻塞性睡眠呼吸暂停、肥胖低通气综合征等。

（二）并发症筛查

要进行定期筛查，对高危患儿在 10 岁或青春期开始筛查，每 2 年一次。检查项目包

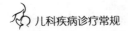

括：空腹血糖、口服葡萄糖耐量试验、糖化血红蛋白、血脂全套等。

第四节　糖尿病酮症酸中毒

一、概述

糖尿病酮症酸中毒（diabetic ketoacidosis，DKA）是以高糖、高血酮、酮尿、脱水、电解质紊乱、代谢性酸中毒为特征的综合征。主要诱因为急性感染、过食、诊断延误、突然中断胰岛素治疗等。

二、诊断要点

（一）临床表现

起病急，进食减少，恶心、呕吐、腹痛，关节或肌肉疼痛，皮肤黏膜干燥，呼吸深长，呼气中带有酮味，脉搏细数，血压下降，体温不升，甚至嗜睡、淡漠、昏迷。少数患儿起病缓慢，以精神呆滞软弱、体重下降等为主。

（二）诊断标准

（1）血糖 > 11.1mmol/L。
（2）血液 β-羟丁酸 ≥ 3mmol/L（31mg/dL）。
（3）尿酮阳性。
（4）代谢性酸中毒（PH < 7.3 或 HCO_3^- < 15mmol/L）。

（三）诊断分型

（1）轻度：pH < 7.3，或 HCO_3^- < 15mmol/L。
（2）中度：pH < 7.2，或 HCO_3^- < 10mmol/L。
（3）重度：pH < 7.1，或 HCO_3^- < 5mmol/L。

三、治疗要点

（一）一般治疗

（1）确保气道开放（神志不清患者或严重昏迷患者）。
（2）必要时吸氧（循环衰竭或休克的患者）。
（3）建立外周循环（两路，一路补液，一路胰岛素）。
（4）心电监护、血压监测。

（5）记出入量。

（6）禁食。

（7）每小时测血糖。

（8）有感染则抗感染治疗。

（二）补液治疗

1. **快速补液**：对于中、重度脱水的患儿，尤其休克者，最先应给予生理盐水 10~20ml/kg，30~60 分钟内快速输注扩容，据外周循环情况可重复，但第 1 小时一般不超过 30ml/kg。扩容首选晶体液，偶尔使用胶体液或其他扩容剂。纠正 DKA 脱水的速度应较其他原因所致者缓慢，因为过快地输入张力性液体可能加重脑水肿进程。

2. **序贯补液**：液体速度（ml/h）=（累积损失量 +48 小时生理需要量）/48h，总液体张力约 1/2 张。

（1）估计脱水程度：一般 DKA 时体液丢失为体重的 5%~10%。轻度按 5% 计算脱水量（累积损失量），中度按 7% 计算脱水量（累积损失量），重度脱水伴有休克表现的按 10% 计算脱水量（累积损失量）。

（2）计算补液量：目前国际上推荐采用 48 小时均衡补液法。

补液总量 = 累积丢失量 + 生理需要量。（含静脉和口服途径给予的所有液体量）。

累积损失量（ml）= 估计脱水百分数（%）× 体重（kg）×1000（ml）

生理需要量（24 小时）的计算：< 10kg，按 100ml/kg 计算；10~20kg，超出 10kg 部分按 50ml/kg 计算；> 20kg，超过 20kg 部分按 20ml/kg 计算。

（三）胰岛素治疗

胰岛素一般在补液后 1 小时开始应用，特别是对有休克的患儿，只有当休克恢复、含钾盐水补液开始后，胰岛素才可应用。

小剂量胰岛素最初量为 0.1U/（kg·h），静脉泵维持，3 岁以下儿童 0.05U/（kg·h）。血糖下降速度一般为每小时 2~5mmol/L。血糖降至 < 17mmol/L 时，改为 5% 的葡萄糖半张液，根据血糖调整葡萄糖浓度。胰岛素输注速度一般不低于 0.05U/（kg·h）。小剂量胰岛素静脉输注应持续至酮症酸中毒纠正（连续 2 次尿酮阴性，血 pH > 7.3，血糖下降至 12mmol/L 以下）。

（四）补钾治疗

进入序贯输液阶段时，对于输含钾液无禁忌的患儿，尽早开始补钾。

四、并发症处理：脑水肿

（一）如何鉴别

脑水肿常在治疗 4~12 小时之内发生，也有在治疗前发生，很少在治疗后 24~48 小时

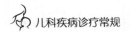

发生，诊断指标如下。

（1）对疼痛刺激的运动或言语反应异常，呼吸模式异常，去皮层强直，颅神经麻痹。

（2）大指标：意识或精神异常，心率减慢，年龄不相称的大小便失禁。

（3）小指标：头痛，嗜睡，舒张压＞90mmHg，年龄＜5岁。

（4）存在2个大指标或1个大指标加2个小指标，诊断准确度92%。

（二）如何纠正

（1）液体输入速度降低1/2。

（2）甘露醇0.25~1.0g/kg，15分钟以上输入，如无反应可于30分钟到2小时后重复。

（3）甘露醇无效者可给予3%NaCl 2.5~5ml/kg，15分钟以上输入。但要注意慎用高渗盐水。

（4）抬高床头30°，必要时呼吸支持，但不建议侵入性过度通气。进行头颅CT检查，以了解有无脑出血或血栓等。

五、注意事项

酮症酸中毒时一般不纠酸，碳酸氢盐的使用可能加重中枢神经系统酸中毒和组织缺氧，可加重低钾血症和改变钙离子浓度而发生危险，还可增加血浆渗透压，因此应该慎用。胰岛素治疗可以利用酮体生成碳酸氢盐逆转酸中毒；纠正低血容量可促进有机酸的排泄。只有当动脉血气pH＜6.9，休克持续不好转，心脏收缩力下降时可以考虑使用碳酸氢盐。通常用5%NaHCO$_3$ 1~2ml/kg稀释后在1小时以上的时间内缓慢输入，必要时可以重复。

第五节 先天性甲状腺功能减退症

一、概述

先天性甲状腺功能减退症（congenital hypothyroidism），简称"先天性甲减"，是由于甲状腺激素合成不足或其受体缺陷所造成的一种疾病。可引起儿童智力发育及体格发育落后，新生儿筛查发病率约1/2050。

二、诊断要点

（一）病史

母亲孕期有无甲状腺疾病及药物使用史，母孕期有无胎动减少等，是否出生为巨大儿、过期产儿。

（二）典型临床表现

1. 新生儿期：黄疸消退延迟，三少一多（少吃、少哭、少动、多睡）表现、面部臃肿、前后囟大、便秘、腹胀、脐疝等。

2. 婴幼儿及儿童期：主要表现为智力落后及体格发育落后，如身材矮小、特殊面容（眼距宽、塌鼻梁、唇厚舌大、面色苍黄）、皮肤粗糙，以及与新生儿期共有的脐疝、腹胀、便秘表现等。

三、临床分型

（一）按发病部位分

1. 原发性甲状腺功能减退：为甲状腺本身疾病所致，甲状腺先天性发育异常是最常见的病因，包括甲状腺缺如、甲状腺发育不良、单叶甲状腺、甲状腺异位等。

2. 继发性甲状腺功能减退：也称中枢性甲减或下丘脑－垂体性甲减，因垂体分泌TSH（促甲状腺激素）障碍引起，病因包括TRH分泌缺陷、腺垂体发育相关的转录因子缺陷、TRH受体突变等。

3. 外周性甲状腺功能减退：由甲状腺激素受体功能缺陷引起。

（二）按疾病转归分

1. 持续性甲状腺功能减退：由于自身甲状腺素持续缺乏，患者需终生进行替代治疗。

2. 暂时性甲状腺功能减退：由于母亲甲状腺疾病或者早产儿发育不成熟、窒息、感染等引起出生时甲状腺激素分泌暂时性缺乏，后期甲状腺功能可恢复正常。

四、实验室检查

（一）检验

1. 血清甲状腺功能：出生72小时的新生儿干血滴纸片检测TSH浓度，结果＞10mIU/L，再检测血清T_4（甲状腺素）及TSH以确诊。任何新生儿筛查结果可疑及临床可疑小儿均应检测血清FT_4（游离甲状腺素）、TSH浓度。

（1）FT_4减低、TSH明显升高：诊断先天性甲减。

（2）FT_4正常，TSH持续升高：可诊断高TSH血症。

（3）FT_4减低，TSH正常或降低：诊断继发性甲减或者中枢性甲减。

2. 甲状腺球蛋白（TG）测定：甲状腺发育不良患者TG水平明显低于正常对照组。

（二）检查

1. **甲状腺超声**：评估甲状腺发育情况。
2. **核素检查**：甲状腺放射性核素显像可判断甲状腺的位置、大小、发育情况及摄取功能。

五、鉴别诊断

1. **先天性巨结肠**：新生儿期即有便秘、腹胀、脐疝，但无嗜睡、少哭等，钡灌肠及甲状腺功能检测可鉴定。
2. **21-三体综合征**：智能及动作发育落后，但有特殊面容（如外眼眦上斜，无皮肤粗糙），染色体核型分析可鉴别。
3. **佝偻病**：动作发育迟缓及生长落后。但佝偻病患儿智力正常、皮肤正常，常有佝偻病体征，血生化、X线片及甲状腺功能可鉴别。
4. **骨骼发育障碍疾病**：有生长迟缓，部分有智力低下，但黏多糖特殊 X 线片及尿中异常代谢物可助鉴别。

六、治疗要点

一旦确诊，都应立即治疗，以避免对脑发育的损害。药物首选左甲状腺素（L-T$_4$），又名优甲乐，每天 1 次，晨起顿服，尽早使 FT$_4$、TSH 恢复正常，最好 FT$_4$ 在治疗 2 周内，TSH 在治疗后 4 周内达到正常。后期应维持 FT$_4$ 在平均值至上限范围之内，TSH 应维持在正常范围内。其他年龄段剂量随静脉血 FT$_4$、TSH 值调整，参考如下。

（1）新生儿期初始治疗剂量：10~15μg/（kg·d）。
（2）婴儿期剂量：5~10μg/（kg·d）。
（3）1~5 岁剂量：5~6μg（kg·d）。
（4）5~12 岁剂量：10~15μg/（kg·d）。

七、预后及随访观察

1. **疗效观察**：合适剂量治疗 2 周后食欲好转，腹胀消失，活动增多，智能及体格发育均改善，治疗过量主要表现为颅缝早闭、甲亢（烦躁、多汗、多边等）。
2. **随访观察**：治疗 2 周后首次复查，若结果异常，需调整 L-T$_4$ 剂量，则调整剂量后 1 个月复查，具体随访时间如下。

1 岁内：每 2~3 个月复查 1 次。
1~3 岁：每 3~4 个月复查 1 次。
3 岁以上：每 6 个月复查 1 次。

注：1 岁、3 岁、6 岁时需行智力评估及体格发育评估。

3. 停药观察： 先天性甲减伴甲状腺发育异常者，需要终生治疗。其他患儿可在正规治疗 2~3 年后尝试停药 1 个月，复查甲状腺功能及甲状腺超声等，如平时用药剂量偏大，可先减半量，1 个月后复查。如再次出现 TSH 升高，或伴有 FT_4 降低，则予甲状腺素替代治疗。

八、科普及预防

（1）新生儿筛查。
（2）孕妇甲状腺功能检测。
（3）合理使用碘。

第六节　性早熟

一、概述

性早熟（precocious puberty）是女孩在 8 周岁以前出现乳房发育，或 10 岁以前月经初潮；男孩在 9 周岁以前出现睾丸增大等第二性征。其中由各种原因致下丘脑提前分泌和释放促性腺激素释放激素，激活垂体分泌促性腺激素使性腺发育并分泌性激素，从而使内、外生殖器发育和第二性征呈现，称为中枢性性早熟（CPP）。

二、正常儿童性发育规律

（一）性发育的过程和平均年龄

见表 9-4、表 9-5。

表 9-4　女孩发育情况

年龄	女孩发育情况
9~10 岁	乳房开始发育
10~11 岁	乳房发育，阴毛开始生长
11~12 岁	内、外生殖器发育，阴道涂片有改变，乳房进一步发育，阴毛增多
12~13 岁	腋毛生长，乳头色素沉着，月经初潮
13~14 岁	排卵
14~15 岁	痤疮，声音变调

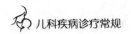

表 9-5 男孩发育情况

年龄	男孩发育情况
10~11 岁	睾丸容积增大
11~12 岁	阴囊发育和色素沉着，阴茎发育
12~13 岁	前列腺活动，阴毛发育
13~14 岁	睾丸和阴茎迅速发育，乳房组织发育
14~15 岁	腋毛、痤疮、声音变调、胡须，初次遗精
15~16 岁	精子成熟

（二）性发育过程的分期

见表 9-6。

表 9-6 性发育过程的分期（Tanner 分期）

分期	乳房	睾丸及阴茎	阴毛	其他
Tanner 1 期	幼儿型	幼儿型，直径＜2.5cm（1~3ml）	无	无
Tanner 2 期	出现硬结，乳头及乳晕稍增大	双睾丸和阴囊增大；睾丸直径＞2.5cm（4~8ml）；阴囊皮肤变红、起皱纹；阴茎稍增大	少许稀疏直毛，色浅；女孩限阴唇处；男孩限阴茎根部	生长增速
Tanner 3 期	乳房及乳晕更增大，侧面呈半圆状	阴囊、双睾丸增大，睾丸长约 3.5cm（10~15ml），阴茎开始增长	毛色变深、变粗，见于耻骨联合上	生长速度渐达高峰；女孩出现腋毛；男孩渐见胡须、痤疮、声音变调
Tanner 4 期	乳晕、乳头增大，侧面观突起于乳房半圆上	阴囊皮肤色泽变深；双睾丸增大，睾丸长径约 4cm（15~20ml）；阴茎增长、增粗，龟头发育	如同成人，但分布面积较小	生长速率开始下降；女孩见初潮
Tanner 5 期	成人型	成人型，睾丸长径＞4cm（＞20ml）	成人型	无

三、临床分型及病因

（一）中枢性性早熟

1. 神经系统病变

（1）先天性：蛛网膜囊肿、脑积水、下丘脑错构瘤、鞍上囊肿等。

（2）后天获得性：①中枢感染性病变后：脑或脑膜脑炎、脑脓肿、脑积水等；②下丘脑、垂体肿瘤：分泌促黄体生成素的腺瘤、星状细胞瘤胶质瘤等；③颅脑外伤、手术、化疗或放疗后；④暂时可逆性病变：如各种病因引起脑水肿，脑水肿缓解后发生早熟。

2. 特发性中枢性性早熟

3. 遗传易感基因影响的中枢性性早熟：KISS1，MKRN3 等基因。

4. 不完全性中枢性性早熟：单纯乳房早发育、单纯性阴毛早现、单纯性早初潮。

（二）外周性性早熟

（1）由慢性雌激素暴露所致。

（2）先天性肾上腺皮质增生症、McCune–Albright 综合征、家族性男性限性性早熟、先天性甲状腺功能减低症等。

四、诊断要点

（一）临床特点

前 3 条为必备条件。

（1）第二性征提前出现，女童在 8 岁前，男童在 9 岁前，或女童在 10 岁前月经初潮。

（2）有性腺发育依据，女童盆腔 B 超提示卵巢体积＞1ml 并卵泡直径＞4mm，男孩睾丸容积＞4ml，病程进展呈进行性。

（3）LHRH（促黄体素释放激素）激发试验：LH（促黄体素）峰值＞5 IU/L，同时 LH/FSH（卵泡刺激素）＞0.6 提示真性发育；或基础水平 Gn（促性腺激素）明显升高，LH 基础水平＞3.0~5.0 IU/L 可肯定已有中枢性发动。

（4）骨龄较生理年龄提前 1 年以上（非特异性）。

（5）性激素（雌二醇或睾酮）升高至青春期水平。

（6）线性生长加速。

（二）病因学诊断

确诊为中枢性性早熟后需做脑 MRI（重点检查鞍区），尤其是以下情况。

（1）确诊为 CPP 的所有男孩。

（2）6 岁以下发病的女孩。

（3）性成熟过程迅速或有其他中枢病变表现者。

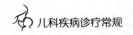

五、治疗要点

GnRH（促性腺激素释放激素）类似物（GnRHa）是当前主要的治疗选择，儿童常用制剂有曲普瑞林和亮丙瑞林的缓释剂。

（一）GnRHa 应用指征

（1）中枢性性早熟（快速进展型）。

（2）快速进展的青春期。

（3）预测成年身高受损：女孩 < 150cm，男孩 < 160cm。

（4）防止或缓释患儿或家长因性早熟所致的相关社会或心理问题。

（二）不需治疗的指征

（1）性成熟进程缓慢（骨龄进展不超越年龄进展）而对成年身高影响不显著。

（2）骨龄虽提前，但身高生长速度亦快，预测成年身高不受损，但需定期随访。

（三）治疗剂量和疗程

（1）国内以 3.75mg/4 周最为常用，推荐首剂 3.75mg。

（2）根据性腺轴抑制情况进行适当调整。

（3）应用 GnRHa 治疗中枢性性早熟的患儿强调个体化原则。

（4）治疗一般持续 2 年以上，一般建议骨龄 12~13 岁（女孩 12 岁，男孩 13 岁）时停药。但有个体差异。

（四）治疗监测

治疗过程中每 3~6 个月测量身高体重及性征发育状况（阴毛进展不代表性腺受抑状况）。

（1）判断性腺轴功能是否抑制：第 3 次注射 GnRHa 后 1 小时内检测 LH，LH < 1.7IU/L 提示抑制良好，每 3 个月复查 LH+FSH+E_2（或 T）。

（2）每 6 个月复查骨龄、子宫卵巢 B 超或睾丸 B 超。

（3）首次注射后可能发生阴道流血，或已有初潮者又见出血，多数不用特别处理。

（4）有中枢器质性病变的中枢性性早熟患者，应当按照病变性质行相应病因治疗。

第十章
血液系统疾病

第一节　儿童急性淋巴细胞白血病

一、概述

急性淋巴细胞白血病（acute lymphoblastic leukemia，ALL）是指早期 B 细胞、T 细胞或成熟 B 淋巴细胞发生克隆性异常增殖所致的恶性疾病。是最常见的儿童白血病，占75%。完全治愈率可达 85%。

二、诊断要点

（一）临床表现

（1）贫血、出血、发热。

（2）白血病细胞对各脏器组织浸润引起的症状，如肝大与脾大、淋巴结肿大等。

（3）骨痛、骨折、面瘫、抽搐、血尿、气急等。

（二）实验室检查

（1）血常规：白细胞可以增高、减少，或正常；血小板或血色素可以减少，或正常。外周血肿瘤细胞计数。

（2）骨髓涂片：原始加幼稚淋巴细胞 ≥ 25%。

（3）正侧位胸片、头颅 MRI，选择性进行其他影像学检查。

（4）肝功能、肾功能（必须包括尿酸）、心电图、血清铁蛋白、血清 LDH、电解质、CMV–DNA 和 EBV–DNA、肝炎三对半、出凝血全套（DIC）、G6PD 活性检测。

（5）骨髓免疫分型。

（6）骨髓相关白血病的染色体、融合基因的检测。

（7）细胞及分子遗传学检查。

（三）分型

1. 骨髓形态学分型（M）

FAB 分型：L1，L2，L3 三型。

2. 骨髓免疫学分型（I）

B-ALL：CD10、CD20、CD22 等阳性。

T-ALL：CD3、CD4、CD7、CD8 等阳性。

3. 骨髓与外周血细胞遗传与分子生物学分型（MC）

数量异常：超二倍体染色体、单二倍体染色体。

结构异常：t（1；19）（q23；p13）的 E2A/PBXI 融合基因、t（12；21）（p13；q22）的 TEL 基因、t（8；21）（q22；q22）易位、MLL 基因的染色体畸变等。

（四）诊断标准

骨髓中原始加幼稚淋巴细胞 ≥ 25%。

（五）鉴别诊断

1. 感染性疾病：如传染性单核细胞增多症，细菌感染 - 类白血病等。

2. 结缔组织或免疫性疾病：如幼年类风湿性关节炎等。

3. 其他恶性疾病：如恶性淋巴瘤等其他恶性肿瘤的骨髓转移。

4. 血液系统其他疾病：如再生障碍性贫血，血小板减少症等。

（六）诊断思路

（1）怀疑急性白血病，行血生化、LDH、铁蛋白、DIC、骨髓穿刺等。疑似白血病行骨髓穿刺同时留取骨髓液相关免疫与染色体融合基因等标本。

（2）注意与其他疾病，包括感染性疾病、结缔组织或免疫性疾病、其他恶性疾病、血液系统其他疾病的鉴别。

（3）注意观察患儿临床表现、体征与实验室检查，预防急性白血病并发症，如重要脏器出血、肿瘤栓塞、凝血功能异常、多脏器功能衰减等。

三、治疗要点

参照《中国儿童肿瘤协作组急性淋巴细胞白血病 2020 方案（CCCG-ALL2020）》。

（一）分组

低危组、中危组、高危组。

（二）治疗计划（总疗程120周）

1. 窗口期治疗（4天）

药物和用法：地塞米松（DEX），6mg/（m² · d），iv/po，bid，第1~4天。

注意事项：WBC ≥ 50×10⁹/L，预防和治疗高尿酸血症、肿瘤溶解综合征等。

2. 诱导缓解治疗（10周）

（1）PVDL（5~28天）

泼尼松（Pred）45mg/（m² · d），第5~28天；或地塞米松（DEX，高危组），6mg/（m² · d）口服或静脉滴注（tid）。

长春新碱（VCR）1.5mg/m²（最大剂量为2mg），静脉注射，第5、12、19、26天。

柔红霉素（DNR）25mg/m²，静脉滴注，第5、12天。

培门冬酶（PEG-ASP）2000U/m²，肌内注射，第6、26天。

三联鞘注（IT），第6、20天。

（2）CAT（29~35天），或加CAT+（中、高危组）

环磷酰胺（CTX）1000mg/m²，静脉滴注，第29天。

阿糖胞苷（Ara-C）50mg/m²，皮下注射或静脉滴注（q12h），第29~35天。

巯嘌呤（6-MP）40mg/（m² · d），口服（qd），第29~35天。

三联鞘注（IT），第29天。

3. 巩固治疗（HDMTX）（8周）

HDMTX，每2周1次，共4个疗程。

注意事项：测用药44小时MTX浓度，根据MTX浓度调整解救剂量。

6-MP：25mg/m²（qn）。

三联鞘注（IT），第1、15、29、43天。

4. 继续治疗（100周）

（1）间期治疗和再诱导治疗。

（2）维持治疗：MTX+6-MP，与CTX+VCR+Ara-C+Dex等交替（中高危组）。

第二节　慢性淋巴结肿大

一、概述

慢性淋巴结肿大（chroniclymphadenectasis）指身体某些部位的淋巴结反复肿大，淋巴结直径超过1.5cm，伴外形、质地异常，时间超过6个月。淋巴结肿大除了看大小，还需要结合部位、性质、数目等综合判断。

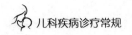

二、病因

（一）感染

（1）各种病毒：如 EB 病毒、巨细胞病毒、风疹病毒、麻疹病毒、单纯疱疹病毒感染等。

（2）各种细菌：败血症等。

（3）寄生虫：黑热病等。

（4）真菌：念珠菌病、隐球菌感染等。

（5）结核杆菌：结核病、颈淋巴结结核、肠系膜淋巴结结核等。

（6）梅毒。

（7）类肉瘤病。

（8）丝虫病。

（9）猫抓病。

（二）免疫性疾病

通常由免疫异常、紊乱引起淋巴结肿大，同时合并发热、皮疹、关节痛等表现，如：过敏反应和结缔组织病（湿疹、血清病、药物或其他药物过敏、坏死性淋巴结炎、川崎病、幼年型类风湿病、系统性红斑狼疮）。

（三）肿瘤或血液病

由淋巴结内细胞恶化或异常增生引起，如：白血病、淋巴瘤、组织细胞增生症、先天或后天溶血性贫血、恶性肿瘤转移或浸润。

（四）其他

慢性非特异性淋巴细胞增生症、艾滋病、脂质贮积病（戈谢病、尼曼匹克病）、血管免疫母细胞淋巴结病、卡介苗接种后等。

三、诊断要点

慢性淋巴结肿大的诊断常常需要详细询问病史，结合体格检查、辅助检查结果来综合考虑，最后需要完善淋巴结活检来明确淋巴结肿大的病因及性质。

（一）鉴别诊断

1. 慢性活动性 EB 病毒感染：主要表现为持续性或反复发热，伴有肝脾大、淋巴结肿大、贫血或全血减少、皮疹、黄疸等，需完善 EB 病毒抗体及 EB 病毒核酸检查以明确诊断。

2. **结核感染**：慢性淋巴结肿大需除外结核病，需详细询问结核病接触史、卡介苗接种史，以及是否有低热、盗汗、纳差、消瘦等结核中毒症状，完善 PPD 试验、结核菌抗体检测、T–SPOT 检查。

3. **淋巴瘤**：反复淋巴结肿大需排除淋巴瘤，可伴或不伴发热；淋巴结进行性肿大，需进行淋巴结活检以明确诊断。

4. **血液病**：淋巴结肿大需除外血液病，如白血病、骨髓增生异常综合征、溶血性贫血等，通常有血象异常，需骨髓穿刺或骨髓活检术予以排除。

5. **朗格汉斯组织细胞增生症**：此病引起的淋巴结肿大互不粘连，也无疼痛或压痛，可行淋巴结活检，形态学可找到朗格汉斯细胞且免疫组化 CD1α 阳性，或电镜下 Langerin 阳性。

6. **血管免疫母细胞淋巴结病**：又称血管免疫母细胞性淋巴结病伴异常蛋白综合征，本病中老年多见，小儿少见。本病以全身或局限性淋巴结肿大为突出的特征，可伴有肝脾大，此外，发热、皮疹、消瘦贫血等亦常见。淋巴结活检病理为确诊依据。

（二）辅助检查

（1）血常规，超敏 C 反应蛋白，生化，血沉，降钙素原，免疫球蛋白，铁蛋白，细胞因子，TB–NK 亚群，抗“O”，类风湿因子，血培养，咽拭子培养，凝血功能，IgE，抗核抗体。

（2）EB 病毒抗体，EB 病毒核酸，TORCH，G 试验，GM 试验，梅毒，艾滋，肥达氏试验，结核菌抗体，PPD 试验，T–SPOT，过敏原检测。

（3）寄生虫抗体（抽 2ml 黄管血外送）。

（4）酶学检查（遗传代谢谱）、基因分析。

（5）骨髓涂片或骨髓活检。

（6）胸片、胸部增强 CT、腹部增强 CT。

（7）浅表淋巴结超声。

（8）淋巴结病理：淋巴结穿刺或活体组织检查。

（9）PET–CT。

四、治疗要点

完善相关检查，明确慢性淋巴结肿大病因，给予相关治疗。

五、随访

经过系统检查与全面分析后，绝大部分慢性淋巴结肿大都可明确病因，但仍有少许病例找不到明确病因，因而只能做初步的倾向性或排他性诊断，此时应定期随访，动态观察，以便最终做出病因诊断。

第三节　免疫性血小板减少症

一、概述

免疫性血小板减少症（immunethrombocytopenia，ITP）是一种获得性、免疫性、以无明确诱因的孤立性血小板计数减少为主要特点的出血性疾病。

二、诊断要点

（一）临床表现

（1）血常规发现单纯血小板计数减少（血小板形态、功能无异常）。

（2）出血表现：以皮肤和黏膜出血多见，表现为紫癜、瘀斑、鼻衄、齿龈出血；消化道出血和血尿；偶有颅内出血。

（3）除非有持续或反复活动性出血，一般无贫血表现；无肝脾淋巴结肿大；通常不伴发热等感染表现。

（二）实验室表现

1. 血常规：至少 2 次血常规提示血小板计数减少。

2. 骨髓检查：巨核细胞增多或正常，产血小板的巨核细胞数量减少。

3. 特殊的实验室检查

（1）血小板膜抗原特异性自身抗体：单克隆抗体特异性俘获血小板抗原试验法，特异性和敏感性较高，可有助于鉴别免疫性与非免疫性血小板减少，但不能鉴别原发性与继发性 ITP。

（2）血小板生成素（thrombopoietin，TPO）：不作为常规检查，可鉴别血小板生成减少（TPO 升高）和血小板破坏增加（TPO 正常），有助于鉴别 ITP 与再生障碍性贫血或骨髓增生异常综合征，还可以有助于预判促血小板生成素类药物的治疗效果。

（三）鉴别诊断

再生障碍性贫血、骨髓增生异常综合征、急性白血病、过敏性紫癜、继发性血小板减少症（感染及免疫等因素）。

（四）疾病分期

（1）新诊断的 ITP：指确诊后 3 个月以内的 ITP 患儿。

（2）持续性 ITP：指确诊后 3~12 个月血小板持续减少的 ITP 患者。包括没有自发缓解的患儿或和停止治疗后不能维持完全缓解的患儿。

（3）慢性ITP：指血小板减少持续超过12个月的ITP患儿。

（4）重症ITP：指血小板 $< 10 \times 10^9/L$，且就诊时存在需要治疗的出血症状或常规治疗中发生了新的出血症状，且需要用其他升高血小板药物治疗或增加现有治疗药物的剂量。

（5）难治性ITP：指满足以下所有三个条件的患者：脾切除后无效或者复发；仍需要治疗以降低出血的危险；除外了其他引起血小板减少症的原因确诊为ITP。

三、治疗要点

（一）一般疗法

（1）适当限制活动，避免外伤。

（2）有或疑有细菌感染者，酌情使用抗感染治疗。

（3）避免应用影响血小板功能的药物，如阿司匹林等。

（4）慎重预防接种。

（二）出血症状的治疗

若患者有出血症状，无论此时血小板减少程度如何，都应该积极治疗。在下列临床过程中，血小板数的参考值分别为：口腔科检查 $\geqslant 20 \times 10^9/L$；拔牙或补牙 $\geqslant 30 \times 10^9/L$；小手术 $\geqslant 50 \times 10^9/L$；大手术 $\geqslant 80 \times 10^9/L$。

（三）紧急治疗

重症ITP患儿（血小板计数 $< 10 \times 10^9/L$），伴胃肠道、泌尿生殖道、中枢神经系统或其他部位的活动性出血或需要急诊手术时，应迅速提高患者血小板计数至 $50 \times 10^9/L$ 以上。对于病情十分危急，威胁生命的患儿可以给予血小板输注治疗。

（四）药物治疗

1. 一线治疗

（1）肾上腺糖皮质激素：①泼尼松：1.5~2.0mg/（kg·d）开始（最大剂量不超过60mg/d），建议晨起顿服，血小板数目 $\geqslant 100 \times 10^9/L$ 后稳定1~2周，逐渐减量直至停药，一般疗程4~6周。糖皮质激素治疗4周，若仍无反应，说明治疗无效，应迅速减量至停用；②大剂量地塞米松冲击治疗：剂量0.6mg/（kg·d），最大剂量40mg，4天，静脉滴注或口服用药。效果不满意时可以在上次应用后24天（即28天为1个疗程）再次应用，反复2~5次，血小板数目稳定后即可停用。

（2）IVIG：常用剂量400mg/（kg·d），3~5天或800~1000mg/（kg·d）给药1次（严重者每天1次，连用2天）。必要时可以重复。主要用于：①ITP的紧急治疗；②不能耐受肾上腺糖皮质激素的患者；③脾切除术前准备。

2. 二线药物

（1）促血小板生成类药物：包括重组人血小板生成素、艾曲波帕和罗米司亭。此类

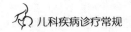

药物起效快（1~2周），但停药后疗效一般不能维持，需要进行个体化的维持治疗。

（2）抗CD20单克隆抗体（利妥昔单抗）：标准剂量方案375mg/m²，静脉滴注，每周1次，共4次；小剂量方案100mg/次，每周1次，共4次（或375mg/m²，单次应用）。一般在首次注射4~8周内起效。

（3）脾切除：儿童患者应严格掌握适应证，尽可能地推迟切脾时间。脾切除的指征：①经以上正规治疗，仍有危及生命的严重出血或急需外科手术者；②病程>1年，年龄>5岁，且有反复严重出血，药物治疗无效或依赖大剂量糖皮质激素维持者（>30mg/d）；③有使用糖皮质激素的禁忌证。

（五）疗效判断

（1）完全反应（complete response，CR）：定义为治疗后血小板数≥100×10⁹/L且没有出血。

（2）反应（response，R）：定义为治疗后血小板数30~100×10⁹/L并且至少比基础血小板计数增加两倍，且没有出血。

（3）持续反应（durable response，DR）：定义为达到R/CR并持续≥4周。

（4）无效（no response，NR）：定义为治疗后血小板数<30×10⁹/L或者血小板数增加不到基础值的两倍或有出血。

（5）复发：定义为治疗有效后，血小板计数降至30×10⁹/L以下或者不到基础值的2倍或出现出血症状。

在定义CR或R时，应至少检测2次血小板计数，其间至少间隔7天。定义复发时应至少检测2次，其间至少间隔1天。

第四节 溶血性贫血

一、概述

溶血性贫血（hemolyticanemia，HA）是由于各种原因导致红细胞破坏加速所致红细胞寿命缩短，而骨髓造血代偿性增强但不足于完全补充红细胞消耗所致的一组贫血。

二、病因及分类

（一）按病因分类

1.红细胞内在缺陷，多为遗传性

（1）红细胞膜缺陷，如遗传性球形红细胞增多症（HS）、阵发性睡眠性血红蛋白尿（PNH）等。

（2）红细胞酶缺陷，如丙酮酸激酶（PK）缺乏、葡萄糖 6- 磷酸脱氢酶（G6PD）缺乏等。

（3）血红蛋白异常，如地中海贫血、异常血红蛋白病等。

2. 红细胞外在异常，多为获得性

（1）免疫性溶血性贫血：主要有自身抗体（如自身免疫性溶血性贫血 AIHA）、同族抗体（如血型不合的输血后溶血）、药物性抗体，抗原抗体的反应发生在红细胞膜上，导致红细胞被吞噬细胞识别而吞噬破坏。

（2）非免疫性溶血性贫血：生物（如蛇咬伤，有毒植物中毒）、感染（溶血性链球菌等）、物理（如大面积烧伤）、化学（药物、化学品）、机械因素（血栓性血小板减少性紫癜 TTP）对红细胞膜直接损害。

（3）其他溶血性贫血：如脾功能亢进、先天性造血障碍性贫血。

（二）按溶血场所分类

（1）血管内溶血：红细胞在血管内被大量破坏，多为急性起病，以获得性溶血性贫血多见。

（2）血管外溶血：异常的红细胞在单核 - 巨噬细胞系统（主要为脾及肝脏）中破坏，多为慢性过程。

三、诊断要点

（一）临床特点

（1）贫血：症状严重程度取决于溶血严重程度和发生速率。

（2）黄疸：急性溶血常见，慢性溶血多较轻微甚至无黄疸，合并感染时可加重。

（3）尿色改变：可出现尿色加深，呈现茶色甚至酱油色。

（4）脾肿大：多见于血管外溶血，常伴肝大。

（5）骨骼异常：见于慢性溶血性贫血，当溶血发生在生长发育时期，可出现塔形头颅、额颞部增厚，骨 X 线检查骨皮质变薄，骨髓腔增宽，颅骨表现为毛刷样改变。

（6）危象：包括溶血危象和再生障碍性危象，因溶血而血红蛋白急剧下降、临床黄疸明显加重、出现血红蛋白尿、高热甚至出现少尿无尿、血压下降称为"溶血危象"，同时骨髓红细胞生成反而受抑制致代偿无能而造成的危象称为"再生障碍性危象"。

（二）辅助检查

1. 确定溶血的存在：红细胞破坏增多、红细胞代偿性增生。

（1）外周血象

全血细胞计数：红细胞计数、血红蛋白降低，伴网织红细胞升高，再障危象时降低，白细胞和血小板计数通常正常或升高，Evans 综合征、TTP 时伴血小板减少。

血涂片：可见幼红细胞、红细胞碎片、形态异常、Howell-Jolly 小体、Cabot 环等。

（2）骨髓象：粒红比例降低或倒置，幼红细胞增生，再障危象时红系造血抑制。

（3）尿液分析：尿中尿胆原升高，尿胆红素阴性，血管内溶血表现为血红蛋白尿（尿潜血阳性但镜检无红细胞），慢性血管内溶血可有含铁血黄素尿（尿 Rous 试验阳性），血管外溶血则无血红蛋白尿或含铁血黄素尿。

（4）溶血的血清标志物：①总胆红素升高，以间接胆红素为主；②血清 LDH 和 AST 浓度升高，而 ALT 和其他肝酶基本正常；③血清结合珠蛋白含量降低、血浆游离血红蛋白升高。

2. 确定溶血的病因： 询问是否有类似发作史、近期急性感染史、服药史、各种生物物理化学因素接触史和是否有免疫性疾病病史和（或）家族史。

（1）红细胞渗透脆性试验：增高见于 AIHA、RBC 膜异常，降低提示 Hb 异常。

（2）Coomb's 试验：用于除外或诊断免疫性溶血性贫血。

（3）酶活性测定：如 G-6-PD 酶活性测定、丙酮酸激酶活性测定等。

（4）溶血试验：如自溶血试验（+），葡萄糖可纠正，见于 HS；酸溶血试验、糖水试验、热溶血试验（+），见于 PNH；冷溶血试验（+）：见于 PCH。

（5）冷凝集素试验（+）：见于冷凝激素综合征。

（6）血红蛋白电泳、异常血红蛋白检测。

（7）其他检查：①叶酸、维生素 B_{12}、铁代谢；②抗核抗体、类风湿因子、血沉等；③抗 "O"、EB 病毒抗体及核酸、TORCH、肺炎支原体抗体、细小病毒 B19 等；④肝胆脾 B 超；⑤ CD55/CD59、FLAER 检测，肿瘤相关检测，基因检测等。

四、治疗要点

（一）病因治疗

去除诱因，控制原发病（如感染、肿瘤等）。

（二）支持治疗

对于贫血严重、血流动力学不稳定者需予以吸氧及液体复苏，适度水化碱化，利胆退黄，注意监测生命体征、心肝肾功能等。

（三）输血

对于出现缺氧、意识改变或血流动力学不稳定者，需紧急输血，以维持 HGB > 60g/L 为宜。对于慢性贫血者，HGB 在 70g/L 以上可以不输血，50~70g/L 时如有不能耐受的症状可适当输血，50g/L 以下时应考虑输血。AIHA 患者首选洗涤红细胞，抢救时可选用交叉配血反应最弱的缓慢输注，并在输血前加用糖皮质激素以减少输血反应。

（四）药物治疗

针对免疫性溶血性贫血。

（五）糖皮质激素

急性溶血时可静脉给予甲泼尼龙（1~2）mg/kg，q6~8h，重者可采用冲击治疗，20~30mg/(kg·d)，最大剂量1g/d，连续3天，随后改为常规剂量维持。轻中度贫血可口服泼尼松（1~2）mg/(kg·d)，最大剂量60mg/d。红细胞比容大于30%或者HGB水平稳定于100g/L以上考虑逐渐减量，直到血红蛋白、网织红细胞计数、LDH和结合珠蛋白正常。

（六）丙种球蛋白

急性发作的严重溶血性贫血、输血依赖、激素治疗反应不佳可考虑使用，剂量为0.4g/(kg·d)，连续5天静脉输注；或1g/(kg·d)，连续2天冲击治疗。对于复发或难治性AIHA，可以考虑多次使用。

（七）利妥昔单抗

糖皮质激素治疗无反应、激素依赖或不耐受、AIHA复发者可考虑应用。

（八）其他免疫抑制剂

硫唑嘌呤、环孢素A等。

（九）其他治疗

根据病因不同，给予补充叶酸、血浆置换、脾切除、造血干细胞移植等。

第五节　噬血细胞综合征

一、概述

噬血细胞综合征（hemophagocytic lymphohistiocytosis，HLH）是一类由原发或继发性免疫异常导致的过度炎症反应综合征。这种免疫调节异常主要是由淋巴细胞、单核细胞和巨噬细胞系统异常激活、增殖，分泌大量炎性细胞因子引起的一系列炎症反应。

临床以持续发热、肝脾大、全血细胞减少以及骨髓、肝、脾、淋巴结组织发现噬血现象为主要特征。

二、分类

1. 原发性HLH：一种常染色体或性染色体隐性遗传病。

2. 继发性 HLH：与各种潜在疾病有关，是由感染、肿瘤、风湿性疾病等多种病因启动免疫系统的活化机制所引起的一种反应性疾病，通常无家族病史或已知的遗传基因缺陷。

三、诊断标准

1. 分子诊断符合 HLH：在目前已知的 HLH 相关致病基因，如 PRF1、UNCl3D、STXll、STXBP2、Rab27a、LYST、SH2D1A、BIRC4、ITK、AP381、MAGTl、CD27 等发现病理性突变。

2. 符合以下 8 条指标中的 5 条

（1）发热：体温＞ 38.5℃，持续＞ 7 天。

（2）脾大。

（3）血细胞减少（累及外周血两系或三系）：血红蛋白＜ 90g/L，血小板 100×10^9/L，中性粒细胞＜ 1.0×10^9/L 且非骨髓造血功能减低所致。

（4）高三酰甘油血症和（或）低纤维蛋白原血症：三酰甘油＞ 3mmol/L 或高于同年龄的 3 个标准差，纤维蛋白原＜ 1.5g/L 或低于同年龄的 3 个标准差。

（5）在骨髓、脾脏、肝脏或淋巴结里找到噬血细胞。

（6）血清铁蛋白升高：铁蛋白≥ 500μg/L。

（7）NK 细胞活性降低或缺如。

（8）sCD25（可溶性白细胞介素 –2 受体）升高。

四、诊断程序

（一）及时发现疑似 HLH 的患者

当患者出现持续发热、血细胞减少、肝脾大或不明原因的严重肝功能损伤时应当怀疑 HLH 的可能。同时，在此基础上合并铁蛋白的显著升高也具有强烈的提示意义。

（二）对疑似患者应及时完善与 HLH 诊断相关的检查

NK 细胞和 CTL 细胞的功能学检查，以及 HLH 细胞因子谱检测也是协助诊断 HLH 的重要手段。

（三）筛查导致 HLH 的潜在疾病，确定 HLH 的类型

1. 病史询问：应仔细询问婚育史、家族史、过敏史，有无皮疹或淋巴结肿大，有无发热、盗汗、体重下降；详细了解特殊药物使用情况；询问旅游史，特别是有无热带地区旅游史。

2. 感染因素：完善细菌、真菌、病毒、寄生虫等相关检查。需要指出的是，EBV 感染可能参与在各种类型 HLH 的复杂的疾病过程中，因此诊断 EBV–HLH 需要全血和（或）血浆中检测出 EBV–DNA，和（或）活体组织病理检查 EBV 编码的小 RNA（EBER）阳

性，并排除其他可能导致 HLH 的原因。血清 EBV 抗体阳性可作为 EBV 感染的参考。

3. 肿瘤因素：恶性肿瘤引起 HLH 的原因有多种，可先于恶性肿瘤诊断之前发生，也可在肿瘤的治疗过程中出现，绝大多数由血液系统恶性疾病引起。根据典型病史，结合 PET-CT、免疫分型、染色体、病理活检等检查手段在鉴别肿瘤相关 HLH 中具有重要的临床意义。

4. 风湿免疫病因素：此类患者在疾病早期多表现为非感染因素的白细胞、血小板升高，C 反应蛋白升高，红细胞沉降率增快，纤维蛋白原升高。但是随着疾病的进展，外周血细胞计数的进行性下降和炎症指标的异常是协助诊断的重要指标。

5. 基因缺陷：基因测序确定 HLH 相关缺陷基因是诊断原发性 HLH 的金标准。由于基因测序费时长、花费大，对于 HLH 患者排查原发性 HLH 可能的临床诊断思路可遵循以下原则选择进行。

（1）所有确诊 HLH 的患者都应进行功能学检查，包括 NK 细胞活性和脱颗粒功能检测（NK 细胞和 CTL 细胞膜 ACD107a），穿孔素、颗粒酶 B、SAP、XIAP 等与 HLH 缺陷基因相对应的蛋白表达量的检测。对于检测结果存在明确异常的患者应及时送检基因测序。

（2）发病年龄 ≤ 2 岁的患者，应送检基因测序。

（3）未找到明确病因的患者，应送检基因测序。

（4）反复发作的患者，应送检基因测序。

五、治疗原则

（1）诱导缓解治疗及维持治疗，以控制过度炎症状态为主，达到控制 HLH 活化进展的目的。具体方案选择 CCHC-HLH-2022 方案。

（2）病因治疗，以纠正潜在的免疫缺陷和控制原发病为主，达到防止 HLH 复发的目的。

（3）血液净化。

（4）干细胞移植。

第六节　营养性贫血

第一部分　营养性缺铁性贫血（IDA）

一、概述

营养性缺铁性贫血（nutritional iron deficiency anemia，IDA）是由于从食物中摄取的

铁不能满足生理需要导致体内储铁减少、血红蛋白合成减少的一种贫血。临床上以小细胞低色素性贫血、血清铁蛋白减少和铁剂治疗有效为特点。

二、诊断要点

（一）临床特点

1. 一般表现： 皮肤黏膜逐渐苍白，以唇、口腔黏膜及甲床较明显。易疲乏，不爱活动。年长儿可诉头晕、眼前发黑、耳鸣等。

2. 非造血系统表现

（1）消化系统症状：食欲减退，少数有异食癖；可出现口腔炎、舌炎或舌乳头萎缩。

（2）神经系统症状：表现为烦躁不安或萎靡不振，注意力不集中、记忆力减退。

（3）心血管系统症状：严重贫血时心率增快，心脏扩大，甚至发生心力衰竭。

（4）其他：因细胞免疫功能降低，常合并感染。

（5）髓外造血表现：肝脾可轻中度肿大。

（二）辅助检查

（1）HB降低：新生儿低于145g/L，1至3月龄儿童低于90g/L，4至6月龄儿童低于100g/L，6个月至6岁儿童低于110g/L，6岁至14岁低于120g/L。

（2）外周血红细胞呈小细胞低色素性改变：MCV < 80fL，MCH < 27pg，MCHC < 32%。

（3）具有明确的缺铁原因。

（4）铁剂治疗有效：铁剂治疗2周后HB应上升10g/L以上。

（5）铁代谢检查：SF < 15μg/L，SI < 10.7μmol/L，TIBC > 62.7μmol/L，TS < 15%。

（6）骨髓细胞学和铁染色：骨髓可染色铁显著减少甚至消失，骨髓细胞外铁明显减少，铁粒幼细胞比例 < 15%。

（三）鉴别诊断

需排除其他小细胞低色素性贫血：地中海贫血、异常血红蛋白病、维生素B_6缺乏性贫血、铁粒幼红细胞性贫血、慢性病贫血、肺含铁血黄素沉着症。

三、治疗要点

1. 一般治疗： 加强护理，给予富含铁的食物。

2. 病因治疗： 尽可能查找缺铁的原因和基础疾病，采取措施去除病因。

3. 铁剂治疗： 元素铁剂量为2~6mg/（kg·d），分次餐间服用，每日分2~3次，应在HB正常后继续补铁2个月。同时服用维生素C，有利于铁剂吸收。

4. **输血**：贫血严重，尤其是发生心力衰竭者；合并感染者；急需外科手术者。每次输红细胞悬液应在 5~10ml/kg，贫血愈重，每次输血量应愈少。

第二部分 营养性巨幼细胞性贫血

一、概述

营养性巨幼细胞贫血（nutritional megaloblastic anemia）是由于体内缺乏叶酸和（或）维生素 B_{12} 所致的 DNA 合成障碍所引起的一种贫血。

二、诊断要点

（一）临床特点

多见于 6 个月至 2 岁婴幼儿，起病缓慢。

1. **一般表现**：多呈虚胖或颜面轻度水肿，毛发纤细稀疏、黄色，疲乏无力，严重者皮肤出现血点或瘀斑。皮肤常呈现蜡黄色，睑结膜、口唇、指甲等处苍白，偶有轻度黄疸；消化系统症状可表现厌食、恶心、呕吐、腹泻和舌炎等。

2. **精神神经症状**：可出现烦躁不安、易怒等症状。维生素 B_{12} 缺乏者表现为表情呆滞，对周围反应迟钝，嗜睡，不认亲人，少哭不笑，智力、动作发育落后，甚至倒退。重症病例可出现不规则性震颤，手足无意识运动，甚至抽搐、感觉异常、共济失调、肌张力增强和病理征阳性等。叶酸缺乏不发生神经系统症状，但可导致神经精神异常。

3. **髓外造血表现**：常伴有肝脾轻度肿大；浅表淋巴结肿大可不明显。

（二）辅助检查

（1）血象：呈大细胞性贫血，MCV > 94fl，MCH > 32pg。

（2）骨髓：增生明显活跃，各阶段幼红细胞均呈巨幼变。

（3）血清维生素 B_{12} 和叶酸测定：血清维生素 B_{12} 正常值为 200~800ng/L，< 100ng/L 为缺乏。血清叶酸正常值为 5~6μg/L，< 3μg/L 为缺乏。

（4）其他：LDH 明显升高，维生素 B_{12} 缺乏时血清胆红素水平中等升高。尿甲基丙二酸含量增高。

（三）鉴别诊断

骨髓增生异常综合征、红血病、溶血性贫血及肝病等。神经系统症状突出者，应与脑性瘫痪和遗传代谢性疾病导致的脑损害相鉴别。

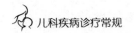

三、治疗要点

（一）一般治疗

去除病因，注意营养，及时添加辅食；加强护理，防止感染。

（二）药物治疗

病因明确为维生素 B_{12} 或叶酸缺乏者，可给予相应的治疗。有精神神经症状而未经证实系单一维生素 B_{12} 缺乏时，应以两药合用为宜。因病因不明确时，仅单用一种有可能使另一种缺乏加重，反有加重症状的可能。

1. 维生素 B_{12}：每次肌内注射 100μg，每周 2~3 次，连用数周，直至临床症状好转，血象恢复为止，或 500~1000μg 一次肌内注射；当有神经系统受累表现时，可予每日 1mg，连续肌内注射 2 周以上。由于维生素 B_{12} 吸收缺陷所致的患者，每日肌内注射 1mg，长期应用。

2. 叶酸：口服剂量为 5mg，每日 3 次，连续数周，至临床症状好转、血象恢复正常为止。同时口服维生素 C，有助叶酸吸收。因使用抗叶酸代谢药物而致病的患者，可用亚叶酸钙治疗。

3. 铁剂：血象恢复过程中应加用铁剂，以弥补造血旺盛后铁的不足。

（三）输血

重度贫血者可输注红细胞。

第七节　再生障碍性贫血

一、概述

再生障碍性贫血（aplastic anemia，AA）是一种骨髓造血衰竭综合征（bone marrow failure，BMF），特点为全血细胞减少和骨髓造血功能衰竭，重型患者起病急，病情进展迅速，如不能得到及时有效的治疗，患者常死于严重的出血或感染。

二、实验室检查

以下为诊断 AA 的必须检查项目。

（1）血常规检查：白细胞计数及分类、红细胞计数及形态、血小板计数和形态。

（2）多部位骨髓穿刺：至少包括髂骨和胸骨。骨髓涂片分析：造血细胞增生程度；

粒、红、淋巴系细胞形态和阶段百分比；巨核细胞数目和形态；小粒造血细胞面积；是否有异常细胞等。

（3）骨髓活检：至少取 2cm 骨髓组织（髂骨）标本用以评估骨髓增生程度、各系细胞比例、造血组织分布（有无灶性 CD34$^+$ 细胞分布等）情况，以及是否存在骨髓浸润、骨髓纤维化等。

（4）流式细胞术检测骨髓 CD34$^+$ 细胞数量。

（5）肝、肾、甲状腺功能，其他生化，病毒学（包括肝炎病毒、EBV、CMV 等）及免疫固定电泳检查。

（6）血清铁蛋白、叶酸和维生素 B$_{12}$ 水平。

（7）流式细胞术检测阵发性睡眠血红蛋白尿症（PNH）克隆（CD55、CD59、Flaer）。

（8）免疫相关指标检测：T 细胞亚群（如 CD4$^+$、CD8$^+$、Th1、Th2、Treg 等）及细胞因子（如 IFN-γ、IL-4、IL-10 等）、自身抗体和风湿抗体、造血干细胞及大颗粒淋巴细胞白血病相关标志检测。

（9）细胞遗传学：常规核型分析、荧光原位杂交［del（5q33）、del（20q）等］以及遗传性疾病筛查（儿童或有家族史者推荐做染色体断裂试验），胎儿血红蛋白检测。

（10）其他：心电图、肺功能、腹部超声、超声心动图及其他影像学检查（如胸部 X 线或 CT 等），以评价其他原因导致的造血异常。

三、诊断标准

1. **血常规检查**：全血细胞（包括网织红细胞）减少，淋巴细胞比例增高。至少符合以下三项中两项：HGB < 100g/L；PLT < 50×10^9/L；中性粒细胞绝对值（ANA）< 1.5×10^9/L。

2. **骨髓穿刺**：多部位（不同平面）骨髓增生减低或重度减低；小粒空虚，非造血细胞（淋巴细胞、网状细胞、浆细胞、肥大细胞等）比例增高；巨核细胞明显减少或缺如；红系、粒系细胞均明显减少。

3. **骨髓活检（髂骨）**：全切片增生减低，造血组织减少，脂肪组织和（或）非造血细胞增多，网硬蛋白不增高，无异常细胞。

4. **除外检查**：必须除外先天性和其他获得性、继发性 BMF。

四、严重程度确定

1. 重型 AA 诊断标准

（1）骨髓增生程度 < 正常的 25%；如 > 正常的 25% 但 < 50%，则残存的造血细胞应 < 30%。

（2）血常规：需具备下列三项中的两项：ANC < 0.5×10^9/L；网织红细胞 < 20×10^9/L；PLT < 20×10^9/L。

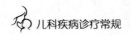

（3）若 ANC $< 0.2 \times 10^9$/L，为极重型 AA。

2. 非重型 AA 诊断标准： 未达到重型标准的 AA。

五、鉴别诊断

（一）原发性 BMF

（1）源于造血干细胞质量异常的 BMF，如 PNH 和骨髓增生异常综合征（MDS）。

（2）自身免疫介导的 BMF，其中又包括细胞免疫介导的 BMF（如 AA）和自身抗体介导的 BMF。

（3）意义未明的血细胞减少（ICUS）。

（二）继发性 BMF

（1）造血系统肿瘤，如毛细胞白血病（HCL）、T 细胞型大颗粒淋巴细胞白血病（T-LGLL）、多发性骨髓瘤（MM）等。

（2）其他系统肿瘤浸润骨髓。

（3）骨髓纤维化。

（4）严重营养性贫血。

（5）急性造血功能停滞。

（6）肿瘤性疾病因放化疗所致骨髓抑制等。

六、治疗建议

1. 支持治疗

（1）成分血输注：红细胞悬液输注、血小板悬液输注、粒细胞输注。

（2）其他保护措施：重型 AA 应予保护性隔离，有条件应入住层流病房；避免出血，防止外伤及剧烈活动；注意饮食卫生，可预防性应用抗真菌药物。造血干细胞移植后需预防卡氏肺孢子菌感染，如用 SMZco。

（3）感染的治疗。

（4）祛铁治疗。

（5）避免疫苗接种。

2. 免疫抑制联合促造血治疗

（1）抗胸腺细胞球蛋白（ATG）/ 抗淋巴细胞球蛋白（ALG）联合环孢素 CsA 的免疫抑制治疗。

（2）促造血治疗：红细胞生成素（EPO）、重组血小板生成素（TPO）、粒细胞集落刺激因子（G-CSF）；血小板受体激动剂（艾曲波帕）；雄激素，可刺激骨髓红系造血；阿伦单抗。

3. 造血干细胞移植

七、疗效标准

1. 基本治愈：贫血和出血症状消失，HGB 男性达 120g/L、女性达 110g/L，ANC > 1.5×10^9/L，PLT > 100×10^9/L，随访 1 年以上未复发。

2. 缓解：贫血和出血症状消失，HGB 男性达 120g/L、女性达 100g/L，WBC 达 3.5×10^9/L 左右，PLT 也有一定程度增加，随访 3 个月病情稳定或继续进步。

3. 明显进步：贫血和出血症状明显好转，不输血，HGB 较治疗前 1 个月内常见值增长 30g/L 以上，并能维持 3 个月。

4. 无效：经充分治疗后，症状、血常规未达明显进步。

第十一章
免疫及泌尿系统疾病

第一节 儿童系统性红斑狼疮

一、概述

系统性红斑狼疮（systemic lupus erythematosus，SLE）是一种侵犯多器官、多系统的全身结缔组织的自身免疫性疾病。患儿体内存在多种自身抗体和其他免疫学改变，临床表现多样。

二、诊断要点

（一）临床表现

本病可见于小儿的各个年龄时期，但5岁以前发病者很少，至青春期明显增多，但也偶见于新生儿。和成人一样，本病患儿也是女多于男，但小儿中男性患者的比例较成人更高。

1. **全身症状**：绝大多数患儿有发热，可表现为不同热型，高热或低热，持续或间歇性发热。其他表现有食欲不振、乏力和体重下降。

2. **皮肤黏膜症状**：典型的蝶形红斑最常见。此外，患儿还可出现脱发、光过敏、雷诺氏征及肢端、口腔与鼻黏膜溃疡等。小儿盘状狼疮较成人少见。

3. **肌肉骨骼症状**：表现为关节炎或关节痛。可为游走性，也可呈持续性，但很少引起关节破坏和畸形。部分患儿可出现肌痛和肌无力。

4. **心脏症状**：心包、心肌、心内膜均可受累。其中以心包炎为多见。心肌炎、心内膜炎常与心包炎可同时存在。

5. **血管炎表现**：本病的血管炎多侵犯小血管、小动脉和小静脉。狼疮危象（lupus crisis）是由广泛急性血管炎所致急剧发生的全身性疾病，常常危及生命。儿童较成人尤易发生危象。

6. **肾脏症状**：狼疮肾炎不仅是本病最常见和最严重的危及生命的主要原因之一，也是影响远期生命质量的关键。儿童更易发生肾损害，严重者可发展为肾功能衰竭。狼疮肾炎是引起小儿SLE死亡的主要原因之一。

7. 神经和精神症状： 神经精神损害也是本病的严重并发症，在疾病早期发生最为多见，其临床表现多种多样。

8. 肺部及胸膜症状： 最常见为胸膜炎伴积液。根据肺部病变性质，可分为急性狼疮性肺炎、广泛性肺泡出血及慢性间质纤维化等。

9. 血液系统症状： 多数患儿有不同程度的贫血。贫血为多种因素引起，此类患儿除贫血外，还伴有网织红细胞增多和 Coomb's 试验阳性。

10. 其他： 可有胃肠道症状、肝脾大、淋巴结肿大等。眼部可出现巩膜炎、虹膜炎、视网膜血管炎和出血。

（二）实验室检查

尿检查及血象异常，血沉增快、C 反应蛋白阳性、γ 球蛋白增高及血清补体降低等。

抗核抗体（antinuclear antibody，ANA）阳性对本病有重要诊断意义。抗双链 DNA 抗体（anti dsDNA antibody）对本病有高度特异性，并与疾病活动性密切相关。抗 Sm 抗体系 SLE 的标记抗体，对本病也有高度特异性。

此外，肾活检对了解肾脏病的类型及确定患儿的治疗方案很重要。

（三）诊断和鉴别诊断

儿童狼疮的诊断标准与成人相同，须符合美国风湿病学会 1997 年修订的 SLE 分类标准 11 项中的 4 项才能做出诊断（表 11-1）。

表 11-1　SLE 分类标准

分类标准	具体表现
1. 颊部红斑	－
2. 盘状红斑	－
3. 光过敏	－
4. 口腔溃疡	－
5. 关节炎	非侵蚀性关节炎，累及 2 个或更多的外周关节，有压痛、肿胀或积液
6. 浆膜炎	胸膜炎或心包炎
7. 肾脏病变	尿蛋白＞0.5g/24h 或 +++，或管型（红细胞、血红蛋白、颗粒管型或混合管型）
8. 神经病变	癫痫发作或精神病，除外药物或已知的代谢紊乱
9. 血液系统疾病	溶血性贫血或白细胞减少，或淋巴细胞减少，或血小板减少
10. 免疫学异常	抗 dsDNA 抗体阳性，或抗 Sm 抗体阳性，或抗磷脂抗体阳性（包括抗心磷脂抗体，或狼疮抗凝物，或至少持续 6 个月的梅毒血清试验假阳性三者中具备一项阳性）
11. 抗核抗体	抗核抗体滴度异常

狼疮疾病活动性指数评分（systemic lupus erythematosus disease activity index score，SLEDAI score）（表 11-2），主要是用来对病情全面考虑，综合评价。与不久前患者情况

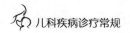

作比较，便于发现疾病是否复发，是否又出现新的症状或体征，以便医生及时调整治疗方案；继续追踪比较才更有意义。

表 11-2 SLEDAI 评分标准

积分	临床表现
8	癫痫发作：最近开始发作的，除外代谢、感染、药物所致
8	精神症状：严重紊乱，干扰正常活动。除外尿毒症、药物影响
8	器质性脑病：智力的改变伴定向力、记忆力或其他智力功能的损害并出现反复不定的临床症状，至少同时有以下两项：感觉紊乱、不连贯的松散语言、失眠或白天瞌睡、精神运动性活动增加或减少，除外代谢、感染、药物所致
8	视觉障碍：SLE 视网膜病变，除外高血压、感染、药物所致
8	颅神经病变：累及颅神经的新出现的感觉、运动神经病变
8	狼疮性头痛：严重持续性头痛，麻醉性止痛药无效
8	脑血管意外：新出现的脑血管意外，应除外动脉硬化
8	脉管炎：溃疡、坏疽、有触痛的手指小结节、甲周碎片状梗死、出血或经活检 / 血管造影证实
4	关节炎：2 个以上关节痛和炎性体征（压痛、肿胀、渗出）
4	肌炎：近端肌痛或无力伴肌酸磷酸激酶（CPK）增高，或肌电图改变，或活检证实
4	管型尿：血红蛋白、颗粒管型或红细胞管型
4	血尿：红细胞＞ 5/HP，除外结石、感染和其他原因
4	蛋白尿：＞ 0.5g/24h，新出现或近期升高
4	脓尿：白细胞＞ 5/HP，除外感染
2	脱发：新出现或复发的异常斑片状脱发或弥散性脱发
2	新出现皮疹：新出现或复发的炎症性皮疹
2	黏膜溃疡：新出现或复发的口腔或鼻黏膜溃疡
2	胸膜炎：胸膜炎性胸痛伴胸膜摩擦音、渗出或胸膜肥厚

SLEDAI 积分对 SLE 病情的判断：0~4 分，基本无活动；5~9 分，轻度活动；10~14 分，中度活动；≥ 15 分，重度活动。

三、治疗要点

（一）治疗目的

力争短期内抑制自身免疫反应和炎症，恢复和维持损伤脏器的功能，预防组织的损害，消除感染及其诱因，以及促使免疫调节功能的恢复。同时应维持儿童和青少年时期正常生长和发育的需要。

（二）一般治疗

急性期应卧床休息，加强营养，避免日光暴晒；缓解期应逐步恢复日常活动及学习，但应避免过劳。积极防治感染，避免服用诱发狼疮的药物（如磺胺、肼苯达嗪、普鲁卡因胺、对氨基水杨酸等），防止因药物治疗而发生严重反应。局部皮肤损害可涂抹泼尼松软膏。

（三）药物治疗

1. 非甾体抗炎药（nonsteroidal anti-inflammatory drugs，NSAIDs）：本类药物易致肝功能损害，同时还可引起肾小球滤过率降低、血清肌酐上升，诱发间质性肾炎，故合并肾脏损害者不宜使用。

2. 抗疟药物：羟氯喹对控制皮肤损害、光敏感及关节症状有较好的效果。剂量为 4~6mg/（kg·d）。可一次或分两次服用。用药 1~2 个月疗效达到高峰。应于开始服用时和以后每 4~6 个月，进行全面眼科检查。

3. 糖皮质激素：糖皮质激素是治疗儿童 SLE 的基础用药。常用泼尼松 1.5~2.0mg/（kg·d），为了更快、更好地发挥其抗炎和免疫抑制作用，治疗开始时主张每日给药 2~3 次。根据病情轻重，初始足量激素应维持 3~8 周，然后根据患儿病情控制情况（一般要活动指标正常后）酌情缓慢减量，至 5~10mg/d 维持数年。快速减量会导致病情复发，也不主张过早改为隔日应用。甲泼尼龙冲击剂量为每次 15~30mg/kg（最大量不超 500mg/次）连用 3 天为 1 个疗程，每周 1 个疗程，可连用 2~3 个疗程，间隔期间及疗程结束后服用足量泼尼松。强调甲泼尼龙冲击治疗前应充分除外各种感染，特别是结核、真菌等的感染；甲泼尼龙冲击时应密切观察生命体征（因其可致心律失常）；应用糖皮质激素的同时应加用维生素 D 和钙剂。

4. 免疫抑制剂：由于此类药物对本病的活动控制不如激素迅速，因此，不提倡作为治疗本病的单一或首选药物。

（1）CTX：对各类狼疮均有效，早期与激素联合使用是降低病死率和提高生命质量的关键。CTX 静脉冲击治疗是减少肾纤维化、稳定肾功能和防止肾功能衰竭的一种有效方法。其剂量为 0.75~1.0g/m²，每月 1 次，6 个月后改为每 3 个月 1 次，维持 1~3 年。同时将泼尼松减量至 0.5mg/（kg·d）。

（2）MMF：MMF 联合激素治疗狼疮肾炎与激素联合 CTX 具有相同的疗效，而且在疲劳、精神压力以及机体功能方面的影响均明显降低，特别是用于血管炎或增殖性肾炎诱导期的治疗。MMF 用于狼疮肾炎的维持治疗、肾外器官损伤以及儿童 SLE 的治疗均安全且有效。MMF 常用剂量为 15~30mg/（kg·d）。

（3）MTX：对重症神经精神狼疮用大剂量激素和（或）免疫抑制剂冲击治疗无效者，可试用 MTX 和地塞米松鞘内给药，剂量为 MTX 10mg 及地塞米松 10mg 鞘内注射，可取得一定疗效。

（4）其他免疫抑制剂：如 CsA、FK506、来氟米特、AZA、甲氨蝶呤等均可作为治

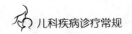

疗的可选药物。

5. 其他疗法： 静脉滴注大剂量丙种（免疫）球蛋白对 SLE 有一定治疗作用。可采用自体和脐血干细胞移植治疗重症狼疮。经激素和（或）免疫抑制剂治疗效果不佳、不耐受或复发的 SLE 患者，可考虑使用生物制剂进行治疗，目前经 FDA（美国食品药品监督管理局）和 CFDA（国家药品监督管理局）批准的用于治疗系统性红斑狼疮的生物制剂为贝利尤单抗。

第二节　幼年特发性关节炎

一、概述

幼年特发性关节炎（juvenile idiopathic arthritis，JIA）是儿童时期常见的结缔组织病，是一组 16 岁以前起病，原因不明，以慢性（持续 6 周或以上）关节炎为主要特征，可伴有其他组织、器官损害的慢性全身性疾病，并除外其他疾病所致的关节炎。

关节炎定义为：关节肿胀和（或）积液，或存在下列体征中的 2 项或 2 项以上。

（1）活动受限。

（2）关节触痛。

（3）关节活动时疼痛。

（4）关节表面皮肤温度增高。

本文主要针对幼年特发性关节炎分类、幼年特发性关节炎全身型（sJIA）及幼年特发性关节炎全身型并发巨噬细胞活化综合征（MAS）展开。

二、病因

该病的病因至今尚未明确，认为 JIA 不是一个单独的疾病，而是不同病因所引起的综合征。一般认为本病的病因可能与以下两个因素有关，即免疫遗传的易感性和外源性因素。

三、分类

JIA 分类标准最早于 1995 年由国际风湿病协会联盟（International League of Associations for Rheumatology，ILAR）根据每个分支联盟的儿科风湿病学家的共识提出。越来越多的证据表明，现行 JIA 分类标准中某些型别在儿童期和成人期确实具有同质性，但某些异质性的型别按现有分类标准没有得到很好的定义。《国际儿童风湿病试验组织（PRINTO）幼年特发性关节炎新分类标准专家共识（启动步骤）》于 2018 年 10 月发表于 *Journal of Rheumatology*。后国内外专家对既往的分型进行修订。

JIA 国际风湿病联盟分类标准见表 11-3。

表 11-3　JIA 国际风湿病联盟分类标准

分类	定义	需要排除情况
全身型 JIA	关节炎≥1 个关节，发热至少 2 周（弛张高热），至少持续 3 天，伴有以下一项或以上的症状 1. 间断出现的（非固定性的）红斑样皮疹 2. 全身淋巴结肿大 3. 肝和（或）脾大 4. 浆膜炎	1. 银屑病、患者或一级亲属有银屑病病史 2. >8 岁 HLA-B27 阳性的男性关节炎患者 3. 患强直性脊柱炎、附着点炎症相关的关节炎、伴炎症性肠病的骶髂关节炎、瑞特综合征或急性前葡萄膜炎，或一级亲属中有上述疾病之一 4. 至少两次类风湿因子 IgM 阳性，两次间隔至少 3 个月
少关节型 JIA	发病最初 6 个月 1~4 个关节受累。分两个亚型 1. 持续性少关节型，一整个疾病过程中受累关节≤4 个 2. 扩展性少关节型——病程 6 个月后受累关节数>4 个（2）	上述 1、2、3、4+5 5. 有全身型 JIA 表现
多关节型 JIA（RF 阴性）	发病最初 6 个月，受累关节≥5 个，RF 阴性	1、2、3、4、5
多关节型 JIA（RF 阳性）	发病最初 6 个月，受累关节≥5 个；在疾病前 6 个月 RF 阳性≥2 次，两次间隔至少 3 个月	1、2、3、5
银屑病关节炎	关节炎合并银屑病，或关节炎合并以下至少两项 1. 指（趾）炎 2. 指甲凹陷或指甲脱离 3. 一级亲属患银屑病	2、3、4、5
与附着点炎症相关的关节炎	关节炎和附着点炎症，或关节炎或附着点炎症伴以下至少 2 项 1. 骶髂关节压痛或炎症性腰骶部疼痛或既往有上述疾病 2.HLA-B27 阳性 3.8 岁以后发病的男性关节炎患者 4. 急性（症状性）前葡萄膜炎 5. 一级亲属中有强直性脊柱炎、与附着点炎症相关的关节炎、伴炎症性肠病的骶髂关节炎、瑞特综合征或急性前葡萄膜炎病史	1、4、5
未分化关节炎	不符合上述任何一项或符合上述两类以上的关节炎	

RF：类风湿因子

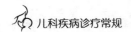

2018 年《国际儿童风湿病试验组织（PRINTO）幼年特发性关节炎新分类标准专家共识（启动步骤）》修订版见表 11-4。

表 11-4　幼年特发性关节炎新分类标准

分类	定义
全身型 JIA	不明原因（排除感染、肿瘤、自身免疫性或单基因自身炎症性疾病）发热（每天体温 ≥ 39℃，热峰间隔期可下降到 ≤ 37℃，至少连续 3 天，发热反复出现持续两周及以上）伴有 2 个主要标准或 1 个主要标准加 2 个次要标准 1. 主要标准 （1）可消退红斑性皮疹 （2）关节炎 2. 次要标准 （1）全身淋巴结肿大和（或）肝大和（或）脾大 （2）浆膜炎 （3）持续 2 周或更长的关节痛（无关节炎） （4）白细胞增多（≥ 15000/mm³）伴中性粒细胞增多
RF 阳性 JIA	关节炎超过 6 周，至少间隔 3 个月实验室检测 RF 阳性或至少一次环瓜氨酸肽（CCP）抗体阳性
脊柱炎相关 JIA	外周关节炎合并附着点炎。或关节炎或附着点炎加上超过 3 个月的炎症性腰背部疼痛和骶髂关节炎的影像学异常。或关节炎或附着点炎加上以下任意 2 项 1. 骶髂关节压痛 2. 炎性腰背痛 3. HLA-B27 阳性 4. 急性（症状性）前葡萄膜炎 5. 一级亲属的 SPA 病史：外周关节炎持续时间至少 6 周以上
ANA 阳性 JIA	关节炎病程 > 6 周，发病年龄 ≤ 6 岁，ANA 抗体阳性且滴度大于 1∶160，2 次至少间隔 3 个月。 排除 SJIA、RF 阳性 JIA 及附着点炎和（或）脊柱炎相关 JIA
其他类型 JIA	1. 关节炎 ≥ 6 周 2. 不符合以上各型 JIA 的标准
未经分类的 JIA	1. 关节炎 ≥ 6 周 2. 符合以上 4 型中的 1 种以上

四、幼年特发性关节炎全身型

幼年特发性关节炎定义为不明原因发热伴全身临床症状，典型弛张热，每天热峰超过 39℃ 或更高，持续时间超过两周，合并有以下症状：可消退红斑性皮疹、关节炎；或一个上述症状几两项以下症状：全身淋巴结和（或）肝脾大、浆膜炎、持续 2 周或更长的关节痛、白细胞增多伴中性粒细胞增多（具体见表 11-4）。可发生于任何年龄，但以 5 岁以内儿童略多见，无明显性别差异。

（一）临床表现

发热、皮疹、关节炎、浆膜炎、肝脾大、淋巴结肿大为主要表现。

（1）发热：每天发热，体温高峰 ≥ 39℃，可下降到 ≤ 37℃，至少连续 3 天，抗感染治疗无效。发热时可伴全身症状：皮疹、关节痛等。

（2）皮疹：约 80% 儿童可出现发热相伴的淡红色斑丘疹，发热时皮疹明显，热退后减少或消失，可出现于全身任何部位。

（3）关节炎：可出现在病程的任何时期。单关节炎并不多见，持续疾病活动的患者多关节受累多见。膝、腕、踝关节最常受累。关节损伤可迅速发生，呈侵蚀性进展，关节间隙变窄。

（4）肝脾大、淋巴结肿大：可单独出现或合并出现，通常为淋巴结轻中度增多，多于病初出现。

（5）浆膜炎：可伴心包积液、胸腔积液等，通常无症状。

（6）其他：重症的可合并间质性肺病、肺纤维化等，合并 MAS 中枢神经系统受累表现可为脑病、癫痫、颅内出血等。

（二）辅助检查

（1）实验室检查：①血常规活动期患儿白细胞增多，常 ≥ 15×10^9/L 伴有中性粒细胞比例和绝对数升高，血小板计数常升高，血红蛋白有不同程度下降；②血沉和 C 反应蛋白明显增高；③血清铁蛋白增高；④血免疫球蛋白 IgG、IgA、IgM 均可增高；⑤类风湿因子、抗核抗体阴性。

（2）心脏超声：可检查有无心脏扩大、心包积液等浆膜炎表现。

（3）胸部 CT 或腹部超声检查：sJIA 为排他性诊断，建议做必要的影像学检查。

（4）关节影像学检查：sJIA 关节病变早期主要表现为滑膜病变和关节积液，后期可出现骨质破坏，应早期选择超声或磁共振检查识别早期关节病变。

（三）诊断标准

不明原因（排除感染、肿瘤、自身免疫性或单基因自身炎症性疾病）发热（每天体温 ≥ 39℃，热峰间隔期可下降到 ≤ 37℃，至少连续 3 天，发热反复出现持续两周及以上）伴有 2 个主要标准或 1 个主要标准加 2 个次要标准。

（1）主要标准：①可消退红斑性皮疹；②关节炎。

（2）次要标准：①全身淋巴结肿大和（或）肝大和（或）脾大；②浆膜炎；③持续 2 周或更长的关节痛（无关节炎）；④白细胞增多（ ≥ 15000/mm³）伴中性粒细胞增多。

（四）鉴别诊断

（1）感染性疾病：如链球菌感染、支原体感染等。

（2）恶性肿瘤：如白血病、恶性淋巴瘤等。

（3）其他结缔组织性疾病：如川崎病、结节性多动脉炎等。

（4）自身炎症性疾病：如地中海热等。

（五）治疗要点

1. 药物治疗：主要包括非甾体抗炎药、糖皮质激素、生物制剂、化学合成类改变病情的抗风湿药。

（1）非甾体类抗炎药（NSAIDs）：疾病初期可单独使用 NSAIDs 治疗，有助于控制发热等全身症状，减轻关节疼痛和炎症。常用的包括：布洛芬［30~60mg/（kg·d），分 3~4 次口服］、双氯芬酸［1~3mg/（kg·d），分 3 次口服］、萘普生［10~15mg/（kg·d），分两次口服］等。应注意不能同时服用两种及以上。NSAIDs 不能阻止关节病变进展，不建议长期使用。

（2）糖皮质激素（GC）：若诊断明确或使用 NSAIDs1~2 周不能有效控制全身炎症和关节症状，可选择口服 GC［泼尼松 1.5~2mg/（kg·d），≤ 60mg/d］；当系统症状严重或可能发生 MAS 时，可选择静脉注射甲基泼尼松龙［15~30mg/（kg·d），≤ 1g/d，连续 3 天］，继以口服足量泼尼松控制全身炎症。

（3）生物制剂（biologics）：是治疗 SJIA 的一列重要药物，主要有 IL-1 受体阻断剂和 IL-6 受体阻断剂，可依据病情活动性评估结果选用。早期、合理使用生物制剂有助于快速减停 GC，有利于儿童生长发育。目前中国仅有托珠单抗获批准用于 2 岁及以上 sJIA 的治疗。

（4）化学合成类改变病情的抗风湿药物（DMARDs）：可改善炎性滑膜炎，防止或延缓关节结构破坏。其起效慢，通常用药间隔时间 ≥ 1 年。治疗 sJIA 与治疗其他亚型 JIA，DMARDs 在用药原则上没有差异，本类药长期服用会产生药物蓄积而出现相应不良反应，如肝肾毒性和骨髓抑制等，需予以关注。常见的药物有甲氨蝶呤（$10~15mg/m^2$，每周 1 次）等。部分药物如来氟米特、沙利度胺缺乏儿童安全用药证据，对儿童应用有限制，需要做好告知；甲氨蝶呤（MTX）联合上述药物可改善 JIA 患儿关节炎症。

其他注意事项：应关注并评估感染发生风险，如有合并感染，应根据病原选择抗感染治疗。治疗期间预防接种问题可参考《特殊健康状态儿童预防接种专家共识之十九——免疫抑制剂与预防接种》。与其他类似 JIA 不同，sJIA 患儿并发葡萄膜炎的发生率低，但也应给予必要的关注。

2. 物理治疗：病情允许情况下应鼓励患儿进行力所能及的体育和社会活动。建议活动量循序渐进，以患儿能承受为准，逐渐增加。

3. 心理辅导：应采取正确的方式与其沟通，做好出院后的健康指导，提高家长及患儿对疾病的认识，增加对治疗的依从性。

4. 随访：对于有活动性全身表现的 sJIA 需每周进行疗效评估；对于病情好转但仍有全身炎症的患儿，应至少每半个月随访 1 次；疾病控制达缓解状态后评估频率可降低。达到治疗目标后应尝试降低治疗频次或剂量，直至停药。

五、巨噬细胞活化综合征

巨噬细胞活化综合征（MAS）是T淋巴细胞和巨噬细胞过度活化导致的过度炎症状态和细胞因子风暴，可能与疾病活动、感染触发、药物应用和遗传因素有关。sJIA患儿MAS的发生率约为10%，是sJIA严重并发症，可危及生命，需早期识别和积极治疗。

（一）临床特点

持续高热、肝脾大、皮肤紫癜、黏膜出血和嗜睡、烦躁、头痛、抽搐等中枢神经系统功能异常。部分患儿有心脏功能、呼吸功能和肾功能衰竭。

（二）辅助检查

外周血通常表现两系以上减少，血小板减少出现更早，ESR下降，肝功能异常，低蛋白血症，低钠血症，凝血功能异常，甘油三酯、血清铁蛋白、sCD25、sCD163水平增高。组织病理学特征为骨髓中巨噬细胞吞噬现象和骨髓CD163染色增强。

（三）诊断标准

因缺乏有诊断意义的临床症状、特异性实验室指标和充分验证的诊断标准，所以本病早期诊断困难。参考《全身型幼年特发性关节炎诊断与治疗中国专家共识（2019年版）》，推荐sJIA合并MAS的参考诊断（2005年）；另外还有推荐2106EULAR、ACR和PRINTO共同合作研究推荐的确诊或拟诊sIJA的发热患者合并MAS分类标准。

1. sIJA合并MAS的参考诊断标准（2005年）

（1）实验室标准：①血小板 $\leq 262 \times 10^9$/L；②天冬氨酸转氨酶 > 59U/L；③白细胞 $\leq 4.0 \times 10^9$/L；④纤维蛋白原降低（ ≤ 2.5g/L）。

（2）临床标准：①中枢神经系统功能障碍（易激惹、定向力障碍、嗜睡、头痛、抽搐、昏迷）；②出血表现（紫癜、易出血、黏膜出血）；③肝大（肝肋下 ≥ 3cm）。

（3）组织学标准：骨穿有巨噬细胞吞噬血细胞的证据。

（4）诊断原则：诊断MAS至少需要2条实验室标准或者至少1条实验室标准和1条临床标准。骨髓中发现噬血细胞仅对于可疑病例才必须具备。

（5）建议：上述诊断标准仅用于活动性sJIA合并MAS，实验室检查值仅作为参考。

2. 确诊或拟诊sJIA的发热患者合并MAS分类标准：铁蛋白 > 684μg/L和以下任意2项。

（1）血小板计数 $\leq 181 \times 10^9$/L

（2）天冬氨酸转氨酶 > 48 IU/L

（3）甘油三酯 > 1560mg/L

（4）纤维蛋白原 ≤ 3.6g/L

注：实验室检查结果异常需排除患者其他疾病因素，包括伴随免疫相关的血小板减少症、传染性肝炎、内脏型利什曼病或家族性高脂血症。

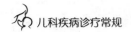

对于符合上述 MAS 诊断标准或分类标准的 sJIA 患儿、特别是拟诊 sJIA 患儿,在临床诊疗时仍需要密切观察、评估病情变化,当出现与 MAS 临床标准或实验室标准不符的情况,如外周血白细胞增高或 ESR 增高等,需要重新思考原发病的诊断,避免误诊。需要强调的是,MAS 是一种危重、复杂的临床综合征,是否诊断 MAS 需要儿童风湿病医生做出综合判断,而并非过度依赖某一标准。

(四)治疗要点

MAS 为继发性 HLH 的一个类型,虽然病情凶险,但经过加强的 GC 抗炎为主的治疗,远期预后较原发 HLH 和其他继发性 HLH 好,仅少数患儿需要依托泊苷(VP16)治疗。因此成功救治 MAS 患儿的关键是早期识别和强化治疗。迄今为止针对 MAS 的治疗方案仍然来自临床经验,缺乏有效的临床对照试验研究。

大剂量 GC 冲击治疗是治疗 MAS 的首选方法,甲基泼尼松龙 15~30mg/kg,连用3~5 天,根据治疗效果可隔 3~5 天后重复应用,以求控制炎症反应、缓解病情。

CsA 增加免疫抑制效应的同时可增强糖皮质激素的抗炎效果,剂量 4~6mg/(kg·d),分 2 次运用,初期可采用静脉或口服给药,待病情稳定后改口服。若 MAS 临床症状改善,足量使用 CsA3~6 个月后可改为 2~3mg/(kg·d)维持治疗,突然停药可能导致 MAS 复发。用药期间应监测药物浓度。

IVIG 缓解病情的有效性尚未证实。对于激素治疗 MAS 症状无改善者,血浆置换可作为清除炎症介质、调节免疫和控制病情的选择,但目前经验更多来自于临床医生的直观体验。

生物制剂治疗 MAS 仍存在争议。

本文主要参考摘录《全身型幼年特发性关节炎诊断与治疗中国专家共识(2019 年版)》及《儿科免疫系统疾病诊疗规范》。

第三节　幼年型皮肌炎

一、概述

幼年皮肌炎(juvenile dermatomyositis,JDM)是儿童期发生的一种以横纹肌和皮肤非化脓性炎症为主要特征的慢性自身免疫性炎性肌病,临床表现为近端肌无力和一些特征性的皮肤损害,消化道和肺等脏器也可以被累及。发病率为(2~4)/百万儿童,起病年龄多在 5~14 岁,女孩稍多于男孩。

二、病因及机制

JDM 病因未明，目前认为是具有遗传易感性的个体在环境因素的作用下导致的免疫紊乱和组织损伤。研究表明，JDM 属自身免疫性血管病，可能的发病机制涉及肌肉毛细血管内皮的免疫损伤、浆细胞样的树突状细胞浸润、Ⅰ型干扰素反应以及肌纤维表面 MHC-Ⅰ类分子表达上调等诸多环节。

三、临床表现

本病多起病隐匿，约 1/3 起病较急。全身症状包括发热、周身不适、乏力、食欲减退和体重下降等。

（1）肌无力：不同程度的近端肌群对称性肌力下降，有时伴有肌痛。下肢近端肢带肌受累可表现为行走、爬楼、蹲起困难，上肢近端肢带肌受累可表现举臂、梳头、穿衣困难。颈部和背部肌群受累可表现为抬头、维持坐姿困难。咽喉及食管受累，可表现为声嘶、吞咽困难、呛咳。少数有呼吸肌受累。

（2）皮疹：皮疹可以先于或晚于肌无力出现，也可以同时出现。向阳疹和 Gottron 征是最常见的特征性皮疹。向阳疹是上眼睑淡紫色水肿，可扩展至面部、颈部上脑部；Gottron 征为关节伸侧稍高出皮肤的鲜红鱼鳞屑性皮疹。

（3）皮下钙化：20%~30% 可出现。

（4）无肌病的皮肌炎：典型皮疹，但没有肌病的证据。

（5）脂肪营养不良和代谢性异常：慢性进展性皮下和内脏脂肪丢失，常见于上半身和面部。可伴多毛、糖耐量异常、胰岛素抵抗、黑棘皮症、阴蒂肥大、闭经、高血压、脂肪肝、高三酰甘油血症等。

（6）其他表现：关节痛或非侵蚀性关节炎、消化道血管病、间质性肺炎、心脏受累、中枢神经系统受累等。伴发恶性肿瘤罕见。

四、疾病分期

（1）前驱期：数周至数月，主要为一些非特异症状。

（2）急性进展期：数天至数周，出现特征性的近端肌无力和皮疹。

（3）稳定期：持续 1~2 年。

（4）恢复期：伴或不伴肌萎缩、关节挛缩以及钙化。

五、辅助检查

（一）常规实验室检查

（1）肌酶谱升高：肌酸激酶（CK）最敏感，醛缩酶、乳酸脱氢酶（LDH）、转氨酶、肌红蛋白增高。

（2）外周血白细胞增多。

（3）非特异性炎症指标阳性：如血沉增快，C反应蛋白升高，高丙球蛋白血症等。

（4）自身抗体，包括肌炎特异性自身抗体（MSAs）：抗Mi-2抗体、抗TIF1-y抗体、抗MDA-5抗体、抗NXP2抗体、抗SAE抗体、抗SRP抗体、抗Jo-1抗体、抗PL-12等；肌炎相关性自身抗体（MAAs）：抗Ro-52抗体、抗U1-RNP抗体，抗PM-Scl抗体等。

（二）特异性检查

（1）甲襞毛细血管镜检查：检查毛细血管襻扩大扭曲、毛细血管管壁增厚、血栓形成或出血、周围血管缺失和毛细血管襻呈树枝状簇集等现象。这些现象提示疾病的活动性。

（2）影像学检查：MRI T1相可以显示纤维化、萎缩和脂肪浸润。采用T2加权压脂序列或STIR序列可以显示肌肉水肿以及皮肤、皮下组织和筋膜的炎症。MRI能提高肌活检的阳性率，有助于了解病变范围、严重程度和区分急性活动性病变与慢性萎缩性病变。X线平片可以确定钙化范围。高分辨CT用以检查是否合并肺间质病变。

（3）肌电图：绝大多数患者呈现肌源性损害。表现为插入电活动增加，连续的正锐波和纤颤电位，运动单元电位平均时限缩短、波幅下降，短时限多相运动电位比例增加，募集反应呈病理干扰相。自发性电活动是疾病活动性指标。EMG与肌力和肌酶水平有相关性。

（4）肌活检：取材部位多为股四头肌和三角肌，尽量选择有压痛、中等无力且无萎缩肌肉的部位。MRI有助于确定活检部位。肌肉病理改变：肌纤维灶性或广泛退行性病变；肌纤维部分或全部坏死，并有巨噬细胞吞噬现象；间质区或血管周围有炎性细胞浸润，以淋巴细胞为主；肌纤维断面粗细不一，间质纤维增生：束周肌纤维萎缩，小血管周围炎性细胞浸润和纤维化。

六、诊断标准

目前仍沿用Bohan和Peter（1975）提出的诊断标准。

（1）典型的皮肤损害：即Gottron征和向阳疹。

（2）近端肌群对称性、进行性的肌无力，可伴吞咽困难及呼吸肌无力。

（3）血清中一种肌酶水平升高：CK、AST（谷草转氨酶）、LDH，以CK最有意义。

（4）肌电图显示去神经支配和肌病。

（5）肌肉活检显示坏死和炎症。

确诊：（1）加上（2）～（5）中至少3项。

可疑：（1）加上（2）～（5）中的2项。

七、鉴别诊断

（一）幼年型多发性肌炎

较 JDM 更少见，缺乏皮肤改变，近端远端肌肉均可受累，常见肌萎缩。病程较 JDM 长，对激素治疗反应欠佳。需肌肉活检鉴别。

（二）其他伴有肌炎的弥漫性结缔组织病

硬皮病、混合性结缔组织病和少数系统性红斑狼疮患儿可同时发生肌炎和皮肤改变，可根据皮疹形态、自身抗体谱和其他临床表现予以鉴别。

（三）神经源性肌病

重症肌无力反复运动后肌力下降明显，呈晨轻暮重，无皮疹，血清肌酶、肌活检正常，血清抗乙酰胆碱受体抗体和新斯的明试验阳性，肌电图呈神经源性损害。进行性肌营养不良起病隐袭，缓慢进展，无肌肉压痛和皮疹，腓肠肌呈假性肥大，常有家族史。

（四）感染后炎性肌病

病毒感染相关的胸肌、腓肠肌痛等，细菌感染相关的气性坏疽、破伤风、化脓性肌炎等，与寄生虫相关的旋毛虫、形虫等。

（五）其他

先天性肌病、肌强直症、代谢性和内分泌肌病以及药物（酒精、青霉胺、糖皮质激素和羟氯喹等）所致的肌病等。

八、治疗要点

治疗目的在于抑制免疫炎症反应，最大限度保护肌肉功能和关节活动度，预防并发症以及维持正常生长发育。

（一）一般性治疗

急性期卧床休息，肢体被动运动，防止肌肉萎缩。病情稳定后康复锻炼。预防感染。

（二）药物治疗

主要采用糖皮质激素联合免疫抑制剂：初始治疗使用一线药物（泼尼松、甲泼尼龙冲击和甲氨蝶呤等）；对于难治性、甲氨蝶呤反应不佳、初始治疗疗效不好的低龄患儿或有不良反应者的治疗可采用激素联合二线药物（丙种球蛋白、环孢素或硫唑嘌呤等）或三线药物（环磷酰胺、霉酚酸酯、他克莫司、利妥昔单抗或肿瘤坏死因子拮抗剂等）。

（1）肾上腺皮质激素：初始根据病情轻重予泼尼松 1~2mg/（kg·d），最大量 60mg/d，1~2 个月逐渐减量。病情进展迅速，有心肌炎、呼吸困难、吞咽困难、消化道血管病变者，可采用静脉注射大剂量甲泼尼龙 10~30mg（kg·d）（最大 1g/d），共 3 天，之后口服泼尼松。

（2）免疫抑制剂：首选甲氨蝶呤（MTX），也可选用环磷酰胺（CTX）、环孢素 A（CsA）、硫唑嘌呤（AZA）、霉酚酸酯（MMF）、他克莫司（KF-506）等。

（3）静脉注射丙种球蛋白（IVIG）：1~2g/（kg·d）应用 4~6 个月可对肌力和皮疹均有明显改善效果，用于难治性 JDM 如激素耐药或依赖者，尤适于疾病进展迅速，包括吞咽困难者。

（4）生物制剂：重症、难治性病例，可使用利妥昔单抗、依那西普、英夫利普单抗等。

（5）特殊情况的治疗：①应用防晒剂，外用他克莫司或吡美莫司乳膏。外用激素可导致皮肤萎缩，不推荐长期使用；②钙质沉积：秋水仙碱、氢氧化铝、丙磺舒、二磷酸盐等治疗效果都不肯定。药物无效并影响功能者可采取外科手术。一些钙化历经数年可自行吸收。

九、预后

JDM 的预后好于成人 DM。早期诊断、早期治疗以及激素和免疫抑制剂的合理应用使 JDM 的生存率有了明显的提高并可获得良好的生活质量，病死率不足 2%，一般发生于起病 2 年内且对激素治疗反应不佳者。死因多为肺间质病变、呼吸衰竭、心肌炎和消化道溃疡继发肠穿孔或出血等。

影响预后的因素主要包括：早期未能及时治疗或对治疗无反应，广泛的血管炎、表现严重的皮肤溃疡、胃肠道血管病变以及心肺受累等。如钙化持续存在，也可导致严重的残疾。

第四节　过敏性紫癜及紫癜性肾炎

一、概述

过敏性紫癜（anaphylactic purpura）也称享 - 舒综合征（Henoch-Schonlein purpura, HSP）是 IgA 介导的全身性小血管炎，是儿童最常见的血管炎，常累及皮肤、关节、胃肠道和肾脏，当出现肾损害者称之为紫癜性肾炎（HSPN）。

二、病因

与感染（病毒、细菌、支原体等）有较密切的关系，多数病例发生于 A 族乙型溶血性链球菌感染之后，其他诱因还有包括疫苗、昆虫叮咬、食物以及药物过敏在内的毒素和药物等化学物质刺激。肾累及可能与遗传因素相关。

三、临床表现

1. 皮疹： 既无血小板减少也无凝血病的患儿出现可触性皮疹。主要表现为四肢、臀部皮肤对称性、伸侧为主、高出皮面、出血性的皮疹。

2. 关节表现： 可出现膝、踝、肘、腕等大关节肿痛，活动受限。可自行缓解，不留后遗症。

3. 胃肠道表现： 常见腹痛和（或）呕吐，偶有消化道出血、肠套叠、肠梗阻及肠穿孔。其他少见的并发症有肠系膜血管炎、胰腺炎、胆囊炎等。

4. 肾损害： 血尿、蛋白尿、管型尿、高血压、水肿、少尿等。

5. 其他系统表现： 神经系统受累常见头痛，偶发颅内出血，导致惊厥、瘫痪、昏迷、失语。生殖系统受累以睾丸炎常见。偶尔累及循环系统发生心肌炎和心包炎。累及呼吸系统发生喉头水肿、哮喘、肺出血等。也可出现肌肉内出血、结膜下出血、反复鼻出血等。

四、HSP 诊断标准

2006 年欧洲抗风湿病联盟和欧洲儿科风湿病学会（EULAR/PReS）制定了 HSP 的诊断标准，包括：可触性皮疹（必要条件）伴随以下一条。

（1）弥散性腹痛。

（2）任何部位组织活检示 IgA 沉积。

（3）关节炎或关节痛。

（4）肾损害血尿和（或）蛋白尿。

五、HSPN 诊断标准及肾病理分级

紫癜性肾炎是儿科常见的继发性肾小球疾病之一。肾受累可发生于 HSP 病程的任何时期，但 97%HSP 患儿的肾损害发生在起病的 6 个月内。

（一）HSPN 的诊断标准

在过敏性紫癜病程 6 个月内，出现血尿和（或）蛋白尿。

1. 血尿的诊断标准： 肉眼血尿或 1 周内 3 次镜下血尿红细胞＞3 个 / 高倍视野（HP）。

2. 蛋白尿的诊断标准：满足以下任一项者。

（1）1 周内 3 次尿常规定性示尿蛋白阳性。

（2）24 小时尿蛋白定量＞150mg 或尿蛋白／肌酐（mg/mg）＞0.2。

（3）1 周内 3 次尿微量白蛋白高于正常值。

极少部分患儿在过敏性紫癜急性病程 6 个月后，再次出现紫癜复发，同时首次出现血尿和（或）蛋白尿者，应争取进行肾活检，如为 IgA 系膜区沉积为主的系膜增生性肾小球肾炎，仍可诊断为紫癜性肾炎。

（二）临床分型

（1）孤立性血尿型。

（2）孤立性蛋白尿型。

（3）血尿和蛋白尿型。

（4）急性肾炎型。

（5）肾病综合征型。

（6）急进性肾炎型。

（7）慢性肾炎型。

（三）肾病理分级

1. 肾活检病理检查：肾活检病理检查是判断肾脏损伤程度的金标准。肾脏病理表现多为 IgA 系膜区沉积为主的系膜增生性肾小球肾炎。目前常用的病理分级指标为 1974 年 ISKDC 和 2000 年中华医学会儿科学分会肾脏学组制定。

肾小球病理分 6 级。

Ⅰ级：肾小球轻微异常。

Ⅱ级：单纯系膜增生。分为：①局灶节段；②弥漫性。

Ⅲ级：系膜增生，伴有＜50% 肾小球新月体形成和（或）节段性病变（硬化、粘连、血栓、坏死）。其系膜增生可为：①局灶节段；②弥漫性。

Ⅳ级：病变同Ⅲ级，50%~75% 的肾小球伴有上述病变。分为：①局灶节段；②弥漫性。

Ⅴ级：病变同Ⅲ级，＞75% 的肾小球伴有上述病变，分为：①局灶节段；②弥漫性。

Ⅵ级：膜增生性肾小球肾炎。

2. 免疫荧光：系膜区 IgA 团块样沉积，重者沿 GBM、内皮细胞下及上皮细胞下亦可见到沉积。除 IgA 沉积为主外，尚可合并不同程度 C3、IgG、Fib 等沉积。

3. 电镜检查：系膜基质内电子致密物沉积。

（四）肾活检指征

以蛋白尿为首发或主要表现的患儿（表现为肾病综合征、急性肾炎、急进性肾炎者），在排除禁忌证后应尽早行肾活检，根据病理分级结合临床选择治疗方案。

六、治疗要点

HSP 具有自限性。主要需控制急性症状和影响预后的因素，如急性关节痛、腹痛及肾损害。

1. 皮疹： 一般无须治疗，出现大疱性皮损可给予糖皮质激素治疗。

2. 关节肿痛： 非甾体抗炎药物通常很快能止痛，疗效欠佳者可给予小剂量激素。

3. 胃肠道症状： 小剂量糖皮质激素常用于缓解 HSP 的急性胃肠道症状。严重的消化道出血需严密监测血容量，并可加大激素剂量，使用止血药，必要时消化道内镜检查；对于重症病例可选择大剂量 IVIG 冲击治疗。

4. HSPN 的治疗： 紫癜性肾炎患儿的临床表现与肾病理损伤程度并不完全一致，后者能更准确地反映病变程度及远期预后。应尽可能根据病理分级选择相应的治疗方案。

（1）孤立性血尿或病理Ⅰ级：仅对过敏性紫癜进行相应治疗，应密切监测患儿病情变化，建议至少随访 3~5 年。

（2）孤立性微量蛋白尿或合并镜下血尿或病理Ⅱa级：对于持续蛋白尿 > 0.5~1g/（d·1.73m^2）的紫癜性肾炎患儿，应使用血管紧张素转换酶抑制剂（ACEI）或血管紧张素受体拮抗剂（ARB）治疗。

（3）非肾病水平蛋白尿或病理Ⅱb、Ⅲa级：对于持续蛋白尿 > 1g/（d·1.73m^2）、已应用 ACEI 或 ARB 治疗、GFR > 50ml/（min·1.73m^2）的患儿，给予糖皮质激素治疗 6 个月。泼尼松 1.5~2mg/（kg·d），口服 4 周改隔日口服 4 周后渐减量。

（4）肾病水平蛋白尿、肾病综合征或病理Ⅲb、Ⅳ级：多采用激素联合免疫抑制剂治疗，其中疗效相对肯定的是糖皮质激素联合环磷酰胺治疗。若临床症状较重、肾病理呈弥漫性病变或伴有新月体形成者，除口服糖皮质激素外，可加用甲泼尼龙冲击治疗，15~30mg/（kg·d），每日最大量不超过 1.0g，每天或隔天冲击，3 次为一疗程。

可供选择的治疗方案有：①糖皮质激素联合环磷酰胺冲击治疗；②糖皮质激素联合钙调蛋白抑制剂；③糖皮质激素联合吗替麦考酚酯（MMF）。

（5）急进性肾炎或病理Ⅴ级、Ⅵ级：这类患儿临床症状严重、病情进展较快，治疗方案和前一级类似，现多采用三至四联疗法，常用方案为：甲泼尼龙冲击治疗 1~2 个疗程后口服泼尼松 + 环磷酰胺（或其他免疫抑制剂）+ 肝素 + 双嘧达莫。

（6）其他辅助治疗：在以上分级治疗的同时，对于有蛋白尿的患儿，无论是否合并高血压，均建议加用 ACEI 和（或）ARB 类药物。此外，可加用抗凝剂和（或）抗血小板聚集药，多为口服双嘧达莫 3~5mg/（kg·d），以改善患儿高凝状态。必要时透析或血浆置换治疗等。

七、随访

紫癜性肾炎有一定的自限性，但仍有部分患儿病程迁延，甚至进展为慢性肾功能不

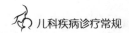

全。过敏性紫癜患儿应至少随访尿检 6 月；对于紫癜性肾炎患儿应延长随访时间至 3~5 年；尤其是对于起病年龄晚、临床表现为肾病水平蛋白尿或肾组织病理损伤严重的患儿应随访至成年期。

第五节　泌尿道感染

一、概述

泌尿道感染（urinary tract infection，UTI）是指病原体直接侵入尿路，在尿液中生长繁殖，并侵犯尿路黏膜或组织引起损伤。根据侵犯部位的不同，分为肾盂肾炎、膀胱炎、尿道炎，肾盂肾炎称为上尿路感染，膀胱炎和尿道炎称为下尿路感染。

无菌性脓尿是儿童泌尿道感染的一个重要组成部分，见于各年龄、性别的儿童，甚至 3 个月以内的小婴儿，但以学龄女孩更常见。

二、诊断要点

（一）临床表现

1. 急性 UTI： 急性 UTI 的临床表现因年龄而异。

（1）新生儿：缺乏特异性，全身症状为主，临床症状包括发热、食欲差、呕吐、哭吵、黄疸、体重不增等。部分患儿有嗜睡、烦躁甚至惊厥等神经系统表现。

（2）婴幼儿：临床症状也不典型，常以发热为突出表现，还可表现为排尿哭吵、顽固性尿布疹等。

（3）年长儿：上尿路感染表现为发热、寒战、全身不适、腰痛等全身症状，下尿路感染则表现为尿频、尿急、尿痛的尿路刺激症状，少数有终末血尿、遗尿。

2. 慢性 UTI： 病程在 6 个月以上，病情迁延。反复发作可表现为间歇性发热、腰酸、乏力、消瘦、进行性贫血等。患儿多合并尿反流或先天性尿路结构异常。

3. 复发性 UTI： 包括：①发作 2 次及以上且均为急性肾盂肾炎（APN）；② 1 次 APN 且伴有 1 次及以上的下尿路感染；③ 3 次及以上的下尿路感染。

（二）实验室检查

1. 筛查试验

（1）尿常规：清洁中段尿离心沉渣中白细胞 ≥ 5 个 /HPF。血尿也很常见，肾盂肾炎患儿还可以出现蛋白尿、白细胞管型等。

（2）试纸条亚硝酸盐试验和尿白细胞酯酶检测：联合检测、采用晨尿检测可提高阳性率。

2. 确诊试验： 尿培养及其菌落计数是诊断尿路感染的主要依据。通常认为清洁中段尿培养菌落数＞10^5/ml 可确诊、10^4~10^5/ml 为可疑、＜10^4/ml 系污染。但结果分析需结合性别、有无症状、菌种、尿液收集方法等。如有明显尿路刺激症状的女性，尿中有较多白细胞，中段尿培养≥10^2/ml 时，且致病菌为大肠杆菌类或腐物寄生球菌类，即可诊断泌尿道感染。由于粪链球菌一个链含有 32 个细菌，一般认为菌落数在 10^3~10^4/ml 之间即可诊断。如果是耻骨上膀胱穿刺获取的尿标本，只要发现有细菌生长，即有诊断意义。

3.**肾功能**：肾盂肾炎常有尿浓缩功能受累。慢性肾盂肾炎晚期肾功能全面受累，但仍以肾小管功能受损为主。

4.**影像学检查**

（1）肾脏 B 超：观察双肾大小，有无积水、结石及瘢痕形成。

（2）核素肾静态扫描：是诊断肾盂肾炎的金标准，有助于发现肾瘢痕的形成。

（3）排泄性膀胱尿路造影：是诊断膀胱输尿管反流及其分级的金标准。

（三）鉴别诊断

泌尿道感染需与肾小球肾炎、肾结核、急性尿道综合征相鉴别。急性尿道综合征的临床表现为尿频、尿急、尿痛、排尿困难等尿路刺激症状，但清洁中段尿培养物细菌生长或为无意义性菌尿。

三、治疗要点

（一）一般治疗

包括卧床休息、多饮水、勤排尿及保证液体输入量。注意外阴清洁。

（二）抗生素治疗

尽早进行尿致病菌检测，尽量根据药敏试验选用敏感抗生素，上尿路感染选择血浓度高的抗生素，下尿路感染则选择尿浓度高的药物。

1.**上尿路感染的治疗**：疗程多需 7~14 天，对上尿路感染及复杂性尿路感染建议静脉用药，疗程 10~14 天，直至尿培养转阴。

2.**下尿路感染的治疗**：标准疗程为口服抗生素 7~14 天，短疗程为口服抗生素 2~4 天。

3.**其他**：对反复再发者及伴有尿路畸形、膀胱输尿管反流等患儿，需小剂量长程抑菌治疗，如阿莫西林或呋喃妥因治疗量的 1/3，每晚睡前服用 1 次，疗程 3~6 月，部分患儿延长至 1~2 年。

（三）反复泌尿道感染

对于反复泌尿道感染的患儿，应积极寻找致病因素，内外科联合，及时治疗尿路解剖结构和功能异常，早期防治肾损害。

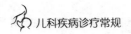

第六节　肾病综合征

一、概述

肾病综合征（nephrotic syndrome，NS）是由于肾小球滤过膜对血浆蛋白通透性增高，大量血浆蛋白自尿中丢失的一种临床综合征，以大量蛋白尿、低蛋白血症、高脂血症和不同程度水肿为其主要临床特点，可分为原发性、继发性和先天性 NS 三种类型，而原发性 NS（PNS）约占小儿时期 NS 总数的 90%，其病理主要表现为微小病变（MCD）。

二、诊断要点

（一）诊断标准

（1）大量蛋白尿：24 小时尿蛋白定量 ≥ 50mg/kg 或晨尿尿蛋白 / 肌酐（mg/mg）≥ 2.0，1 周内 3 次晨尿蛋白定性（3+~4+）。

（2）低蛋白血症：血清白蛋白低于 30g/L。

（3）高脂血症。

（4）不同程度的水肿。

以上（1）（2）为必备条件。

（二）原发性 NS 临床分型

1. 依据临床表现分

（1）单纯型 NS：只具有上述表现者。

（2）肾炎型 NS：除具备肾病临床特点外，还须具以下四项中的一项或多项。

①2 周内 3 次以上离心尿检查 RBC ≥ 10 个 /HP，且为肾小球源性血尿者；②反复或持续高血压：3 次以上不同时间测量的收缩压和（或）舒张压大于同年龄、性别和身高儿童青少年血压的第 95 百分位数，除外糖皮质激素所致；③肾功能异常，并除外血容量不足所致；④持续低补体血症。

2. 根据糖皮质激素治疗反应分

（1）激素敏感型 NS（SSNS）：足量泼尼松治疗 4 周完全缓解。

（2）激素耐药型 NS（SRNS）：足量泼尼松治疗 4 周尿蛋白仍阳性。

（3）激素依赖型 NS（SDNS）：对激素敏感，但连续 2 次减量后或停药 2 周内复发。

3. NS 复发标准

（1）复发 NS：肾病范围的蛋白尿复发，或连续 3 天试纸 > 3+。

（2）非频复发 NS：发病半年内复发＜2 次或在随后 1 年内复发＜4 次。

（3）频复发 NS：半年内复发≥2 次或随后 1 年内复发≥4 次。

（三）临床转归判定

（1）未缓解：晨尿蛋白≥3+。

（2）部分缓解：晨尿蛋白阳性≤2+ 和（或）血清白蛋白大于 30g/L。

（3）完全缓解：血生化及尿检查完全正常。

（4）临床治愈：完全缓解，停止治疗＞3 年无复发。

（四）常见并发症

感染、低血容量休克电解质紊乱、高凝状态与血栓形成、急性肾损伤、肾小管功能减退、内分泌及代谢异常、骨和钙代谢异常。

（五）鉴别诊断

（1）先天性 NS：发病年龄早，肾活检病理鉴别，激素和免疫抑制剂无效。

（2）急性肾小球肾炎：前驱感染，ASO 升高，C3 下降。

（3）急进性肾炎：肾功能短期内进行性恶化。

（4）紫癜性肾炎：过敏性紫癜表现，肾活检病理鉴别。

（5）狼疮性肾炎：多系统损害，抗核抗体检测。

（6）乙型肝炎病毒相关性肾炎：血清 HBV 标志物，肾活检病理鉴别。

（7）IgA 肾病：反复发作的肉眼血尿和镜下血尿，肾活检病理鉴别。

（六）相关检查

1. 检验

（1）尿液检查：尿常规、24h 尿蛋白定量、尿微量蛋白、尿蛋白/尿肌酐。

（2）血液检查：血肝肾功能血脂、乙肝三系、抗核抗体、ANCA、免疫球蛋白及补体、维生素 D、甲状腺功能及感染相关病原体检查等。

2. 检查：PPD、胸片、泌尿系 B 超、心电图，必要时肾静脉 B 超、脑血管 MRA。

3. 肾活检指征

（1）发病年龄大于 12 岁。

（2）SRNS 或迟发性 SRNS。

（3）高度怀疑病理为非微小病变者。

（4）发病时即存在与低血容量无关的急性肾损伤。

（5）CNI 治疗过程中肾功能进行性下降的患儿。

4. 基因检测指征

（1）SRNS。

（2）先天性和婴儿型 NS（＜1 岁）。

（3）症候群相关的 NS。

（4）存在 SRNS 或 FSGS（局灶节段性肾小球硬化症）家族史。

三、治疗要点

（一）一般治疗

休息、低盐优质蛋白低脂饮食、补充维生素 D 及钙剂、防止感染。疾病宣教。

（二）对症治疗

1. 水肿： 双氢克尿噻、螺内酯口服；重度水肿、严重低蛋白血症（血清白蛋白 < 15g/L），予 25% 人血白蛋白 0.5~1g/（kg·次）静脉滴注后予呋塞米 1~2mg/kg 静脉注射。

2. 高凝状态： 低分子肝素钙 0.01ml/（kg·次），皮下注射。

（三）初发 NS 的治疗

排除激素的禁忌证后，采取以糖皮质激素为主的综合治疗。糖皮质激素治疗方案如下。

（1）诱导缓解阶段：足量泼尼松 2mg/（kg·d）（按身高的标准体重计算）或 60mg/（m²·d），最大剂量 60mg/d，先分次口服，尿蛋白转阴后改为晨顿服，共 4~6 周。

（2）巩固维持阶段：泼尼松 1.5mg/kg，或 40mg/（m²·d），最大量 50mg/d，隔日晨顿服，维持 4~6 周，然后逐渐减量，总疗程 9~12 个月。

（四）非频复发 NS 的治疗

积极寻找复发诱因，积极控制感染。糖皮质激素治疗方案如下。

（1）重新诱导缓解，直到尿蛋白连续转阴 3 天后改为 1.5mg/kg 或 40mg/m²，隔日晨顿服 4 周，然后逐渐减量。

（2）在感染时增加激素维持量：患儿在巩固维持阶段感染时，改隔日口服激素治疗为同剂量每日口服，连用 7 天。

（五）频复发或激素依赖 NS 的治疗

1. 激素使用方法

（1）拖尾疗法：足量激素重新诱导缓解后，给予能维持缓解的最小有效激素量（0.5~0.25mg/kg），隔日口服，连用 9~18 个月。

（2）在感染时激素隔日口服改为同剂量每日口服，连续 7 天，可降低复发率。

（3）对激素依赖 NS 患儿可予促肾上腺皮质激素（ACTH）0.4U/（kg·d）（总量 < 25U）静脉滴注 3~5 天，然后激素减量。

2. 免疫抑制剂或生物制剂： 存在严重激素不良反应的频复发 NS、激素依赖型 NS 患儿，可激素联合免疫抑制剂或生物制剂治疗，常用的有环磷酰胺（CTX）、霉酚酸酯

（MMF）、他克莫司（FK506）、环孢素 A（CsA）、利妥昔单抗。

3. 免疫调节剂：加用左旋咪唑可降低复发风险，用法：2.5mg/kg，隔日口服，疗程 12~24 个月。

（六）激素耐药 NS 的治疗

1. 激素序贯治疗：甲泼尼龙冲击：15~30mg/（kg·d）冲击治疗，每天 1 次，连用 3 天为 1 个疗程，建议最大剂量 < 0.5g。注意心电监护。冲击治疗结束后继续使用泼尼松 2mg/（kg·d）11 天。若尿蛋白转阴，则按 SSNS 方案治疗，若尿蛋白仍阳性，则明确 SRNS。

2. 激素替代治疗：尽早肾活检，根据病理类型选择加用免疫抑制剂或利妥昔单抗，首选钙调神经磷酸酶抑制剂（CNIs）如他克莫司或环孢素 A（使用 6 个月未缓解为耐药），其他可选霉酚酸酯（使用 4 个月未缓解为耐药）、利妥昔单抗，同时激素改为 2mg/（kg·d）隔日晨服，逐渐减量至低剂量维持。

3. 多药联合治疗：上述治疗无效患儿，评估除外感染、血栓后，可以选用不同靶点药物联合治疗，如激素 +CNIs+ 霉酚酸酯，激素 +CNIs+ 利妥昔单抗，激素 + 霉酚酸酯 + 利妥昔单抗。

4. 辅助治疗

（1）ACEI 和（或）ARB 制剂应用，常用依那普利、贝那普利，可控制高血压、降尿蛋白，保护肾功能。

（2）注意并发症处理：改善高凝状态、降血脂、保护肾小管功能。

第十二章
儿童普外科疾病

第一节 急性肠套叠

一、概述

肠套叠（intussusception）是指肠管的一部分及其相应的肠系膜套入邻近的肠腔内而造成肠梗阻的急腹症。多见于 2 周岁以下的婴幼儿，以 4~10 月龄婴儿最多见。按其套叠部位可分为回结型、结肠型、小肠型肠套叠等。

二、诊断要点

（一）临床特点

1. 症状
（1）腹痛：表现为阵发性哭吵或烦躁不安，每次 5~10 分钟，间隔 15 分钟到半小时。
（2）呕吐：先为胃内容物，后带胆汁，并拒食。
（3）便血：一般于发病后 4~12 小时出现果酱样黏液血便。

2. 查体
（1）腹部可扪及肿块，沿结肠方向，多在右上腹和中上腹部，腊肠样，表面光滑，略可活动，可有压痛反应。
（2）右髂窝空虚感。
（3）肠鸣音可有亢进。
（4）直肠指检：指套染血或引起果酱样便排出，晚期可能触及宫颈样肿块。

（二）辅助检查

（1）血常规 CRP、血气分析及电解质、血培养。
（2）腹部 B 超：横切面可见靶心样同心圆
（3）诊断性空气灌肠：高度怀疑肠套叠者，可选此项检查，确诊后可直接行空气灌肠整复。

（三）鉴别诊断

细菌性痢疾、过敏性紫癜、直肠脱垂等。

三、治疗要点

（一）非手术治疗

空气灌肠指征如下。
（1）病程不超过 48 小时，便血不超过 24 小时。
（2）全身状况好，无明显脱水、酸中毒及休克表现，无高热及呼吸困难者。
（3）无腹胀，无肌紧张等腹膜刺激征象者。

（二）手术治疗指征

（1）病程超过 48 小时，便血超过 24 小时。
（2）全身情况不佳，有高热、脱水、精神萎靡及休克等中毒症状者。
（3）腹胀明显，腹部有明显压痛、肌紧张，腹壁发红水肿，疑有腹膜炎或疑有肠坏死者。
（4）立位平片显示多个大液平，完全性肠梗阻者。
（5）小肠套叠。
（6）反复肠套叠，高度怀疑器质性病变者。

（三）空气灌肠方法

注气前先做腹部 X 线透视，了解肠管扩张充气情况。肛门插入 Foley 管，灌肠机充气，用"自动控制压力注气肠套叠复位器"，开始时压力 7.98kPa（60mmHg），逐渐调高，不超过 10.64kPa（80mmHg）。见到肠套影时逆行推进，待肠套影由大变小至消失，大量气体进入小肠，表示复位成功。复位后口服活性炭，一般观察 6~8 小时，待排出粪便内含有黑色活性炭，患儿无阵发性哭吵现象，方可回家。

（四）手术方式

1. **单纯肠套叠整复术**：从套叠肠管远端用手持续挤推肿块，直至套叠肠管从回盲部解脱出来，整复中需用温盐水巾保护套叠外鞘，避免撕裂。整复后用温盐水巾包裹颜色发深发黑肠管，如转红恢复血供，则可放回腹腔；如塌陷、血供不能恢复，则行坏死肠管切除肠吻合术；如阑尾受累，可同时切除阑尾。

2. **肠切除肠吻合术**：肠管已坏死，套叠过紧，术中都不能复位，则行一期切除吻合，尽量保留回盲部。

3. **肠造瘘术**：肠已坏死，腹腔污染严重，患儿一般情况差，可行坏死肠管切除、肠造瘘术，可留置腹腔引流管。

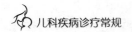

（五）术后并发症

（1）肠坏死、肠穿孔、腹膜炎。

（2）吻合口瘘、吻合口狭窄。

（3）肠套叠复发：如患儿一般情况可，仍可先选择空气灌肠整复。

第二节　胆道闭锁

一、概述

胆道闭锁（biliary atresia）是指肝内外胆管出现阻塞，并可导致淤胆性肝硬化，临床表现为阻塞性黄疸，是新生儿和婴儿最常见的阻塞性黄疸，其发病率为1：8000~1：14000。本病晚期患儿出现胆汁性肝硬化、门静脉高压、肝衰竭，直至死亡。胆道闭锁是小儿外科领域中最重要的消化外科疾病之一，也是小儿肝移植中最常见的适应证。

二、诊断要点

（一）临床特点

患儿呈梗阻性黄疸的临床表现。患儿出现黄疸时间不一，随年龄增长，巩膜黄疸加深，并且皮肤也逐渐出现黄疸。小便呈深黄色，甚至为浓茶色。大便为淡黄色，甚至为白陶土色。初期患儿的进食不受影响，生长发育与同龄儿无明显的差异。随着胆汁不能排入消化道，逐渐出现胃纳欠佳、消化功能差。腹胀甚至腹部膨隆，腹壁的静脉逐渐显露、怒张，肝脏和脾脏明显增大，肝脏增大尤以右叶为甚，并明显变硬。因腹压高，超过半数的患儿出现腹股沟斜疝、睾丸鞘膜积液或脐疝。晚期出现脂溶性维生素缺乏，有出血的倾向；发生缺钙、佝偻病等。患儿还可出现生长发育缓慢甚至停止、腹水、呼吸困难等一系列临床表现。未经治疗的胆道闭锁患儿多于1岁左右因肝硬化、门静脉高压、消化道出血、肝昏迷、肝功能衰竭而死亡。

（二）辅助检查

检查方法虽多，但无一有特异性。需对临床表现及检查做一综合分析，特别是注意大便颜色及变化的时间。

1.肝功能检查：总胆红素升高，以直接胆红素增高为主，谷丙转氨酶及谷草转氨酶增高，谷氨酰转肽酶增高明显。

2.B超检查：胆道闭锁的B超检查常因胆囊空瘪或未发育，多数不能发现胆囊或胆囊发育不良、小胆囊。还可观察进食前后胆囊的收缩情况，若空腹时胆囊较大，进食后胆囊缩小超过 50%，可排除胆道闭锁。胆道闭锁患儿肝门部有一纤维结缔组织块，略呈三角形，称为肝门纤维块。

通过观察胆囊的情况以及胆囊进食前后的变化，特别是观察有无肝门纤维块，能较早期做出正确诊断。B 超检查的优点在于无创伤性、可重复进行。

3. MRI（磁共振）：胆道闭锁的患儿仅能显示胆囊，同时可见门静脉周围纤维性增厚，可据此做出诊断。

4. 放射性核素肝胆显像：利用肝细胞的排泄功能，胆道闭锁患儿由于显像剂不能经胆道系统排至肠内，因此表现为胆囊和肠道无放射性，24 小时仍不见肠道显影。该方法能排除胆道闭锁，但无法确诊胆道闭锁。

5. 十二指肠引流胆红素测定：胆道闭锁患儿胆汁不能从肝脏经胆道排出，再流入消化道，因而十二指肠液中没有胆红素，可对十二指肠液进行测定，进行胆道闭锁和婴儿肝炎的鉴别诊断。本法临床采用不多。

6. ERCP（内镜逆行胰胆管造影）：是在纤维十二指肠镜直视下通过十二指肠乳头将导管插入胆管和（或）胰管内进行造影。ERCP 对阻塞性黄疸的鉴别诊断，既可收集十二指肠液进行检查，也可通过造影显示胆道系统和胰腺导管的解剖与病变。

ERCP 检查中婴儿肝炎患儿胆总管的直径大于胰管的直径。胆管不显影或仅部分显影则考虑为胆道闭锁。本法需有较好 ERCP 水平的医院才能开展。

7. 腹腔镜检查：近年来采用腹腔镜探查进行阻塞性黄疸的鉴别诊断。腹腔镜可观察肝脏及肝外胆道、肝脏活检、穿刺胆囊行胆道造影和肝外胆道冲洗。

（三）鉴别诊断

（1）胆汁淤积：B 超检查未见肝门纤维块。大便颜色有时混有绿色的大便。可依此做鉴别诊断。

特别低体重儿、早产儿，较长时间行肠外营养者，特别要注意进行鉴别诊断。

（2）先天性胆管扩张症：部分先天性胆管扩张症患儿表现为胆道阻塞，影像学检查可见肝外胆管扩张，多可做出鉴别诊断。

三、治疗要点

（一）治疗原则

胆道闭锁的有效治疗唯有手术治疗，包括葛西手术（肝门空肠 Roux-en-Y 吻合术）和肝移植术。在胆道闭锁的治疗中，葛西手术具有重要的、不可替代的作用，目前仍是胆道闭锁首选的手术方法。

葛西手术强调早期诊断早期治疗，应在发病 60 天左右手术，最迟不能超过 90 天。本病造成的肝脏损害是进行性的，手术延迟，治疗效果就相应降低。若病程超过 90 天，胆汁淤积性肝硬化已极为严重，成为不可逆性损伤，最后患儿常死于肝功能衰竭。

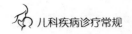

（二）治疗方案

肝门空肠 Roux-en-Y 吻合术（Kasai Ⅰ式）、本术式包括 2 个基本部分：肝门部的解剖和胆道重建术。手术要点是在门静脉入肝的左右分叉部，小心解剖肝门部纤维组织，再切除纤维块，其深度达肝实质表面。

手术步骤：上腹部大横切口。入腹后须依次将肝圆韧带、肝镰状韧带、左肝三角韧带和左冠状韧带等肝周韧带切断，此时肝脏可顺利托出腹腔外。正确解剖肝门，将肝门部向上翻起，使肝门部暴露良好。首先检查胆囊，若胆囊空瘪萎陷，穿刺回抽无黄色或绿色液体，则证明肝管闭塞。然后经胆囊注入稀释亚甲蓝水，也可手术中经胆囊的胆道造影，以了解和判断闭锁的类型，确定手术方式。游离胆囊，提起胆囊并沿胆囊管寻找呈纤维索改变的肝管和胆总管残留痕迹，向肝门部分离。以肝门纤维索状组织为标志向肝门深入解剖。沿门静脉分叉上缘，小心分离与肝脏相连的纤维块的两角，注意勿伤及纤维块，把通向门静脉的细小静脉逐一小心结扎。切忌用电刀止血。通过用手术放大镜观察，充分剪除肝门三角形纤维块。使断端侧面达门静脉入口处的肝实质，纵向达门静脉后壁水平，切除纤维块。在距氏韧带 10~15cm 空肠，与肝门进行吻合，再进行肠肠吻合。

（三）并发症处理

1. 胆管炎：胆道闭锁术后胆管炎是葛西手术后最常见、最难处理的并发症，常可影响疗效，需积极治疗胆管炎。

胆管炎的诊断指征如下。

（1）无原因的高热或表现为弛张热，可伴有腹胀、烦躁、哭闹。

（2）皮肤巩膜黄疸加深，胆汁中胆红素含量降低或排大便颜色变淡，小便浓茶色变深。

（3）血清胆红素重新升高，直接和间接胆红素均升高，谷丙转氨酶等均升高。

（4）血白细胞明显升高，中性粒细胞增加，CRP 增高明显。

（5）B 超检查可见肝内胆管壁增厚、粗糙。

（6）经肝脏活检证实。

胆管炎治疗：胆管炎时仍应静脉滴注肝胆道浓度高的、经肝胆道排泄的第三代头孢类抗生素和甲硝唑，必要时加用抗真菌药物。抗生素的用量要足，浓度要合适，时间要够。为减少早期胆管炎时肝门吻合口瘢痕形成，可同时配合使用激素。

2. 肝门部胆管梗阻：指胆道闭锁行葛西手术后，已能从肝门吻合口排出胆汁，但因各种因素，肝门胆管堵塞，胆汁排出障碍。可能需要二次葛西手术或转肝移植手术。

3. 其他：术后常规应用激素以利胆，并减少肝门处纤维组织沉积，有利于胆汁排出。预防性联合应用抗生素和利胆药物 3~6 个月或更久，并口服熊去氧胆酸片、护肝片以减少术后胆管炎的发生概率，补充维生素 A、维生素 D、维生素 E 和维生素 K，以及肠道益生菌制剂。

第三节　腹股沟斜疝

一、概述

小儿腹股沟斜疝（inguinal hernia）是常见的先天性发育异常导致的疾病，与鞘状突未完全闭合或腹股沟部解剖结构薄弱有关，而腹内压增高是其诱发因素，如剧烈哭吵、长期咳嗽、便秘等。由于腹股沟斜疝可发生嵌顿、绞窄，对反复出现嵌顿者应积极予以手术治疗。

二、诊断要点

（一）临床特点

临床表现及体格检查：一侧或两侧腹股沟部或阴囊有光滑、整齐、稍有弹性的可复性肿物，肿物出现与腹压增加有关。患儿哭闹、咳嗽、大便时，站立可出现肿物，平卧或手按压肿物，肿物可缩小或消失，肿物透光试验阴性。新生儿由于肠管壁薄，同样可出现透光试验阳性。

疝囊大，则肿物较大，直径大于 5cm，外环口直径亦大，肿物直抵阴囊底，平素疝肿物常存，嵌闭少见。若疝囊较小，多位于外环口处，肿物约 3cm 大小，外环口无增大，易嵌闭。

（二）辅助检查

B 超：可帮助诊断，对了解肿物是否为肠管、大网膜或女孩子的卵巢等有帮助。但如果检查时无肿物出现，B 超检查可能无法诊断。

（三）鉴别诊断

1. 鞘膜积液： 同样可在腹股沟部或阴囊出现肿物，但按压肿物时，肿物较难消失。透光试验为阳性。B 超可做出鉴别。

2. 腹股沟淋巴结肿大： 有时患儿出现腹股沟区肿物，家长无法清楚知道肿物出现的时间等情况，会较难鉴别。但腹股沟淋巴结肿大，多数是有炎症，且发生的部位不同。B 超检查可鉴别。

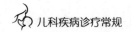

三、治疗要点

（一）手术治疗

手术治疗是治疗小儿腹股沟斜疝的基本方法。小儿腹股沟斜疝为鞘状突闭合不全所致，在 6 个月内鞘状突仍有延迟闭合的机会，故腹股沟斜疝患儿一般宜于 6 个月后手术。反复嵌顿者，不受时间限制，应积极手术治疗。

手术方案：在全麻下行疝囊高位结扎术，对年龄较大者、巨大疝可加行修补术。对滑动疝、游离疝囊需注意，由于盲肠、膀胱、输卵管有可能是疝囊的一部分，手术中需注意勿损伤这些器官。嵌顿疝手术时需注意疝内容物的情况，注意有无坏死的肠管。腹股沟斜疝可行腹腔镜手术。手术过程中勿损伤输精管和精索血管。手术完毕时，须检查手术侧的睾丸是否被提上腹股沟管，需确证睾丸在阴囊内。

（二）保守治疗

适用于营养发育极度不良，或有严重疾病不能施行手术，或年龄在 6 个月以下尚不宜手术者。

（三）手法治疗

对于嵌顿性斜疝，在条件允许下可先行手法回纳，再择期手术治疗；若不能回纳或回纳失败，需要急诊手术治疗。

手法回纳禁忌证如下。

（1）嵌顿疝 12 小时以上。

（2）嵌顿疝患儿有便血病史，全身中毒症状明显。

（3）女孩嵌顿疝，疝内容物为卵巢、输卵管，难以还纳，应考虑直接手术治疗。

（4）新生儿嵌顿疝，因不易确定正确嵌顿时间，且肠管及睾丸易发生坏死。

（5）手法回纳不成功者。

（四）术后并发症

（1）阴囊血肿或水肿。

（2）斜疝复发。

第四节　急性阑尾炎

一、概述

急性阑尾炎（acute appendicitis）是儿童常见的急腹症，可发生于任何年龄（包括新生儿及婴幼儿），新生儿及婴幼儿误诊率及穿孔率均较高。根据病变，可分为单纯性阑尾炎、化脓性阑尾炎、坏疽性阑尾炎、阑尾穿孔、阑尾脓肿。

二、诊断要点

（一）临床特点

1. 症状

（1）腹痛：初起病时多位于脐周或上腹部，为持续性，可伴阵发性加剧，约6~12小时转移到右下腹。

（2）消化道症状：胃纳差，多伴有恶心和呕吐，呕吐物起初为胃内容物，以后为胆汁。大便减少，如病程长，有直肠刺激征时，可有里急后重现象。

（3）发热：大都在38℃左右。

2. 体格检查

（1）腹部检查：右下腹部固定压痛伴肌紧张，婴幼儿肌紧张不明显，可通过比较两侧腹部来判断。阑尾脓肿时可在右下腹触及一包块，较硬，界不清，有明显压痛、反跳痛。

（2）腰大肌试验：在大龄孩子配合下，腰大肌试验可阳性。

（3）直肠指检：了解直肠右前方有无触痛和包块，但一般小龄患儿不易配合。

（二）辅助检查

（1）血常规+CRP：白细胞增加，中性粒细胞增高，CRP增高。偶体弱患儿可无反应。

（2）诊断性穿刺：疑诊为阑尾炎伴腹膜炎体征者，诊断有困难时应进行腹腔穿刺。若涂片找到革兰阴性杆菌，则有助于诊断。

（3）B超检查：可见水肿阑尾、阑尾周围渗出、阑尾脓肿形成等。

（4）腹部CT检查：可见阑尾水肿增粗、粪石嵌顿、阑尾脓肿形成等。

（三）鉴别诊断

需与肠系膜淋巴结炎、梅克尔憩室炎、急性胃肠炎、过敏性紫癜、右侧肺炎、肠痉挛等鉴别。

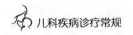

三、治疗要点

小儿阑尾炎原则上应早期手术。

（一）非手术治疗

（1）阑尾脓肿：若肿块边缘已局限，应采用非手术疗法，待炎症消退后 3 月，再择期行手术治疗。

（2）病程短、体征不典型的患儿，可边治疗边观察病情变化。

（3）非手术治疗应选用抗革兰阴性菌及厌氧菌的广谱抗生素。

（二）手术治疗

（1）术前准备：包括全身应用抗生素、禁食、禁水。晚期腹膜炎者，若腹胀需鼻管胃肠减压，静脉输液保证水和电解质平衡，有高热需降温。出现早期休克症状时，应采取输液、抗感染等抗休克治疗，积极准备手术。

（2）开腹阑尾切除手术：以下腹横纹偏右切口或麦氏切口为佳，逐层进入腹腔后，沿结肠带寻找阑尾，分离和结扎阑尾系膜直达阑尾根部，切除阑尾。如认为腹腔炎症污染较重，有脓液稠厚的局限性腹膜炎，应置腹腔引流管。

（3）腹腔镜下阑尾切除手术：目前普遍被接受。

（4）阑尾脓肿引流术：对于阑尾脓肿患儿非手术治疗失败者，可考虑先行引流术，3~6 个月后再择期行阑尾切除术。

（三）手术后并发症

（1）切口及腹腔出血。

（2）切口及腹腔感染。

（3）术后腹腔残余感染或腹腔包裹性脓肿。

（4）肠粘连、肠梗阻。

（5）阑尾残株炎。

（6）粪瘘、肠瘘。

第五节　梅克尔憩室

一、概述

梅克尔憩室（Meckel's diverticulum）是由卵黄管退化不全所致，在末端回肠的肠系膜对侧缘有憩室样突起，可发生各种并发症，大多发生于 2 岁以下小儿，包括憩室炎、穿孔、出血、肠套叠、肠梗阻。

二、诊断要点

（一）临床特点

（1）梅克尔憩室本身无特殊临床表现，憩室本身能导致肠梗阻、肠套叠；憩室内发生溃疡，可引起大量便血（无痛性血便）；梅克尔憩室炎酷似急性阑尾炎，可穿孔而成为腹膜炎，从而引起相应的临床表现。现病史中应注意腹痛性质、位置、呕吐及便秘等情况，若便血，应详细了解血便性质、次数、量及颜色等；详细询问既往史，有无便血，右腹部有无周期性疼痛。

（2）体格检查：因腹痛而入院者，应注意腹部膨胀的情况，以及肠蠕动、肠鸣音等肠梗阻情况；右下腹有无肌紧张、压痛等；直肠指检有无异常。因便血入院者一般腹部无特殊症状，可有数量较大（100~200ml）深紫色血液或血块排出，直肠指检有血块；面色苍白，血压下降，脉搏加快。

（二）辅助检查

（1）血常规 +CRP：注意感染指标及血红蛋白变化
（2）B 超检查及腹部 CT：是否发现腹腔内异常包块。
（3）ECT 检查：当憩室有异位胃黏膜时，同位素标记肠黏膜扫描可发现下腹部有放射性浓聚区域，可帮助诊断。

（三）鉴别诊断

急性阑尾炎、结肠息肉病、过敏性紫癜、溃疡性结肠炎、各种原因引起的肠梗阻及腹膜炎等。

三、治疗要点

（一）原则

（1）有症状的梅克尔憩室，经检查确诊后，均应手术切除。
（2）在其他疾病进行手术时发现无症状憩室，如情况良好，可将憩室切除以防后患。但若病情危重，则可暂不处理。

（二）手术指征

（1）凡有急性梅克尔憩室并发症出现的患儿，均应施行急诊腹部探查术，若证实病变，则作憩室切除。
（2）因诊断急性阑尾炎进行手术时，如发现阑尾正常，应探查回肠末端100cm，若发现病变的憩室应一并切除。

（3）患儿无痛性大量血便 2 次以上，除外其他出血原因后，虽同位素扫描阴性，仍应怀疑梅克尔憩室出血，可行腹腔镜手术探查。

（三）术前准备

（1）憩室引起的肠梗阻按肠梗阻处理，术前置胃肠减压，补液纠正水电解紊乱。
（2）大量便血者应术前输血，使血红蛋白恢复到 90~100/L，血压稳定。
（3）憩室炎或憩室穿孔者，术前准备按阑尾炎或阑尾穿孔准备。

（四）手术方法

1. 基底楔形切除憩室：切除后斜形或横形缝合，不产生肠狭窄。
2. 肠切除肠吻合术：如发现基底和周围肠壁有明显广泛的迷走组织、基底穿孔或炎症肿胀、基底直径大以及憩室附近回肠狭窄，均应做肠切除肠吻合术。

第六节　先天性肠旋转不良

一、概述

先天性肠旋转不良（congenital intestinal malrotation）是由于胚胎发育中肠管旋转发生障碍，即肠系膜上动脉为轴心的旋转运动不完全或异常，使肠道位置发生变异和肠系膜附着不全，从而并发肠梗阻或肠扭转。

当肠管旋转不全，盲肠位于中上腹或左腹，附着于右后腹壁至盲肠的宽广腹膜索带可压迫十二指肠第二部引起梗阻；也可因位于十二指肠前的盲肠直接压迫所致。另外，由于小肠系膜不是从左上至右下附着于后腹壁，而是凭借狭窄的肠系膜上动脉根部悬挂于后腹壁，小肠活动度大，易以肠系膜上动脉为轴心发生扭转。剧烈扭转造成肠系膜血循障碍，可引起小肠的广泛坏死。

二、诊断要点

（一）临床特点

多数发病于新生儿期的典型症状是：出生后有正常胎粪排出，生后 3~5 天出现间歇性呕吐，呕吐物含有胆汁。十二指肠梗阻多为不完全性，发生时上腹膨隆，有时可见胃蠕动波，剧烈呕吐后即平坦萎陷。梗阻常反复发生，时轻时重。患儿有消瘦、脱水、体重下降。发生肠扭转时，主要表现为阵发性腹痛和频繁呕吐。轻度扭转可因改变体位等自动复位缓解，如不能复位而扭转加重，肠管坏死后会出现全腹膨隆、全腹压痛、腹肌紧张、血便，及严重中毒、休克等症状。

（二）辅助检查

1. 腹部直立平片： 新生儿可显示胃及十二指肠扩大或呈双气泡征，小肠内含气量减少。肠腔明显扩张伴阶梯状液平面提示肠管闭袢性梗阻或肠坏死可能。

2. 钡剂灌肠检查： 传统钡灌肠检查显示盲肠或结肠位置异常是本病的 X 线特征。

3. 上消化道造影检查： 肠旋转不良均存在十二指肠或十二指肠空肠曲及空肠位置异常，上消化道造影更具诊断价值，新生儿宜采用碘油造影。十二指肠空肠曲移位至脊柱前方或脊柱右侧，空肠起始段呈螺旋状扭曲提示有小肠扭转。新生儿上消化道造影还可能发现十二指肠内并存畸形。检查时应观察造影剂或钡剂经过十二指肠直至全部空肠方不致漏诊。

4. 腹部 B 超检查： 对肠系膜上动静脉进行定位对本病具有重要诊断价值。

5. 增强 CT 及 MRI： 对肠系膜上血管三维成像，有肠系膜上静脉旋转征。

（三）鉴别诊断

十二指肠闭锁或狭窄、环状胰腺。

三、治疗要点

先天性肠旋转不良需要手术治疗。

（1）有明显肠梗阻症状时，术前应在补充液体、纠正水和电解质紊乱、放置鼻胃管减压后，给予抗生素及维生素 K，尽早施行手术治疗。

（2）手术的原则是解除梗阻，恢复肠道的通畅，标准方法是 Ladd's 手术，即根据不同情况切断压迫十二指肠的腹膜索带，游离粘连的十二指肠或松解盲肠，肠扭转时行肠管逆时针复位，将十二指肠及空肠起始部拉直置于右侧腹，将回盲部及结肠置于左侧腹，常规切除异位阑尾。

（3）有肠坏死者，应做受累肠段切除吻合术。

第七节　先天性胆管扩张症

一、概述

小儿先天性胆管扩张症（congenital biliary dilatation，CBD）为临床上最常见的一种先天性胆道畸形，其病变主要是指胆总管的一部分呈囊状或梭状扩张，有时可伴有肝内胆管扩张的先天性畸形。女性发病高于男性，约占总发病率的 60%~80%，本症又称为胆总管囊肿。除了肝外胆总管的扩张外，约 1/4 的病例同时合并有肝内胆管的扩张。亚洲人发病率较欧美为高，在婴幼儿及儿童多见，新生儿及儿童亦可发病。病因有胰胆管合流异常致病、胆道胚胎发育畸形、病毒感染、遗传性因素及胆总管远端神经肌肉发育异常等学说。

二、诊断要点

（一）临床特点

以往认为腹痛、黄疸和腹部肿块是本病典型的症状，但随着影像学的发展，多数患儿仅有一两个症状而确诊，甚至是体检发现者也为数不少。如果患儿有感染，也可以发热、黄疸为首诊时症状。

（二）辅助检查

影像学检查是诊断本病的主要手段。

（1）B超检查：可见肝脏下方显示界限清楚的低回声区。

（2）磁共振（MRCP）：不但可见扩张的胆管，还可发现有胰胆管合流异常的情况。对正确指导手术有帮助。

（3）CT检查：可明确胆总管扩张的程度与位置、胆总管远端狭窄的程度以及有无肝内胆管扩张，扩张的形态及部位等，有助于术式的选择。

（三）鉴别诊断

1. 腹膜后囊性肿物：如囊性畸胎瘤、淋巴管瘤。通过影像学检查，多可鉴别。

2. 胆道闭锁：新生儿期的先天性胆管扩张症与胆道闭锁有时较难做出诊断。胆道闭锁的黄疸呈进行性加深，伴白陶色或浅黄大便；肝门区可发现纤维块。

三、治疗要点

（一）治疗原则

由于先天性胆管扩张症会出现胆道感染、胆道穿孔、恶变，所以先天性胆管扩张症囊肿型及明显扩张的梭状型患者，一经确诊就应及时行手术治疗。

（二）治疗方案

囊肿型及明显扩张的梭状型患者行囊肿切除，肝总管空肠Roux-en-Y吻合术，可传统开放手术，可腹腔镜手术，可达芬奇手术机器人辅助手术。如果有条件，手术时行胆道造影，以进一步了解胰胆管合流情况。

胆总管轻微扩张的梭状型患者，症状不明显者可先观察，如胆总管扩张直径达10mm左右，再行手术。对伴有严重感染者，可先非手术治疗，待炎症控制后，再手术。如果手术时发现局部炎症明显，可先行胆道外引流术。外引流术适用于患儿全身情况较差的情况，但患儿术后易出现电解质紊乱，影响消化功能。

（三）并发症处理

1. 胆道感染者： 加强抗感染治疗。如果经积极的抗感染治疗仍高热、黄疸、腹痛，可先行外引流术。

2. 胆道穿孔： 如果穿孔时间不长，可一期行根治手术。如果局部炎症严重，患儿全身情况差，可行腹腔引流，找到穿孔的胆道可放入"T"管外引流，二期再行根治术。

3. 术后并发症： 腹腔大出血、肝肠吻合口瘘，中远期肝肠吻合口狭窄、胰腺炎等。

第八节　先天性巨结肠

一、概述

先天性巨结肠症（congenital megacolon）又称无神经节细胞症。先天性巨结肠主要为结肠远端不同长度的肠段缺乏神经节细胞，导致功能性肠梗阻。先天性巨结肠症狭窄段位于扩张段远端，狭窄肠管细小，与扩大肠管直径相差悬殊，扩张段肠壁肥厚、质地坚韧如皮革状，肠管表而失去红润光泽，略呈苍白；结肠带变宽而肌纹呈纵形条状被分裂；结肠袋消失，肠蠕动极少。先天性巨结肠症的主要病理改变为位于狭窄段肌间神经丛（Auerbach 丛）和黏膜下神经丛（Meissner 丛）内神经节细胞缺如，而神经纤维丛增粗、数目增多。临床根据狭窄肠段的长短可分为超短段型、短段型、常见型、长段型、全结肠型。

二、诊断要点

（一）临床特点

（1）新生儿期主要为急性肠梗阻，婴儿期以后主要呈慢性不全性肠梗阻，表现为顽固性便秘和腹胀、营养不良。新生儿期胎粪排出延迟，同时伴有腹胀、呕吐。刺激肛门直肠能排出大量气体和粪便，腹胀减轻。回流洗肠更能明显减轻腹胀，使急性肠梗阻症状缓解。先天性巨结肠患儿易患小肠结肠炎，患儿排出恶臭大便，大便次数多，高热、腹泻，严重者出现水电解质紊乱，发生休克，危及生命。

（2）新生儿期肛门指检拔出手指时，伴随排出大量胎粪和气体，是先天性巨结肠的特征性表现。婴儿期患儿体检时，可见腹胀、肠型、腹部可触及干硬大便。

（二）辅助检查

1. 腹部立位片： 可见低位肠梗阻征象，小肠广泛充气。

2. 钡灌肠造影检查：检查前需先照腹部平片，然后用少量钡剂灌入直肠，正侧位照片，可了解直肠及结肠有无远端狭窄、近端扩张。如发现直肠及结肠远端狭窄、近端扩张，可诊断为先天性巨结肠。钡灌肠检查同时对手术所需切除的肠管长度在术前有个了解，便于手术操作。但钡灌肠检查对新生儿期和短段型巨结肠诊断并不准确，因而新生儿期一般不行钡灌肠检查。

3. 肛门直肠测压：正常儿在年龄超过两周后，膨胀直肠壶腹部时，内括约肌可出现压力下降，表现为测压时有一个松弛反射波。但先天性巨结肠患儿不但无松弛反射波，反而出现收缩时间更长的收缩波。出生两周内的正常新生儿可无松弛反射，此时行此项检查并不准确；但对鉴别短段型先天性巨结肠是可靠的方法。此方法无损伤且经济，可重复多次检查。

4. 直肠黏膜活检及乙酰胆碱酯酶组织化学检查：先天性巨结肠患儿距肛门齿状线以上 2.5cm 直肠后壁取直肠黏膜组织病理活检，黏膜肌层没有神经节细胞，行乙酰胆碱酯酶染色，可出现阳性神经纤维，据此可做出诊断。但新生儿期患儿同样可出现阴性，因而新生儿期行此检查，阴性结果并不能排除先天性巨结肠。

（三）鉴别诊断

先天性巨结肠类源病：临床上酷似先天性巨结肠，但肠壁神经节细胞并不缺如，而是稀少、发育不良、变性，甚至增多；肠壁的组化检查可做出诊断。

其他鉴别诊断：胎粪性肠梗阻、先天性肠闭锁、新生儿腹膜炎、NEC（新生儿坏死性小肠结肠炎）、甲状腺功能低下（呆小症）。

三、治疗要点

（一）治疗原则

切除病变肠管是最好的治疗方法。但由于患儿年龄小（如新生儿），全身情况差，可先行回流洗肠或肠造瘘术。待患儿年龄稍大，或全身情况改善后，可行根治性手术。手术前需了解钡灌肠造影结肠的情况，这对确定切除肠管的长度有帮助。一期手术方式大多为腹腔镜辅助下经肛门巨结肠根治术。

（二）治疗方案

新生儿期先行洗肠，若洗肠无效，或者因狭窄段过长，可行近端扩张肠管造瘘术。待患儿年龄稍大，3~6 个月时考虑行根治术。回流洗肠是先天性巨结肠治疗方法，同时也是术前的必要准备。发生小肠结肠炎时，还是治疗的手段。

（三）并发症处理

除了腹部手术发生的并发症外，先天性巨结肠手术还有其特殊的并发症。

1. 术后尿潴留：由于手术时分离直肠外壁，特别是直肠前壁过多分离，可发生术后尿潴留。宜行理疗，或用营养神经药物等。尿管定期开放，多可恢复。

2. 术后吻合口瘘、盆腔感染：由于患儿营养不良，以及术前洗肠不够、肠壁炎症较严重、局部水肿等，致使吻合口生长不佳，出现吻合口裂开、发生吻合瘘、盆腔感染。如果吻合瘘、盆腔感染严重者，即行肠造瘘术，加强抗感染。待局部炎症和瘢痕好转后，再关闭造瘘口。

3. 术后大便失禁：一般很少发生，但可出现污裤现象，随着时间推移多可逐渐减轻甚至消失。术后排便训练可减少污裤现象发生；同时注意控制饮食，也有帮助。

4. 小肠结肠炎：术后仍可发生小肠结肠炎，严重者可发生水电解质紊乱、休克。出现此种情况应加强抗感染、禁食、回流洗肠，可有效解决。

第十三章
儿童神经外科疾病

第一节　头皮血肿

一、概述

头皮血肿多因钝器伤及头皮所致，按血肿出现于头皮内的具体层次可分为皮下血肿、帽状腱膜下血肿和骨膜下血肿三种。一般较小的头皮血肿无须特殊处理，经过 1~2 周多能自行吸收。较大的血肿常需穿刺抽除同时局部压迫包扎；若穿刺治疗无效，血肿不消或继续增大时，可切开清除血肿并止血。对合并颅骨骨折的骨膜下血肿，要注意并发颅内血肿的可能。凡已经感染的血肿均需切开引流。

二、诊断要点

（一）病因

头皮血肿多因钝器伤及头皮所致，新生儿多见于产伤。

（二）临床表现

1. **皮下血肿**：因皮下组织层与皮肤层和帽状腱膜层之间连接紧密，故在此层内的血肿不易扩散。血肿周围的组织肿胀增厚，触之有凹陷感，易误诊为凹陷性颅骨骨折，有时需要用颅 X 线片检查才能排除骨折的可能。

2. **帽状腱膜下血肿**：由小动脉或血管破裂所引起。因帽状腱膜下层组织疏松，血液易向各方向扩展，血液可充满整个帽状腱膜下层，使头顶显著增大，其含血量可达数百毫升。

3. **骨膜下血肿**：多见于钝性损伤时头颅发生明显变形之后，如新生婴儿产伤、婴幼儿乒乓球样凹陷颅骨骨折，以及成人颅骨线形骨折后，因局部骨膜剥离而出血，由于骨膜在颅缝处附着牢固，故血肿范围常不超过颅缝。在婴儿，陈旧血肿的外围和骨膜可增厚或骨化，形成含有陈血的骨性囊肿。

（三）检查

1. 体格检查： 查体即可见受伤局部血肿形成。

2. CT 检查： 在头部外伤时 CT 是最重要的影像学诊断方法，对新鲜出血敏感性高，并能显示是否合并颅骨骨折、颅内出血等其他情况。

三、治疗要点

各种头皮血肿基本治疗方法大致相同，在出血急性期的 24~48 小时以内，局部宜冷敷。血肿 1 周后尚未吸收者，可在无菌条件下抽除积血，然后加压包扎头部以利局部组织粘连愈合。少数巨大的血肿可能需要反复穿刺抽吸或者置皮下引流。

第二节　外伤性颅内血肿

一、概述

由于创伤等原因，脑内的或者脑组织和颅骨之间的血管破裂之后，血液集聚于脑内或者脑与颅骨之间，并对脑组织产生压迫，颅内血肿（intracranial hematomas）因而形成。颅内血肿是颅脑损伤中常见且严重的继发性病变。发生率约占闭合性颅脑损伤的 10% 和重型颅脑损伤的 40%~50%。

按血肿的来源和部位可分为硬脑膜外血肿（epidural hematoma）、硬脑膜下血肿（subdural hematoma）及脑内血肿（in-tracerebral hematoma）等。血肿常与原发性脑损伤相伴发生，也可在没有明显原发性脑损伤的情况下单独发生。按血肿引起颅内压增高或早期脑瘤症状所需时间，可将其分为三型：72 小时以内者为急性型，3 日以后到 3 周以内为亚急性型，超过 3 周为慢性型。

二、诊断要点

（一）病因

各种外伤原因引起的颅内出血。

（二）临床表现

1. 意识障碍： 血肿本身引起的意识障碍为脑疝所致，通常在伤后数小时至 1~2 天内发生。由于还受到原发性脑损伤的影响，意识障碍的类型可有三种。

（1）当原发性脑损伤很轻（脑震荡或轻度脑挫裂），最初的昏迷时间很短，而血肿的形成又不是太迅速时，则在最初的昏迷与脑疝的昏迷之间有一段意识清醒的时间，大多为数小时或稍长，超过24小时者甚少，称为"中间清醒期"。

（2）如果原发性脑损伤较重或血肿形成较迅速，则见不到中间清醒期，可有"意识好转期"，未及清醒却又加重，也可表现为持续进行性加重的意识障碍。

（3）少数血肿是在无原发性脑损伤或脑挫裂伤甚为局限的情况下发生，早期无意识障碍，只在血肿引起脑疝时才出现意识障碍。大多数患者在进入脑疝昏迷之前，已先有头痛、呕吐、烦躁不安或淡漠、嗜睡、定向不准、尿失禁等表现，此时已足以提示脑疝发生。

2. 瞳孔改变：小脑幕切迹疝早期，患侧动眼神经因牵扯受到刺激，患侧瞳孔可先缩小，对光反应迟钝；随着动眼神经和中脑受压，该侧瞳孔旋即表现进行性扩大、对光反应消失，睑下垂以及对侧瞳孔亦随之扩大。应区别于单纯前颅窝骨折所致的原发性动眼神经损伤，其瞳孔散大在受伤当时已出现，无进行性恶化表现；视神经受损的瞳孔散大，有间接对光反应存在。

3. 锥体束征：早期出现的一侧肢体肌力减退，如无进行性加重表现，可能是脑挫裂伤的局灶体征；如果是稍晚出现或早期出现而有进行性加重，则应考虑为血肿引起脑疝或血肿压迫运动区所致。去大脑强直是脑疝的晚期表现。

4. 生命体征：常为进行性的血压升高、心率减慢和体温升高。由于颞区的血肿大都先经历小脑幕切迹疝，然后合并枕骨大孔疝，故严重的呼吸循环障碍常在经过一段时间的意识障碍和瞳孔改变后才发生；额区或枕区的血肿则可不经历小脑幕切迹疝而直接发生枕骨大孔疝，可表现为一旦有了意识障碍，瞳孔变化和呼吸骤停几乎是同时发生。

（三）检查

1. 硬脑膜外血肿：CT检查，若发现颅骨内板与脑表面之间有双凸镜形或弓形密度增高影，可有助于确诊。CT检查还可明确定位、计算出血量、了解脑室受压及中线结构移位以及脑挫裂伤、脑水肿、多个或多种血肿并存等情况。

2. 硬脑膜下血肿：硬脑膜下血肿是指出血积聚于硬脑膜下腔。是颅内血肿中最常见者，常呈多发性或与别种血肿合并发生。

（1）急性硬脑膜下血肿：CT检查颅骨内板与脑表面之间出现高密度、等密度或混合密度的新月形或半月形影，可有助于确诊。

（2）慢性硬膜下血肿CT：检查如发现颅骨内板下低密度的新月形、半月形或双凸镜形影像，可有助于确诊；少数也可呈现高密度、等密度或混杂密度，与血肿腔内的凝血机制和病程有关，还可见到脑萎缩以及包膜的增厚与钙化等。

3. 脑内血肿：CT检查，在脑挫裂伤灶附近或脑深部白质内见到圆形或不规则高密度血肿影，有助于确诊，同时亦可见血肿周围的低密度水肿区。

4. 脑室内出血与血肿：CT检查，如发现脑室扩大，脑室内有高密度凝血块影或血液与脑脊液混合的中等密度影，有助于确诊。

5. 迟发性颅内血肿：指颅脑损伤后首次CT检查时无血肿，而在以后的CT检查中发现了血肿；或在原无血肿的部位发现了新的血肿，此种现象可见于各种外伤性颅内血肿。确诊须依靠多次 CT 检查的对比。

三、治疗要点

重点是处理继发性脑损伤，着重于脑疝的预防和早期发现，特别是颅内血肿的早期发现和处理，以争取最好的疗效。对原发性脑损伤的处理除了病情观察以外，主要是对已产生的昏迷、高热等病症进行护理和对症治疗，预防并发症，以避免对脑组织和机体的进一步危害。评估昏迷程度的 Glasgow 昏迷评分法（Glasgow coma scale，GCS）见表 13-1。

表 13-1　Glasgow 昏迷评分法

睁眼反应	评分	言语反应	评分	运动反应	评分
正常睁眼	4	回答正确	5	遵命动作	6
呼唤睁眼	3	回答错误	4	定位动作	5
刺痛睁眼	2	含混不清	3	肢体回缩	4
无反应	1	唯有声叹	2	肢体屈曲	3
–	–	无反应	1	肢体过伸	2
–	–	–	–	无反应	1

（一）脑损伤的分级

分级的目的是为了便于制订诊疗常规、评价疗效和预后，并对伤情进行鉴定。按伤情轻重分级如下。

1. 轻型（Ⅰ级，GCS 13~15 分）主要指单纯脑震荡，有或无颅骨骨折，昏迷在 30 分钟以内，有轻度头痛、头晕等自觉症状，神经系统和脑脊液检查无明显改变。

2. 中型（Ⅱ级，GCS 9~12 分）主要指轻度脑挫裂伤或较少的颅内出血，有或无颅骨骨折及蛛网膜下腔出血，无脑疝表现，昏迷在 6 小时以内，有轻度的神经系统阳性体征，有轻度生命体征改变。

3. 重型（Ⅲ级，GCS 3~8 分）主要指广泛颅骨骨折，广泛脑挫裂伤，脑干损伤或颅内血肿，昏迷在 6 小时以上，意识障碍逐渐加重或出现再昏迷，有明显的神经系统阳性体征，有明显生命体征改变。

（二）急性颅脑损伤病例处理要点

见表 13-2。

表 13-2　急性颅脑损伤病例处理要点

类目	Ⅰ级	Ⅱ级	Ⅲ级
卧位	卧床休息，自择体位	绝对卧床，自择体位	除休克期外，头高位
营养	普通饮食	低盐饮食，能吃什么就吃什么	早期禁食，以后给低盐流质饮食，鼻胃管喂食或静脉输入营养液，同时平衡水盐代谢
观察事项	入院后 6 小时内，每 2 小时测体温、脉搏、呼吸及血压各一次，注意意识、瞳孔有无变化，有无新症状或体征出现。以后随病情更改	入院后 12 小时内，每小时测体温、脉搏、呼吸及血压各一次，密切观察意识、瞳孔有无变化，注意有无新症状或体征出现。以后随病情更改	入院后 24 小时内，每 1/4、1/2 或 1 小时测体温、脉搏、呼吸及血压各一次，随时检查意识、瞳孔的变化，注意有无新症状或体征出现。以后随病情更改
特殊检查	头颅 CT 检查	头颅 CT 检查，做诊断性腰椎穿刺等	头颅 CT 检查，早期禁止腰椎穿刺
治疗原则	一般对症治疗（如给予镇静、止痛剂等）	一般对症及特殊治疗（如腰椎穿刺，脱水疗法等），必要时需进行则择期性手术治疗	立即抢救（如气管切开、输血、补液、冬眠降温、脱水利尿以及手术等），同时采取必要的对症治疗和及早预防并发症

（三）主要处理事项

1. **急救**：主要内容包括解除呼吸道阻塞、制止头部出血、处理休克、防止伤口再污染和早期预防感染、及时给予破伤风抗毒素血清、镇痛与镇静，对严重呼吸、循环不良者不宜立即转送他处。

2. **保持呼吸道通畅**：此点极为重要，昏迷患者的舌根最易后坠引起呼吸道阻塞，最可靠的方法为气管内插管进行辅助呼吸或控制呼吸。在控制呼吸的过程中，除保持呼吸道通畅外，最高维持 $PaCO_2$ 为 0.4~0.5kPa，PaO_2 高于 9.3kPa，同时应用适当的箭毒类制剂或镇静剂。

3. **维持正常循环状态**：一旦发生失血性休克，小儿的估计失血量约为 20~40ml/kg，首先应以 20ml/kg 的复方林格液或平衡液作为冲击量快速静脉灌注；之后再补充相应的失血量。在此期间，尿量最好维持在婴幼儿 2ml/(kg·h)、儿童 1ml/(kg·h)，必要时可测定中心静脉压，以利改善和纠正循环状态。

4. **制止高热**：高热必须查明原因并做出相应处理，要使体温接近或保持正常。

5. **头部位置**：采取头高 15~30° 的卧位最好。一侧发生脑脊液耳漏者，以头偏向患侧为佳。

6. **营养**：维持水电解质平稳。可能需要手术的伤儿，输液时应避免在额部头皮进针。

7. **烦躁不安的处理**：在排除疼痛、床具和体位不适、尿潴留、颅内压增高等原因之后再考虑应用镇静剂，但不宜使用吗啡类制剂。

8. 癫痫：一般发作时给予巴比妥及苯妥英钠等药物，因为前者除了有镇静作用之外，还兼有降低颅内压和脑代谢等作用。开放性颅脑损伤须用抗癫痫药物作为预防，而闭合性者则视情况而定。

9. 消化道出血或穿孔：小儿少见，主要见于重型颅脑损伤。

10. 应用神经营养类药物：种类繁多，可按病情选用或合并使用。

11. 抗生素的应用：开放伤或有感染风险的病例均应给予相应的抗感染治疗。

12. 腰椎穿刺问题：施行腰椎穿刺可排出蛛网膜下腔的血性脑脊液，以减轻脑膜刺激症状，同时降低颅内压和预防脑膜粘连。在病情比较稳定后每日或隔日施行一次，每次放出适量的脑脊液，直至外观正常为止。在颅内压明显增高、颅内存在血肿或已有脑疝迹象时切忌滥用，否则有促使脑疝形成或加重脑疝、加速患儿死亡的危险。

（四）特殊情况的处理

1. 颅内压增高的处理：一切颅内压增高的因素都应尽力避免。脑水肿、颅内血肿和硬膜下积液是引起颅内压增高的主要原因。在排除了颅内血肿，特别是手术将颅内血肿清除以后，对已经存在和可能发生的脑水肿，根据情况，术前、术中或术后均可采取下述药物及疗法。

（1）应用脱水、利尿药物：20% 甘露醇每次 1~2g/kg，推注或快递静脉滴注，必要时 4~6 小时可重复使用。呋塞米每次 1mg/kg，每日 1~2 次。

（2）肾上腺皮质激素的应用：常用地塞米松，参照 1~1.5mg/（kg·d），分 2~4 次，在 1 周内逐步减量停用。

（3）脑室外引流和颅内压监测。

（4）巴比妥疗法：在其他降颅压疗法无效时可采用，本法在国内未广泛开展。

（5）手术治疗：手术的目的，对闭合性颅脑损伤，主要以清除血肿等占位性病变为主，以解除颅内压增高、防止脑疝形成或解除脑疝；对于开放性颅脑损伤，除上述外，尚需彻底清创，将其转变为闭合性损伤，以预防感染。

2. 颅内低压的处理：颅内低压较少见，其主要为脑损伤较轻而合并脑脊液耳漏或鼻漏者。处理时首先要解除病因，特别是解决脑脊液漏，其次可采用静脉输注低渗液，体位最好是头低位或者平卧位。

第三节　脑挫裂伤

一、概述

脑挫裂伤（cerebral contusion and laceration）是脑挫伤和脑裂伤的统称，单纯脑实质损伤而软脑膜仍保持完整者称为脑挫伤，如脑实质破损伴软脑膜撕裂称为脑裂伤。因脑

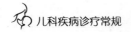

挫伤和脑裂伤往往同时存在，故合称脑挫裂伤。

二、病因

交通事故、摔伤、跌伤、打击伤、火器伤、爆炸伤等各种颅脑创伤均可造成脑挫裂伤。

脑挫裂伤常发生于暴力打击的部位和对冲部位，尤其是后者，多见于额、颞的前端和脑底部，这是由于脑组织在颅腔内的滑动及碰撞所引起的；脑实质内的挫裂伤常因脑组织变形和剪应力损伤引起，以挫伤和点状出血为主。

对冲性脑挫裂伤以枕顶部受力时产生对侧或双侧额底、额极、颞底和颞极的广泛性损伤最为常见，这主要与前颅底和蝶骨嵴表面粗糙不平，在外力作用使对侧额底、额极、颞底和颞极的撞击与其产生相对摩擦而造成损伤所致。

三、临床表现

（一）意识障碍

大多伤后立即昏迷，常以伤后昏迷时间超过 30 分钟作为判定脑挫裂伤的参考时限，长期昏迷者多有广泛的脑皮质损害或脑干损伤。

（二）局灶症状

伤及额、颞叶前端等"哑区"可无明显症状，伤及脑皮层可有相应的瘫痪、失语、视野缺损、感觉障碍和局灶性癫痫等征象，有新的定位体征出现时应考虑颅内继发性损害可能。

（三）颅内高压

为脑挫裂伤的最常见表现，如伤后持续剧烈头痛、频繁呕吐，或一度好转后再次加重，应明确有无血肿、水肿等继发性损害。

（四）生命体征改变

早期表现为血压下降、脉搏细弱和呼吸浅快，如持续性低血压应除外复合伤，如血压升高、脉压加大、脉搏洪大有力、脉率变缓、呼吸加深变慢，应警惕颅内血肿、脑水肿和脑肿胀的发生；持续性高热多伴有下丘脑损伤。

（五）脑膜刺激征

与蛛网膜下腔出血有关，表现为闭目畏光、蜷曲而卧，可有伤后早期低热、恶心、呕吐，1 周后症状消失。

四、检查

1. 头颅 X 线平片：可了解有无骨折，有助于判断致伤机制和伤情。

2. CT：为首选检查方法，可用于以下几个方面。

（1）显示挫裂伤的部位、程度和有无继发性出血或水肿等表现，可根据脑室和脑池的大小和形态间接评估颅内压的高低。必要时需反复多次 CT 扫描，以动态观察脑水肿的演变并发现迟发性颅内血肿。

（2）脑挫伤的 CT 表现为低密度脑水肿中出现多发散在的斑点状高密度出血灶，脑室受压移位等。

（3）常伴随蛛网膜下腔出血，表现为广泛的蛛网膜下腔和脑池，甚至脑室出现高密度影，以大脑纵裂出血的条索状窄高密度影最常见，尤其在儿童患者更为明显。

（4）弥漫性脑损伤常表现为脑水肿和脑肿胀，CT 表现为普遍性密度减低。

（5）高分辨 CT 对小区域的脑干损伤诊断仍有困难。

3. MRI：对脑干、胼胝体、脑神经的显示，对微小挫伤灶、轴索损伤和早期脑梗死的显示，对处于 CT 等密度阶段的血肿的诊断和鉴别诊断有重要意义。

4. 腰椎穿刺：可了解脑脊液中是否含血，可测定颅内压；但有明显颅内压增高者应将本项检查列为禁忌。

5. 其他检查

（1）脑血管造影：已少用。

（2）脑电图：主要用于对预后的判断或癫痫的监测。

（3）脑干诱发电位：对分析脑功能受损，特别是脑干损伤平面的判定有重要参考价值。

（4）放射性核素检查：主要用于脑挫裂伤后期并发症（如血管栓塞、动静脉瘘、脑脊液漏和脑积水）的诊断。

诊断患者多有明确外伤史，有阳性体征者可根据定位征象和昏迷情况大致判断受损的部位和程度，意识障碍严重者常需依靠 CT 扫描和其他检查明确诊断，以 CT 检查为首选。病史、症状、体征结合 CT 检查一般不难诊断。

五、治疗要点

治疗要点及处理原则同本章"第二节 外伤性颅内血肿"。

第十四章
儿童肿瘤外科疾病

第一节　恶性生殖细胞肿瘤

一、概述

　　恶性生殖细胞肿瘤（malignant germ cell tumors，MGCTs）来源于原始生殖细胞在胚胎发育时期由卵黄囊沿肠系膜迁移到生殖腺的过程中。根据发病部位，儿童 MGCTs 可分为颅内、性腺内、颅外性腺外三大类。其中性腺内 MGCTs 最常见于睾丸和卵巢，颅外性腺外 MGCTs 多位于中线部位，常见原发部位依次包括骶尾部、纵隔、颈部、腹膜后。儿童颅外 MGCTs 可发生于任何年龄，发病部位异质性较强，与年龄有一定相关性，青春期儿童好发部位以睾丸、卵巢为主，婴幼儿常见于骶尾部、腹膜后等处。儿童 MGCTs 采取多学科协作的临床综合治疗模式，需要外科、内科、影像科、病理科、营养科等多专业共同参与。通过对手术技术的不断完善，手术前后化疗方案的优化改进，以及围手术期患者的治疗与评估水平的增强，可达到提高疗效、改善预后的目的。

二、诊断要点

（一）临床表现

　　颅外 MGCTs 好发部位较多，主要包括：骶尾部、睾丸、卵巢，以及颈部、腹膜后、纵隔等其他部位，患者临床表现与发病部位相关。

　　1.骶尾部： 婴幼儿时期多见，常表现为骶尾部包块，呈结节状，质地较硬。当肿瘤压迫直肠，可造成便秘、排便困难、大便呈扁平或长条状等改变。压迫尿道可造成排尿滴沥、费力，直至出现尿潴留，需给予导尿方可排出。部分 MGCTs 肿瘤位置较高，大部分瘤体位于骶前，骶尾部外观常无明显异常，直肠指检有助于发现骶骨前坚硬肿物，合并腹股沟淋巴结转移者可出现双侧或单侧腹股沟无痛性淋巴结肿大。骶尾部肿瘤可压迫神经，引起神经源性大小便功能障碍，表现为尿潴留、尿失禁、大便失禁、便秘等症状。

　　2.睾丸： 典型症状为阴囊无痛性肿块，质地坚硬，伴阴囊坠胀感。婴幼儿患者多为家长无意中发现，肿块生长较快，透光试验阴性，可发生腹股沟、腹膜后淋巴结转移，常见血行转移部位为肺及肝脏。

3. 卵巢： 最常见症状为间断性腹痛，肿物短时间内即可从下腹部生长至脐上，腹部可触及巨大实性肿物，表面可呈多结节样改变，质地硬，活动度较差，部分病例伴有中等至大量腹水。合并卵巢蒂扭转时，出现急性腹痛、呕吐、下腹部固定压痛。患者合并肿瘤破裂时，可出现剧烈腹痛、腹肌紧张、低血容量休克等表现。

4. 腹膜后： 肿瘤起病相对隐匿，早期无显著症状，常于因其他疾病就诊检查时无意中发现。瘤体多位于中线附近，生长较迅速，常越过脊柱延伸至对侧，对腹部其他组织器官如肝、脾、胰腺、肠管、肾及输尿管、腹膜后大血管等形成推挤，并造成相应症状，如腹痛、恶心、呕吐、食欲不振、腹部膨隆等，个别患者可出现高血压。晚期患者可出现营养不良、贫血等症状。

5. 纵隔： 常因咳嗽、发热、气促等症状，进行胸部影像学检查时偶然发现。对于体积较大的前纵隔肿瘤，由于肿瘤的占位效应及对气管、大血管的压迫，可出现胸痛、胸廓饱满或异常隆起等表现。肿瘤压迫上腔静脉时，可出现上腔静脉压迫综合征，其他还有体质量减轻、乳房发育等表现。纵隔 MGCTs 较易出现淋巴结及血行转移，最常见转移部位是肺，其他还包括纵隔和胸外淋巴结，肝以及中枢神经系统。

（二）辅助检查

1. 肿瘤血清学标志物： AFP 是由卵黄囊分泌的一类糖蛋白，含有卵黄囊成分的 MGCTs 患者，其血清 AFP 常有不同程度升高，可作为诊断、疗效评估及预后监测的参考依据。

人绒毛膜促性腺激素（human chorionic gonadotropin，HCG）在绒毛膜癌、精原细胞瘤、无性细胞瘤等病理类型的 MGCTs 中可有升高。

2. 影像学检查

（1）B 超：用于原发部位、转移瘤灶的诊断以及治疗效果评估，优势在于无创、可反复检查、简便易行。

（2）CT 或 MR 平扫 / 增强扫描：用于反映肿瘤原发病灶的部位、大小、血流情况，对于周围组织器官的浸润程度，以及肿瘤转移灶的评估。

（3）PET–CT 检查：有条件的单位可开展 PET–CT 检查，有助于全面评估全身转移情况。

（4）骨扫描：检测评估骨骼转移情况。

3. 病理检查： 根据患者耐受情况，可酌情进行肿瘤切开活检或诊断性穿刺活检，以获取标本进行组织学检查。为得到确切诊断，需注意病理活检应切取足够数量的肿瘤组织标本。

（四）鉴别诊断

发生于不同部位的 MGCTs 应注意与该部位其他常见疾病相鉴别。发生于睾丸者应与横纹肌肉瘤、畸胎瘤、白血病、睾丸炎、鞘膜积液、附睾结核等鉴别；发生于卵巢者应与卵泡生理性囊肿、黄体血肿、卵巢良性肿瘤、盆腔横纹肌肉瘤等鉴别；发生于骶尾部者应与畸胎瘤、脊膜膨出、神经源性肿瘤、脂肪瘤等鉴别；发生于纵隔者应与淋巴瘤、胸腺瘤、脂肪母细胞瘤等鉴别；发生于腹膜后者应与神经母细胞瘤、成熟性畸胎瘤、肾母细胞瘤等鉴别。

三、治疗要点

颅外 MGCTs 主要采取手术结合化疗的综合治疗模式，MGCTs 中部分病理类型，如精原细胞瘤和无性细胞瘤等对放疗较为敏感。

（一）手术治疗

手术完整切除肿瘤是 MGCTs 获得良好预后的重要基础。根据肿瘤所在的部位不同，其手术方式及要点也有所差异。

（二）化疗

儿童颅外 MGCTs 化疗主要依据 COG 制定的方案进行化疗。化疗方案是参照 COG（儿童肿瘤学协作组）的危险度分组，COG 的危险度分组不涉及年龄因素，所以在化疗方案中有不同年龄组的区别。

第二节　肝母细胞瘤

一、概述

肝母细胞瘤（hepatoblastoma，HB）是儿童期最常见的肝脏肿瘤，90% 发生于 5 岁以内。该病起病隐匿，早期多无症状，约 20% 的患儿在诊断时已发生远处转移。手术切除肿瘤是 HB 的重要治疗手段，能否完整切除肿瘤是影响预后的关键因素，但若诊断明确后直接手术，肿瘤完全切除的比例仅为 50%~60%，且单纯手术治疗的患儿容易术后复发。手术前化疗对于提高外科手术的肿瘤完整切除率及降低肿瘤复发率起到了重要作用，术后化疗则可进一步消除原位残留及远处转移病灶。目前以手术联合化疗为主的多学科诊治已成为 HB 治疗的标准模式。

二、诊断要点

（一）临床表现

多以不规则局限性肝大为最初症状，肿块位于右腹或右上腹部。肿瘤生长迅速，有的可达脐下或超越中线，表面光滑，边缘清楚，硬度中等，略能左右移动，无压痛。起病隐匿，早期除有轻度贫血外，一般情况多良好。晚期则出现黄疸、腹水、发热、贫血、体重下降，腹壁可见静脉怒张，并可因腹内巨大肿块造成呼吸困难。

（二）实验室检查

（1）甲胎蛋白：甲胎蛋白（alpha fetoprotein，AFP）水平升高为 HB 重要的诊断标准之一，大多数 HB 患者 AFP 水平异常升高，HB 患者的临床病情与 AFP 水平密切相关。

（2）影像学检查：肝脏超声、增强 CT。

（三）临床诊断标准

（1）小于 5 岁儿童伴有腹部包块，存在典型 HB 影像学表现及血清甲胎蛋白异常升高。

（2）典型的影像学表现：腹部 CT 提示肝内单发或多发的实性为主的软组织包块，血供丰富，可侵犯重要血管，可见钙化灶及囊性坏死。腹部超声显示单发实质性包块，少数病例可为多发病灶，病灶边缘清晰，回声轻度增强。

（四）鉴别诊断

1. 肝细胞癌： 肝细胞癌患者多为大年龄儿童，患儿或其母亲多有乙型肝炎病毒感染病史，血生化表现为肝功能异常及胆红素升高；影像学检查可见肝硬化表现。

2. 肝脏畸胎瘤： 肝脏原发畸胎瘤可与 HB 有相似的临床表现及 AFP 的升高，但影像学检查可见脂肪及钙化表现，病理检查可见至少 2 个或 2 个以上胚层组织或结构，呈现向不同胚层分化的表现。

3. 其他儿童恶性肿瘤肝脏转移： 如神经母细胞瘤、淋巴瘤、横纹肌肉瘤和促结缔组织增生性小圆细胞肿瘤等，在获得病理穿刺标本时可通过病理检查明确诊断，此外血清肿瘤标记物、骨髓细胞学检查及影像学检查可协助诊断。

4. 其他肝大的原因： 如代谢性疾病、良性肝肿瘤如肝海绵状血管瘤等。

三、治疗要点

（一）手术治疗

1. 初诊手术切除指征

（1）美国麻醉师协会评分 1~2 级。

（2）经影像学评估，残存肝脏组织大于原体积的 35%，功能能够满足代谢需要。

（3）PRETEXT Ⅰ 期、Ⅱ 期的单发肿瘤病灶，距离重要血管有足够间隙（≥ 1cm）。

（4）预计镜下残留无须二次手术者。

2. 延期手术指征

（1）PRETEXT Ⅲ 期、Ⅳ 期患儿，在活检明确诊断先行新辅助化疗后，再行延期手术。

（2）化疗后评估为 POST-TEXT Ⅰ期、Ⅱ期，或没有重要血管（门静脉或下腔静脉）累及的 POST-TEXT Ⅲ期患儿，可行肝叶切除或分段切除。

（3）对 PRETEXT Ⅳ期和化疗后评估为 POST-TEXT Ⅲ期并伴有下腔静脉（V+）或门静脉（P+）累及的患儿，应该尽早转入具有复杂肝段切除或肝移植能力的医院治疗。

（4）化疗后仍残留肺或脑单发转移病灶者，可行残留病灶手术切除。

（二）化疗

（1）极低危组患儿术后不化疗，密切随访。

（2）低危组化疗方案：顺铂 +5– 氟尿嘧啶 + 长春新碱。

（3）中危组化疗方案：顺铂 +5– 氟尿嘧啶 + 长春新碱 + 阿霉素。

（4）高危组化疗方案：顺铂 +5– 氟尿嘧啶 + 长春新碱 + 阿霉素。

（三）肝移植

化疗后评估为 POST-TEXT Ⅳ期或 POST-TEXT Ⅲ期伴有肝静脉或下腔静脉等重要血管受累，无法进行手术的病例可考虑行肝移植。

第三节　神经母细胞瘤

一、概述

神经母细胞瘤（neuroblastoma，NB）是婴幼儿最常见的颅外实体肿瘤，占儿童恶性肿瘤的 8%~10%。NB 是一组临床表现及预后差异很大的疾病，包括从肿瘤播散、转移、患儿死亡，到肿瘤发展成熟为良性的节细胞神经瘤或自发消退等不同临床转归。NB 来源于未分化的交感神经节细胞，故凡有胚胎性交感神经节细胞的部位都可发生肿瘤。肾上腺是最常见的原发部位，其次是腹部交感神经节、胸部交感神经节、颈部交感神经节和盆腔交感神经节，约 1% 的患者未能发现原发肿瘤。NB 可转移至淋巴结、骨髓、骨骼、硬脑膜、眼眶、肝脏和皮肤，少数情况下也会转移至肺部和颅内。

二、诊断要点

（一）临床表现

根据原发肿瘤和转移瘤灶的部位及范围，临床表现有所不同。局限性肿瘤患者可无症状，肿瘤晚期的儿童在就诊时一般状况差，通常有全身症状。

1. 一般症状：不规则发热、乏力、消瘦、纳差、贫血、骨痛、头痛、恶心、呕吐、腹泻等。

2. 肿瘤压迫的症状： 腹部肿瘤可表现为腹部疼痛或胀满感，腹部肿块，甚至肠梗阻、便秘、排尿困难等；胸部肿瘤可表现咳嗽、喘憋、呼吸困难等；颈部肿瘤可出现 Horner 综合征（病灶同侧上睑下垂、瞳孔缩小和无汗症）、一侧上肢疼痛、活动及感觉异常等；椎旁肿瘤经神经孔侵犯椎管，引起硬膜外脊髓压迫从而出现疼痛、运动或感觉障碍、大便失禁和（或）尿潴留。

3. 肿瘤浸润、转移瘤的症状： NB 常见的转移部位为骨髓、骨骼、肝、皮肤和淋巴结。肿瘤转移至骨和骨髓可表现肢体疼痛、跛行。肿瘤浸润眶周骨可引起特征性的眶周瘀斑（浣熊眼）、眼球突出。肿瘤扩散至皮肤表现为可触及的无痛性皮下结节，可遍及全身。

4. 儿茶酚胺代谢率增高的症状： 包括发作性多汗、兴奋、心悸、面部潮红、苍白、头痛、高血压及心动过速等。

5. 其他原因不能解释的分泌性腹泻： 是一种副肿瘤综合征，肿瘤分泌血管活性肠肽而表现顽固腹泻。

6. 有些病例合并眼阵挛 - 肌阵挛综合征： 是一种副肿瘤综合征，发生于 1%~3% 的 NB 儿童。表现为快速的舞蹈样眼球运动，累及肢体或躯干的肌阵挛，和（或）共济失调。

（二）实验室检查

1. 病理组织学检查： 肿块切除、切开活检或穿刺活检病理检查。

包括神经母细胞瘤（neuroblastoma，NB）、节细胞性神经母细胞瘤（ganglioneuroblastoma，GNB）、神经节细胞瘤（ganglioneuroma，GN）三个基本组织学类型。

2. 肿瘤的生物学标记

（1）尿儿茶酚胺及其代谢产物（VMA/HVA）：最常见的是 VMA 增高，少数病例 HVA 增高，或两者均增高。尿 VMA 可协助诊断神经母细胞瘤，并用以检测对治疗的反应。

（2）神经元特异性烯醇化酶（NSE）：血清 NSE 也是神经母细胞瘤的重要标志物之一，但并不特异。

（3）其他：血乳酸脱氢酶（LDH）是一种非特异肿瘤标志物，对预后有判断价值。晚期神经母细胞瘤患儿常有血清铁蛋白（SF）增高，经治疗达临床缓解时 SF 可下降至正常。

3. 骨髓检查

（1）骨髓细胞形态学：骨髓穿刺可见瘤细胞集结成团，形似菊花环。但如瘤细胞少而分散，则不易辨认。检测时建议选择 2 个不同的位置穿刺，以最大限度获得骨髓是否受累依据。

（2）骨髓活检：一般在髂后上嵴进行，以进一步明确骨髓是否受累。

4. 影像学检查

（1）原发肿瘤及转移瘤灶的 B 超、CT 或 MR 平扫或增强检查，可用于确定肿瘤的位置、周围组织受累程度，以及肿瘤转移的情况。

（2）同位素骨扫描：检测有无肿瘤转移至骨骼。

（三）鉴别诊断

以腹部肿块为主要症状的，需与其他腹部肿瘤相鉴别，如肾母细胞瘤、生殖细胞肿瘤等。以发热、腹痛、右上腹肿块就诊的，需与肝母细胞瘤、肝脓肿、肝癌鉴别。病变位于胸部、纵隔时，应与淋巴瘤、生殖细胞肿瘤鉴别。以发热、骨痛、全身症状为主诉者，则需与风湿热、急性白血病、骨髓炎相鉴别。骨髓转移必须与以下肿瘤骨髓受累相鉴别，如淋巴瘤、小细胞骨肉瘤、尤文肉瘤家族肿瘤、横纹肌肉瘤等。

三、治疗要点

1. 手术治疗：术前需矫正贫血及代谢紊乱，约 5% 患儿并发高血压，亦需控制。如果存在 IDRFs（影像学定义的危险分子）中的一项或多项应推迟手术，通过化疗降低手术并发症的危险性后再手术治疗。整体切除原发瘤灶及区域内转移淋巴结是最好的治疗方法，如果手术并发症不可以接受，则行部分切除，残留部分通过放化疗继续治疗。通过化疗使转移瘤灶局限后，可行手术切除转移瘤灶，比如肝或肺孤立病灶；颈部转移灶可行广泛淋巴结清扫术。

2. 放射治疗：NB 对放疗敏感，所有高危组患儿均需在强化疗结束后接受原发肿瘤部位、持续存在的转移灶的放疗。紧急放射治疗仅在具有威胁生命和器官的症状并且对化疗没有反应的情况下进行。如出现脊髓压迫症状者对化疗无效或者手术无法改善症状的情况下，可以进行紧急放疗。晚期患者或骨骼已经受到癌细胞破坏的 NB 儿童，局部放疗暂时控制肿瘤可减轻疼痛。中危组患儿年龄大于 18 个月，L2 期伴有预后不良病理类型者原发灶需要局部放疗。

3. 化疗

（1）低、中危组治疗：CBVP 和 CADO，每 21 天 1 个疗程。

（2）高危组化疗方案：CAV 和 CVP 方案，每 21 天 1 个疗程。

4. 自体外周血造血干细胞移植

5. GD2 免疫治疗

6. 13- 顺式维 A 酸维持治疗

第四节　肾母细胞瘤

一、概述

肾母细胞瘤（nephroblastoma）是儿童时期最常见的肾脏恶性肿瘤，在所有儿童恶性肿瘤中约占 6%；15 岁以下儿童中，发病率约为 7.1/10 万；单侧肾母细胞瘤患儿中，男：女 =0.92：1，平均诊断年龄为 44 个月，大约 10% 的肾母细胞瘤伴有先天发育畸形。随着化疗、手术、放疗等多种治疗手段的综合应用，总体生存率已经达到 85% 以上。

二、诊断要点

（一）临床表现

常见临床表现为无症状的腹部包块、腹痛和腹胀，约 40% 患儿伴有腹痛表现；肾母细胞瘤患儿中，约有 18% 表现为肉眼血尿，24% 为镜下血尿；大约有 25% 患儿有高血压表现。在 10% 的患儿中可能会伴有发热、厌食、体重减轻；肺转移患儿可出现呼吸系统症状、肝转移可引起上腹部疼痛，下腔静脉梗阻可表现为腹壁静脉曲张或精索静脉曲张。肺栓塞罕见。

（二）辅助检查

1. 血、尿常规、生化检查： 包括肝肾功、电解质、乳酸脱氢酶等。

2. 肿瘤标记物： 肾母细胞瘤目前缺乏特异性瘤标，一些指标如 NSE 可以用于鉴别肿瘤破裂 / 肾脏神经母细胞瘤。AFP 可予以鉴别畸胎瘤型肾母细胞瘤。

3. 腹部影像学检查

（1）腹部超声：初步判断肿瘤位置、大小、与周围组织关系，血管内有无瘤栓等。

（2）腹部增强 CT（有肾功能不全时禁用造影剂）或 MRI：肾母细胞瘤中大约 4% 的患儿伴有下腔静脉或心房瘤栓，11% 患儿伴有肾静脉瘤栓，肺栓塞十分罕见，但常常是致命的。因此，术前增强 CT 和 MRI 不仅可以确定肾脏肿瘤的起源，确定对侧肾脏有无病变，观察腹部脏器有无转移，同样可以确定腔静脉瘤栓。肾母细胞瘤中部分患儿伴有肾母细胞瘤病，增强 MRI 可以较好地予以区分鉴别。

（3）胸部 CT：肝脏和肺部是肾母细胞瘤最常见的转移部位，其中大约 15% 的患儿伴有肺转移，胸部 CT 检查可以很好地判断肺内转移病灶情况。

三、治疗要点

肾母细胞瘤的治疗原则仍然是以手术、化疗和放疗相结合的综合治疗，但手术切除是整体治疗的基石。

1. 手术

（1）单侧肾母细胞瘤根治性切除：适用于大多数单侧病变。

（2）单侧肾母细胞瘤保留肾单位肿瘤剥除（NSS）：目前单侧肾母细胞瘤 NSS 手术仍然存有争议，如果考虑行 NSS，则需要综合考虑。病例尽量选择 I 期，瘤体位于肾脏一极，未侵犯集合系统，手术切除中可适当多切取一些瘤周肾脏组织，保证切缘阴性，避免残留。

（3）双侧肾母细胞瘤保留肾单位肿瘤剥除（NSS）：常规术前化疗，化疗后评估双侧肾脏情况，可分次行 NSS 手术。根据瘤体大小及范围，可选择剜除术或瘤体加部分肾脏切除；如两侧瘤体均较小，可行一期切除；也可行一侧肾切除术，一侧 NSS 术。

2. 化疗

3. 放疗

第十五章
儿童泌尿外科疾病

第一节　包茎

一、概述

包茎（phimosis）指包皮口狭窄或包皮与阴茎头粘连，包皮不能上翻外露阴茎头。

二、分类

1.**真性包茎**：先天性（生理性）常见于正常男性新生儿及婴幼儿；继发性（病理性）继发于感染、损伤（外伤、烧伤、烫伤）。

2.**假性包茎**：又叫包皮过长。

三、临床表现

尿线细，排尿困难，排尿时间长，排尿时包皮鼓包（吹气球），排尿不尽、湿裤，包皮嵌顿，包皮垢积聚，红肿，流脓，反复感染瘢痕形成，尿液刺激（湿疹、瘙痒）。

四、诊断要点

包皮口小不能显露龟头，阴茎体发育正常，外露基本正常。

五、治疗要点

1.**非手术治疗**：适合于无明显包皮过长的生理性包茎，家长无手术意愿的儿童。方法如下。

（1）手法翻洗（撸）；注意配合、轻柔、循序渐进。

（2）药物治疗：糠酸莫米松（乳膏、喷剂）每晚一次，共4周。

（3）包皮扩张。

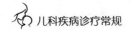

2. 手术治疗：没有严格手术年龄限定，适合于各类包茎，尤其反复感染、排尿困难、包皮口有明显纤维性狭窄环、合并膀胱输尿管反流等，嵌顿性包茎不能复位。

方法：传统环切、包皮套扎、吻合器环切。

第二节　睾丸扭转

一、概述

睾丸扭转（torsion of testis）是指由精索扭转引起的睾丸缺血性病变。小儿睾丸扭转为青少年阴囊急性肿痛的疾病之一。

二、分类

本病分为鞘膜内和鞘膜外两种类型，前者占绝大多数。

三、临床表现

睾丸扭转发病急骤，多于睡眠中发病，少数患儿于运动中出现。患者一侧睾丸剧烈疼痛，坐立不安，同时还会伴有下腹部疼痛不适，恶心、呕吐，发热，阴囊红肿。还有特别的一点是，轻轻抬举睾丸会使疼痛加剧，这是睾丸扭转的特征性表现，叫"抬举痛"。睾丸扭转后睾丸位置抬高，伴抬举痛。

四、诊断及鉴别诊断

需与睾丸炎、附睾炎、睾丸附件扭转、阴囊血肿、腹股沟嵌顿疝及急性阑尾炎鉴别，根据病史、体格检查结合 B 超检查基本可确诊。

五、治疗要点

睾丸非常脆弱，一旦发生扭转，病变程度除了和扭转程度有关外，与扭转的时间也有重要关系。一旦扭转时间超过 4 小时，即可发生睾丸实质不可逆的缺血性损伤。超过 10 小时，大部分睾丸发生萎缩。超过 24 小时，睾丸将发生严重萎缩。临床资料表明：在 4~6 小时内复位，睾丸挽救率可达 90%，我们俗称"黄金 6 小时"，10 小时以内复位者睾丸挽救率为 70%，超过 10 小时复位者睾丸挽救率为 20%，超过 24 小时则睾丸基本坏死。应尽早进行手术使扭转睾丸复位，并进行对侧睾丸固定。复位后根据睾丸血供恢复情况决定是否保留睾丸，必要时可于术中行睾丸出血试验，出血试验阴性者需切除扭转坏死睾丸。

第三节　儿童及青少年精索静脉曲张

一、概述

精索静脉曲张（varicocele，VC）是指由于静脉反流导致的精索内蔓状静脉丛的异常扩张。

10 岁以下的孩子少见，进入青春期后开始发病增多。14%~20% 的青少年有精索静脉曲张，成人的发病率类似。主要以左侧多见（78%~93%），右侧精索静脉曲张发病较少。

二、病因

精索静脉曲张随着身体发育和睾丸血流的增加而逐渐发展，具体机制尚不明确；遗传因素也可能参与其中。精索内静脉的解剖异常导致静脉回流受阻，是左侧精索静脉曲张的主要原因。肾母细胞瘤的瘤栓侵犯肾静脉或者下腔静脉，可以导致继发性的精索静脉曲张。青春期前的儿童患者或孤立性右侧精索静脉曲张患者应该常规行后腹膜影响影像检查。

三、临床表现

患侧阴囊偏大，无痛性质软包块，部分可有患侧坠胀酸胀感，包块大小可变（体位改变或屏气）。

（一）分度

1. 体格检查分度
Ⅰ度：仅在 Valsalva 呼吸时可触摸到曲张的静脉团。
Ⅱ度：平静状态下即可触摸到曲张的静脉团。
Ⅲ度：肉眼可见曲张的静脉团。

2. 彩色多普勒超声（CDFI）分度：分为亚临床型与临床型，其中临床型分为 3 度。
（1）亚临床型精索静脉曲张：临床触诊阴性而超声平静呼吸检查 DR 1.8~2.1mm，但无反流，在 Valsalva 动作时有反流，TR 1~2 秒。
（2）临床型精索静脉曲张Ⅰ度：临床触诊阳性且超声平静呼吸检查 DR 2.2~2.7mm，

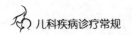

在 Valsalva 动作时有反流，TR 2~4 秒。

（3）临床型精索静脉曲张Ⅱ度：临床触诊阳性且超声平静呼吸检查 DR 2.8~3.1mm，在 Valsalva 动作时有反流，TR 4~6 秒。

（4）临床型精索静脉曲张Ⅲ度：临床触诊阳性且超声平静呼吸检查 DR ＞ 3.1mm，在 Valsalva 动作时有反流，TR ＞ 6 秒。

四、诊断要点

对精索静脉曲张的诊断主要依靠查体，即站立位时触摸到或看到扩张曲张的静脉团，Valsalva 呼吸时变得更为明显。应该在查体时注意双侧睾丸的大小。通过 B 超对站立位和平卧位下的对比，可以发现精索静脉内的血流反流。仅在 B 超上发现精索静脉存在血液逆流，是亚临床型精索静脉曲张。可以通过 B 超或睾丸测量仪来评估睾丸的发育情况。对于青少年，通常比正常睾丸小 2ml 或 20% 以上可以诊断为睾丸发育不良。

五、治疗要点

1. **保守治疗**：主要包括生活方式与饮食的调节、物理疗法等，如避免刺激性饮食、限制体力活动、阴囊降温或抬高阴囊减轻疼痛等行为治疗。

2. **手术治疗**：为精索血管结扎。儿童或青少年患者进行精索血管结扎的指征如下：精索静脉曲张合并睾丸体积缩小；其他可能影响生育力的睾丸变化；双侧可触及的精索静脉曲张；精液质量下降（大龄青少年患者）；有症状的精索静脉曲张。

第四节　尿道下裂

一、概述

尿道下裂（hypospadias）指尿道口出现在正常尿道口近侧至会阴部途径上，部分伴发阴茎下弯，是男性下尿路及外生殖常见先天性畸形，也是单一缺陷／复杂的性发育异常的表型部分。发病率国外约 3.2/1000，国内约 3/1000，有升高趋势。

二、病因

与内分泌、遗传等因素有关。

三、临床表现

1. 三大典型特点

（1）尿道开口异位。

（2）阴茎下弯。

（3）包皮分布异常，伴发畸形（斜疝、隐睾、心血管畸形等）。

2. 尿道下裂分度

（1）Ⅰ度：阴茎头、冠状沟型。

（2）Ⅱ度：阴茎体型。

（3）Ⅲ度：阴茎阴囊交界型。

（4）Ⅳ度：会阴型。

四、诊断及鉴别诊断

根据临床表现查体基本可诊断，若轻度伴隐睾、重度等则需鉴别有无性别发育异常，注意家族史询问，注意体格检查、辅助检查（染色体、皮质醇、17-羟孕酮、睾酮、双氢睾酮等）、性腺探查活检。

五、治疗要点

手术是唯一治疗方式。

手术年龄：学龄前，具体视阴茎发育情况。

治愈标准：矫正下弯畸形；尿道外口正位；外观满意，包皮分布均匀；能站立排尿，呈柱状；成年后能进行正常性生活。

根据尿道下裂程度不同，手术方式分为一期尿道成形术和分期手术。

手术主要步骤：阴茎下弯矫直＋尿道成形。

第五节　鞘膜积液

一、概述

鞘膜积液（hydrocele）为睾丸壁层和脏层鞘膜之间的异常液体积聚。

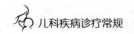

二、分类

鞘状突的闭合不全可以造成各种不同类型的交通性鞘膜积液，比如精索鞘膜积液（精索囊肿）、睾丸鞘膜积液等。原发性鞘膜积液的原因为鞘状突未闭，也可称为交通性鞘膜积液。非交通性的睾丸鞘膜积液主要由液体的分泌和吸收不平衡导致，可继发于外伤、睾丸扭转、附睾炎、精索静脉曲张术后，或交通性／非交通性鞘膜积液术后复发。

三、临床表现

（1）阴囊大小不对称。
（2）无痛性阴囊包块。
（3）阴囊包块大小可变（晨起时缩小，运动后增大）。

四、诊断要点

通过追溯病史和体格检查即可确诊。阴囊透光实验在绝大多数患者中为阳性，但是要注意，如果是充满肠液的肠管疝入阴囊内，或者青春期前的阴囊肿瘤透光实验也可以是阳性。睾丸鞘膜积液的其他特征包括：肿块不会像腹股沟疝一样完全回纳，阴囊肿块呈现为半透明，且柔软无痛。B超检查阴囊病变的敏感性几乎为100%。B超可以鉴别精索静脉曲张、睾丸扭转、睾丸肿瘤等疾病。

五、治疗要点

本病在患儿1岁之内有自愈可能，1~2岁患儿如积液消退不明显或有增大应及时手术，2岁以上患儿则应及时手术。硬化剂治疗可能导致化学性腹膜炎，不推荐用于交通性鞘膜积液的治疗。鞘状突高位结扎为常规治疗方式，具体可分开放术式和腹腔镜术式；鞘膜翻转术式不作为儿童鞘膜积液治疗常规术式。

第六节　隐睾

一、概述

隐睾（cryptorchidism）也称睾丸下降不全，指睾丸未能按照正常发育过程从腰部腹膜后下降至阴囊；如未按正常途径下降，而下降至会阴、耻骨、股部、对侧阴囊则称为异位睾丸。

二、分类

按睾丸是否可触及分为可触及隐睾和不可触及隐睾。具体可分为以下几种。

1. 睾丸下降不全

（1）腹腔内高位型

（2）腹股沟型

（3）阴囊高位型

2. 异位睾丸

3. 无睾畸形（单侧／双侧）

4. 滑动性睾丸

三、发病率

早产儿隐睾的发病率为 30%，足月儿为 4%~5%，1 岁时为 1%。早产的隐睾患儿 3 个月时 89% 能自然下降，而 6 个月以后下降机会明显减少。

四、病因

本病病因不完全清楚，可能与内分泌、遗传和物理机械因素有关。

五、病理

隐睾位置越高，组织病理改变发生越早、越重；治疗越晚，病变越重。

六、临床表现

1. 一般表现：阴囊空虚，阴囊发育差，偶有腹股沟疼痛。

2. 伴发表现：生育力下降，睾丸损伤，精神损伤，恶变，扭转。

七、诊断要点

主要靠体格检查，B 超是辅助，注意体位合适、温度合适（房间温度、检查者手温）、手法轻重合适；应多次多人检查。

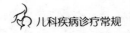

八、辅助检查

对于摸不到睾丸的隐睾，可行 B 超、CT、MRI 及腹腔镜等检查。

九、治疗要点

原则：诊断明确后应尽早治疗，使睾丸降至正常位置。

（1）激素治疗：不作为常规推荐。

（2）手术治疗：睾丸固定术年龄为 6~12 月龄，最迟为 18 月龄。

（3）手术关键：高位腹膜后充分松解精索，将睾丸无扭转、无张力地放入阴囊内。

（4）手术方式：标准术式、Fowler–Stephens 术式、腹腔镜手术、睾丸自体移植。

第十六章
儿童骨科疾病

第一节　肱骨髁上骨折

一、概述

肱骨髁上骨折（supracondylar fracture of the humerus）是发生在肱骨干和肱骨髁之间较薄弱部位的骨折，是儿童肘部最常见的损伤，约占 50%~60%。在上肢损伤中，其发生率仅次于桡骨远端骨折而居第二位，发病高峰在 5~8 岁，男孩多见，为女孩的 2~3 倍，左右侧发病无明显差别。

几乎所有的肱骨髁上骨折均由意外创伤引起，其中 70% 是由高处坠落伤引起。最常伴发的骨折为桡骨远端骨折。这种骨折可造成神经、血管的压迫或损伤，晚期可发生肘内翻畸形等并发症，占肘部损伤的首位。有 12%~15% 的患者出现脉搏消失，但需手术处理的血管功能不全相对罕见（2%~4%），Volkmann 缺血性肌挛缩发生率为 0.5%。

儿童在日常生活或运动中跌倒时，肘关节伸展或屈曲手掌撑地，外力传达至髁上部而发生折断，外力若继续作用则发生骨折段不同方向和程度的移位。

按照骨折远端的移位方向，肱骨髁上骨折可分为两型。

1. 伸展型： 此型最多，约占 95%。可分为尺偏型或桡偏型，以尺偏型多见。骨折严重移位时，近端尖锐的骨端可刺断肱肌和肱桡肌，也可压迫、挫伤或裂伤肘部的血管和神经。

2. 屈曲型： 此型少见，约占 5%。该型骨折血管、神经损伤的并发症较少。

二、诊断要点

（一）临床特点

（1）有外伤史，多见高处跌落。

（2）临床表现：受伤后立即出现肘部疼痛，主动、被动活动受限并使疼痛加重。不久出现肿胀，肿胀的程度与骨折端移位程度有关。髁上部位存在环形压痛。骨折段严重移位时肘部可出现畸形。桡神经损伤表现为腕关节、掌指关节和拇指不能背伸；正中神经损伤显示拇指、示指末节不能屈曲和桡侧三个半手指掌侧感觉消失；尺神经损伤则表

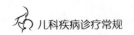

现为小指内收无力及尺侧一个半手指掌侧感觉改变。也要注意血管损伤的检查，出现手和前臂血供障碍即有发生 Volkmann 缺血性挛缩的可能性。

要注意"5P"征，即：①疼痛（pain），被动伸手指出现剧烈疼痛是前臂屈肌缺血的早期征象，对诊断很有意义；②桡动脉搏动消失（pulselessness）；③苍白或发绀（pallor or cyanosis）；④麻痹（paralysis）；⑤感觉异常（paresthesia）。

（二）辅助检查

X 线检查可以确诊。X 线片显示肱骨远侧干骺端断裂，骨折线可为横形或斜形，骨折远段向后上方（伸直型）或前上方（屈曲型）移位并可同时有向内侧（尺偏型）或向外侧（桡偏型）移位。应注意"无移位"骨折的内侧骨皮质是否有嵌插、压缩，Baumann 角有无变化。

（三）鉴别诊断

通过外伤史、症状、体征和 X 线表现诊断多无困难，但应与肘关节脱位相鉴别。婴幼儿容易发生肱骨远端全骺分离，很少发生肘关节脱位。随着儿童年龄的增长，肱骨下端骺板的强度增加，外伤后可能造成肘关节脱位，故脱位多发生在 10 岁以上的儿童。伤后肱骨髁上骨折和肘关节脱位都会表现为肘部疼痛、肿胀和畸形，由肱骨内、外上髁和尺骨鹰嘴构成的肘后三角在骨折时无变化，而脱位时则发生改变。在肱骨远端二级骨化中心出现后，很容易通过 X 线检查鉴别。

三、治疗要点

（一）新鲜肱骨髁上骨折

治疗方法很多，如石膏、小夹板固定，皮肤或骨牵引，手法复位经皮穿针内固定，手术切开复位内固定等。各种方法均有其适应证和优缺点，应根据患儿的年龄、骨折移位情况选择适当的治疗方法。

1. 单纯石膏、小夹板固定：适用于无移位的肱骨髁上骨折。固定肘关节于 90° 及前臂旋转中立位，3 周后拆除固定，进行功能练习。应当注意骨折内侧壁有无压缩或弯曲，应测量 Baumann 角或肱骺角，如果通过测量发现预期将发生肘内翻，则应按移位骨折处理，对骨折进行整复。

2. 手法复位石膏或夹板固定：原则上除具有明确手术复位指征的病例以外，移位肱骨髁上骨折均应进行手法整复及石膏或杉树皮小夹板外固定。

（1）伸直型骨折的复位和外固定：两助手分别握住上臂和腕部，前臂外旋位进行对抗牵引以矫正重叠移位，然后矫正侧方移位。术者两手环握髁上部位，四指在前侧握住骨折近端，拇指在背侧抵住骨折远端，让握住腕部的助手逐渐屈曲肘关节，同时，术者两手四指向背侧拉近侧骨折段，两拇指向前推顶远侧骨折段使之复位。骨折如果属于尺偏型，复位后术者一手握住骨折部位，另一手握住前臂稍伸直肘关节，并将前臂向桡侧外翻，使骨折端桡侧皮质嵌插或稍呈桡偏，以免发生肘内翻。固定肘关节于 90~120° 屈曲位，视骨折的稳定程度和桡动脉的搏动情况而定。尺偏型骨折前臂应固定在旋前位，有利于防止肘内翻。小夹板固定则应超肘关节，上、前臂间以绷带捆扎防止伸肘。

（2）屈曲型骨折的复位和外固定：此型骨折的复位较伸直型相对容易。行上臂及腕对抗牵引，重叠移位矫正后骨折多已复位。如果仍存在侧方或前后方向移位，稍加推挤骨折即可复位。同样以小夹板超肘关节半伸位固定。

骨折整复固定后要向家长详细交待注意观察事项，注意患肢疼痛、手部肿胀及手指活动情况，如怀疑血供障碍应即刻复诊。整复固定 1 周后，摄 X 线片检查骨折位置，如骨折重新移位，需再次行手法复位。此后每周复诊一次直至骨折愈合，一般要 3~4 周。

3. Dunlop 皮肤牵引或尺骨鹰嘴牵引： 适用于肘部肿胀严重而不能进行手法复位或手法复位后不稳定的骨折患者。

（1）Dunlop 皮肤牵引：将上臂外展 60° 并抬高 20°，肘关节屈曲 60°，绳索和滑车悬重 1.5~2kg 实施牵引，上臂远端悬吊第二个重量约 1kg 的吊带向地面方向做垂直牵引，以矫正骨折向前成角或近段向前侧移位。牵引期间病床的患肢侧要垫高，以患儿体重作为对抗牵引。但由于第二个重量吊带会压迫原已肿胀严重的肘前皮肤，使之张力更趋增加，出现张力性水疱，常被迫要除去牵引。

鉴于上述缺点，Sharrard 推荐使用更简单的伸直侧方牵引：上臂外展，肘关节伸直，前臂旋转中立位，向外上方牵引，悬重 2kg 左右。这两种皮肤牵引均可持续至骨折愈合，约需 3 周。牵引后的第 3 天应摄床边 X 线片，了解骨折复位情况，如仍有移位应予矫正，1 周内再摄片检查骨折复位情况。因 10 天以后有骨痂形成，移位就不能再矫正了。

（2）尺骨鹰嘴牵引：若骨折为不稳定性斜形骨折，预计牵引要维持到骨折愈合，应选择骨牵引。这种牵引不但使患儿感到舒适，而且不会因皮肤牵引的胶布牵拉而发生皮肤张力性水疱。前臂以皮肤牵引保持旋转中立位，并指向侧肩锁关节。上臂用一吊带作侧方牵引，牵引一般持续 2~3 周，定期做床边 X 线检查。

4. 手法复位经皮穿针内固定： 大多数肱骨髁上骨折手法复位并不十分困难，然而保持复位却是困难的，特别当肘部肿胀严重屈曲不能超过 90° 时，就难以维持骨折的稳定。这种情况下，如闭合穿入 2~3 枚直径为 1.5~2mm 的克氏针就可解决问题。经皮穿针术后不仅可以使不稳性骨折获得稳定，而且不需要将肘关节固定在 90° 以上屈曲位，因而也避免了因肘关节过度屈曲引起的前臂缺血性肌挛缩等并发症。术后用长臂石膏背侧托固定，2~3 周后去石膏练习肘关节活动，4 周后拔除克氏针。越来越多的人将其作为治疗肱骨髁上骨折的首选方法。

5. 切开复位及内固定： 绝大多数肱骨髁上骨折可以用手法复位石膏或小夹板外固定、皮肤或骨牵引，或手法复位经皮穿针的方法获得满意治疗，需要手术切开复位内固定者只是少数。肱动脉损伤伴肢体远端缺血和开放性骨折为手术适应证。而手法复位失败或肿胀严重不适于手法复位的 Salter-Harris Ⅲ 型骨折可以先行上肢悬吊牵引 3~5 天，然后施行手术处理。至于髁上骨折合并神经损伤，如为正中神经和尺神经损伤，往往是移位的骨折近端牵拉和挫伤所致，大多数能自然恢复，不必急于手术探查；而桡神经损伤虽

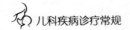

然大多数也属挫伤性质，但它可能移位至两骨折端之间，手法复位很可能加重原有的神经损伤。因此，骨折近端完全向前下方移位的尺偏型骨折合并的完全性桡神经损伤，应直接进行手术复位及内固定，同时探查并处理桡神经，不必等手法复位失败后再行手术，以免加重神经损伤程度。

关于开放复位手术途径的选择：肘前侧入路解剖较复杂，复位亦感困难，它只适用在有血管损伤需要处理的骨折复位时使用。内侧入路需显露和移位尺神经，而骨折的显露和复位却比较容易，对合并尺神经完全损伤，骨折又需要开放复位的病例可以选用。肘外侧入路是最常应用的入路，既可顺利地进行骨折复位，也可完成桡神经探查，是常规选用的途径。探查桡神经时，切口稍作改变，应首先于肱桡肌与肱肌之间寻找，再根据需要剥离肱桡肌的肱骨起点，充分显露骨折端。

（二）陈旧性肱骨髁上骨折

按定义，伤后 3 周以上就诊的属陈旧性骨折，但肱骨髁上骨折主要发生在儿童，且骨愈合过程快，伤后虽只有 10 多天，也无法按新鲜骨折处理，手法闭合复位成功的可能性较小。对骨折仍有明显异常活动、骨痂少的病例，仍可在麻醉下行手法复位，不必强调解剖对位，但应充分矫正骨折远端的倾斜、成角、旋转，然后以长臂背侧石膏或小夹板固定，也可行经皮穿针内固定。如骨折已有大量骨痂生长，如旋转、内外移位不明显，可维持现位置，等骨折愈合后再行手术截骨矫形。而有明显旋转、内外移位者，建议行切开复位内固定治疗。因其自身塑型时间过长，不利于肘关节的发育。

第二节　肱骨外髁骨折

一、概述

肱骨外髁骨折（fracture of the lateral condyle of humerus）比较多见，占小儿肘部骨折的 13%~18%，其发生率仅次于肱骨髁上骨折而居第二位。此种骨折属于 Salter-Harris Ⅳ型骨骺损伤，是累及骨骺的关节内骨折。发病年龄在 3~14 岁，发病高峰在 6~10 岁，男孩与女孩之比（3~4）：1。

肱骨外髁骨化中心约在 10 个月 ~1.5 岁出现，向内延伸形成肱骨远端主要关节部分，肱骨远端内侧滑车骨化中心在 12 岁左右出现，外侧部分及外上髁骨骺骨化中心在 13 岁出现。

肱骨外髁骨折常由间接暴力引起，也可因肘关节突然内翻使外侧副韧带产生牵引力而发生骨折。

骨折线首先从肱骨远端干骺端外侧斜向内下，横穿骺板，在滑车外侧部分进入关节。骨折远端包括：肱骨小头骨骺、部分滑车、外上髁骨骺、部分干骺端、桡侧副韧带及附着此处的前臂伸肌总腱。

根据骨折块移位的程度分为三度。

Ⅰ度：骨折无相对移位或移位小于 2mm 者，关节面完整，骨折稳定。

Ⅱ度：骨折移位，骨折线完全贯穿关节面，骨折不稳定。

Ⅲ度：严重移位，外髁骨折块向外后上方移位，并旋转，当旋转 90° 时骨折块的关节面朝内，而骨折面朝外，若旋转达 180° 则骨折块关节面与肱骨骨折面相对。

二、诊断要点

（一）临床特点

（1）有外伤史。

（2）临床表现：肘部疼痛，迅速肿胀，肿胀以外侧较明显，局部压痛亦主要在肘外侧。有移位骨折块者可触及骨块活动或骨擦感。肘关节处于半屈位，活动范围减少。

（二）辅助检查

侧位和斜位 X 线检查即可做出诊断，有时只在斜位片上发现骨折线及移位。无移位者容易漏诊，必要时可完善 CT 或 MRI 明确诊断。

在幼儿，因肱骨外髁骨化中心太小而容易漏诊，当临床可疑有肱骨外髁骨折时，一定要配合临床体征检查。必要时也可在肘关节内翻位行关节造影，以明确诊断。

（三）鉴别诊断

肱骨外髁骨折有时需与肱骨远端全骺分离鉴别。临床上，肱骨远端全骺分离的肿胀及压痛范围均较广泛，遍及肘关节周围，肘后三角关系正常；而肱骨外髁骨折肿胀和压痛主要在肘外侧，肘后三角发生变化。X 线片上，肱骨远端全骺分离可见干骺端薄层骨折或内侧三角形骨块，骨块与肱骨小头化骨中心及尺桡骨近端一起向后、向外侧移位，肱骨小头骨化中心与桡骨的对应关系正常。肱骨外髁骨折时，肱骨小头骨骺向外移位，与桡骨头的对位发生变化。2 岁以下的幼儿因肱骨小头骨化中心小，所伴随的骨片很薄，X 线影像不清时，这两种损伤鉴别困难；若必须予以鉴别时需详细进行体检，也可行 B 超或 MRI 检查。

三、治疗要点

肱骨外髁骨折是不稳定的，常因伸肌的牵拉而移位，甚至在固定期间也可以发生再移位。由于骨折横穿骺板，且骨折是关节内骨折，因此治疗要求解剖复位和妥善固定，最大程度恢复肘关节功能。

（一）手法整复石膏或小夹板外固定

手法复位要求有一定的经验和技巧的积累。骨折整复时间越早越好，最好争取于软组织未见明显肿胀前予以整复，一般一周内整复成功率较高。

骨折移位轻微、干骺端骨片离近端距离在正位及侧位片上都＜2mm，说明折端有相当完整的软组织，可用肘后夹板或内外侧小夹板固定于旋转中立位和屈肘90°。每隔3~5天手提微量X线检查骨折移位情况，必要时进行手法整复以纠正移位，维持固定3~4周直至骨折临床愈合。

在整复翻转移位型骨折时，陈氏正骨十四法有其独到之处。其将前移翻转型骨折变成后移翻转型骨折，然后复位时将骨折块推向肘后方，并将肘关节内收，以扩大肱桡关节间隙，利于骨折块的复位。骨折块复位后，再进行肘关节屈伸收，纠正骨折块残余移位，这一点甚为重要，可保证骨折的解剖复位和关节面的平整。手提微量X光机检查证实骨折复位后，按照前述方法进行固定。

（二）手法整复经皮穿针内固定

对于移位严重的翻转型骨折，手法整复后骨折块对位仍不稳定者，可采用经皮穿针内固定。

（三）切开复位克氏针内固定

对于骨折块外移和翻转经手法整复失败及陈旧性的骨折，可行切开复位内固定。标准肘外侧入路能充分显露骨折处。应将关节面和干骺端骨片准确复位，尤其是滑车嵴。复位情况主要以骨折线在关节面的前方对位情况来判断，一般可以直视下判断或用手指触摸是否平整。复位后可以用夹钩、巾钳来把持，用2枚克氏针交叉穿入干骺端内侧，针呈45°~60°交角。

（四）陈旧性肱骨外髁骨折的治疗

对于就诊较晚的骨折，畸形愈合、延迟愈合和不愈合的骨折。前后位X线片上观察折块最清楚，如果在伤后第5周观察到骨折块外移并变钝，很少或无骨痂形成，且有一个清晰的骨折间隙，就应该认为是骨折延迟愈合；若在伤后3个月这种现象仍存在，则可判定为骨折不愈合。

对陈旧性肱骨外髁骨折的治疗，多数人主张行切开复位内固定，因超过3个月者术后骨折不愈合率高。目前多采取积极态度，尽早实行切开复位及植骨内固定，治疗结果尚较满意。

第三节 多指畸形

一、概述

多指（polydactyly）是最常见的手部先天畸形，多发生于拇指桡侧和小指尺侧，易合并其他畸形。多指有遗传因素，单侧单独发病多见。

二、诊断要点

（一）临床特点

（1）生后即发现患手多指畸形。

（2）桡侧多指分为 7 型。

Ⅰ型：远节指骨分叉，有共同的骨骺和指间关节，多数有两个独立的指甲。少数共用一个指甲，拇指末端变宽。

Ⅱ型：远节指骨完全重复，各有独立的骨骺，分别于近节指骨相关节。

Ⅲ型：远节指骨重复，近节指骨分叉，分别与重复的远节指骨形成关节，近节指骨与掌骨头有正常关节。

Ⅳ型：近节指骨完全重复，各有独立的骨骺，与掌骨头相关节。

Ⅴ型：第一掌骨分叉与重复指的近节指骨基底分别形成关节。

Ⅵ型：掌骨重复，拇指完全重复，其中之一可发育不良。

Ⅶ型：正常拇指呈三节指骨或部分三节指骨手指。

（二）辅助检查

主要是通过 X 线片明确多指、趾的类型及骨骼关节生长情况，为治疗方案的选择提供依据。对于复杂疑难病例，也可行螺旋 CT 检查，通过三维立体重建可进一步明确畸形类型和程度。

（三）鉴别诊断

根据病史、查体及影像学检查即可诊断，需与多并指畸形相鉴别。

三、治疗要点

（一）治疗原则

（1）手术年龄不宜太小（易损伤骨骺），也不宜太大（生长发育畸形加重，丧失术后的生长塑形时机），以 1~5 岁较为适宜。

（2）一个拇指接近正常，另一重复拇指可单纯切除。

（3）发育不良重复拇指宜施行指骨纵向截骨中央融合。

（4）内在肌与外在肌异常止点要重建，充分利用截除重复拇指的肌腱重建，保留拇指的功能。

（5）可应用 U 形骨膜瓣或其他方法修复侧副韧带，加强关节的稳定性。

（二）分型治疗

Ⅰ型：可切除一侧重复指或中央截骨融合。

Ⅱ型、Ⅳ型：两指间纵向截骨中央融合。

Ⅲ型、Ⅴ型：切除多余指，矫正异常的内在肌与外在肌附着，必要时可利用切除指存在的肌腱移位，重建拇指功能。

Ⅵ型、Ⅶ型：切除多指、肌腱移位。切除中节发育不良畸形的指骨，保留两节指骨拇指。

第四节　先天性并指

一、概述

并指（syndactyly）是一种常见的畸形，不同人种发生率不同，白种人最多，发生率达 0.4‰；黑种人最少，不及白种人的 1/10；在我国尚无准确的统计。并指种类繁多，程度轻重差别很大。以两指或多指间皮肤软组织相连，或伴有指骨融合，指骨发育缺陷、排列紊乱为其特征。部分并指有遗传性，多数为常染色体显性遗传，少数为常染色体隐性遗传或性染色体遗传。

二、诊断要点

（一）临床特点

（1）生后即发现患手并指畸形。

（2）中环指并指最常见，其次为环小指并指与示中指并指，3 指并指以示中环并指最常见，4 指完全并指称之为巴掌手。

（3）分类：①皮肤并指：指间软组织桥为其特征，可涉及两指或多指。软组织桥并连的程度不同，指蹼较正常稍窄稍浅或完全相连，依此可分为部分并指、次全并指、完全并指。并指之间软组织桥的松紧程度也不相同，轻者很松，相邻指各自的指动静脉、指神经均分别存在；重者相并很紧，往往存在有血管神经的变异。发生在不等长指的并指会出现屈曲侧倾继发畸形；②骨性并指：皮肤软组织和指骨均相连，多为末节指骨融合、指甲融合，分 3 型。Ⅰ型最常见，拇指轮廓清楚，活动受限，小指仅部分与邻指相连。Ⅱ型为小指通过一紧密的完全的软组织桥与邻指相连。Ⅲ型为所有手指完全并指，顶端在同一水平手指掌侧形成一个凹面；③复合性并指：周缘发育不良、数目变异、短指并指、裂手并指均属于复合性并指。

（二）辅助检查

X 线片可显示有无骨性连接、指骨畸形、骨性并指类型。

（三）鉴别诊断

根据病史、查体及影像学检查即可诊断，需与多并指畸形相鉴别。

三、治疗要点

（一）治疗原则

多主张早手术，特别是不等长指并指，否则会出现生长发育的骨骼继发畸形。以 3~5 岁为宜，应于学龄前完成。皮肤并指无明显功能障碍者，往往在不正确的分指手术后造成手指的瘢痕挛缩屈曲畸形，造成功能受限，二期矫形要比一期矫形困难更多，因此必须要牢记手术矫形的要点，没有经验不可贸然尝试。

（二）手术要点

（1）切口皮瓣设计合理，多 Z 皮瓣的角度、宽窄应成比例，避免尖端皮肤坏死。

（2）避免瘢痕挛缩，避免手指纵向直线瘢痕，尤其是位于指间关节的掌、背侧面。宽松的皮肤并指也需要植皮，直接闭合伤口会发生手指血运障碍。植皮创面要保证一期愈合，皮肤坏死、感染会造成瘢痕挛缩。

（3）注意处理好变异的血管神经。应先分离手指远端皮肤，由远端向近端分离，如发现血管变异，处理血管前先放松止血带，观察血运，然后再继续手术。如血运不佳，应分期分离并指。指神经分支过低时，要小心劈开，如两指间只有一根指神经，应根据分离手指的皮肤感觉需要保留一侧（示、中指保留桡侧，环、小指保留尺侧）。

（4）骨性连接的处理原则是设计好相互错开的皮肤筋膜瓣与骨膜瓣，以骨膜瓣覆盖裸露的指骨，以便植皮能够成活。

（5）多指并指必须分期处理，中间要有足够的间隔时间，以免造成手指坏死。

（6）骨皮韧带与手术操作至关重要，它起自鞘管韧带及指骨外侧缘。并指时它位于共有的指间间隙，形成一个隔膜分离层。此时掌侧血管神经在指间间隙近端背侧，没有骨皮韧带的保护，术中分离时要特别注意。

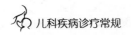

第五节　先天性肌性斜颈

一、概述

先天性肌性斜颈（congenital muscular torticollis）是一侧胸锁乳突肌发生纤维化挛缩而导致头部向患侧倾斜的一种常见病。发病率为 0.4%~1.9%。该病的病因和发病机制还不清楚，推测与胸锁乳突肌静脉回流障碍、胸锁乳突肌间室综合征、产伤有关。生后 10 天至半月可以在颈部一侧见到或触摸到一个肌性、无痛性肿物。3 个月以后逐渐退化为挛缩的纤维索条。由于胸锁乳突肌的挛缩，头向患侧偏斜，下颌转向健侧，患侧面部随发育逐渐落后。

二、诊断要点

（一）临床特点

生后 10 天至半月一侧颈部无痛性肿物，或婴幼儿时期至儿童时期一侧颈部胸锁乳突肌挛缩，致使乳突至锁骨的距离明显短于健侧。

（二）辅助检查

新生儿时期超声检查，无痛性肿物位于胸锁乳突肌内。

（三）鉴别诊断

（1）眼性斜颈：由先天性眼外肌麻痹、斜视、屈光不正、眼底病等引起。临床上没有胸锁乳突肌挛缩的表现。

（2）骨性斜颈：由颈椎发育畸形所致，摄颈椎正侧位 X 线片可以区别。

（3）习惯性斜颈：单纯表现为斜颈，临床检查时头可以向健侧侧屈无阻力，无一侧胸锁乳突肌挛缩和颈椎畸形。排除其他器质性病变可以做出本病的诊断。

（4）电视性斜颈：发生于 4~12 岁，当看电视和注意力集中时出现的侧视现象，面部向左或右侧转为特征，平时行走或活动时消失，无眼性疾病。

三、治疗要点

（一）保守治疗

出生到一岁患儿应进行保守治疗，具体方法如下。

（1）对肿物进行轻柔按摩，每天 4~6 次，每次 10 分钟。

（2）头向患侧旋转，每天 4~6 次，每次 10 分钟。

（3）头向健侧侧屈，每天 4~6 次，每次 10 分钟。

通过前述治疗方法恢复正常的患儿可达 50%，甚而更多，可免于手术。

（二）手术治疗

（1）一岁以后胸锁乳突肌仍然挛缩，影响头向健侧偏斜。症状轻者，可以延缓手术年龄，但手术晚者会影响到面部的发育，即患侧面部发育落后；就诊晚者，任何年龄均可以手术。治疗方法包括胸锁乳突肌远端切断、胸锁乳突肌近远端切断术和胸锁乳突肌远端延长术。

（2）手术切断胸锁乳突肌远端，并使近端充分向近端游离回缩；应避免损伤颈内静脉；如果切断远端双头后近端仍然紧张，则切断近端，达到充分松解目的。胸锁乳突肌延长术，远端切断锁骨头与胸骨头近端相吻合，但效果并不十分肯定。

（3）术后处理切口时应加压包扎，以免切口内出现血肿。对此，切口缝合时应单结缝合，不必应用可吸收线或皮内缝合，因为不利加压包扎。术后 2 日换药，一周拆线。术后当日或翌日起佩戴颈托 2 周，保持头正位，以提高手术疗效。

第六节 发育性髋关节发育不良

一、概述

发育性髋关节发育不良（development dysplasia of the hip，DDH）是小儿骨科常见的畸形，在我国的发病率尚无全国性的普查结果，约为 0.91‰~3.8‰，北方发病率高，习惯背背婴儿的民族发病率低。其发病率与分娩方式、生后抢救方法和襁褓措施密切相关。要逐步实施新生儿普查，提高早期诊治的水平，诊疗年龄越小，疗效越好。要重视对高危新生儿的普查，高危因素如下。

（1）具有髋脱位的家族史者，尤其是女婴。

（2）高发地区与民族，北方为重点。

（3）臀位产和剖宫产婴儿。

（4）双侧大腿皮纹不对称、关节过度松弛、髋关节有弹响、双下肢不等长，或存在某种先天畸形，如先天性马蹄内翻足、膝关节脱位、先天性肌性斜颈等。

二、诊断要点

（一）临床特点

（1）发现双大腿皮纹不对称，双下肢不等长。

（2）能独立行走的患儿有跛行或摇摆步态。

（3）检查：发现双下肢不等长，Allis 征阳性，外展实验阳性，Ortolani 征阳性，Barlow 试验阳性。注意有无关节松弛体征，拇指可接触前臂，手指背伸平行前臂，双肘可在背部相接触。

（二）辅助检查

（1）B 超检查，适用于 6 个月以下婴儿。测量 α 角与 β 角，α > 60°，β < 55° 为正常。

（2）X 线骨盆正位片，适用于大于 6 个月的婴儿。股骨头骨骺核在 Perkin 方格的内下象限为正常，测量髋臼指数及 Shenton 线是否连续。

（3）X 线骨盆片测量法见表 16-1。

表 16-1　X 线骨盆片测量

拍摄方位	内侧间隙（mm）	上方间隙（mm）
正常	4.5	9.5
髋脱位	6.1	7.5

（4）必要时可做三维 CT，测量股骨颈的前倾角，并观察髋臼内的形态。

（三）鉴别诊断

（1）髋内翻

（2）新生儿期髋关节感染致病理性髋脱位

三、治疗要点

（一）保守治疗

1.Pavlik 支具

适用于 6 个月以下的婴儿，且 Ortolani 征阳性者，可在门诊佩戴 Pavlik 支具，每隔一个月来院复查，行 B 超或 X 线片检查，一般需要持续固定 3~4 个月或者更久，主要根据患儿应用支具的月龄大小决定。

2.手法闭合复位，石膏或外展支具固定

（1）适用于 6 个月 ~1.5 岁或 2 岁的婴儿，对于 2~2.5 岁的患儿，如为半脱位或髋臼指数在 30° 左右、脱位不高也可考虑试用。

（2）复位前双下肢悬吊皮牵引 10~14 天。

（3）在全麻下闭合复位：经皮长收肌腱切断，轻柔手法复位，改良式人位石膏固定（不固定髋关节）。拍片检查如复位理想，则固定 3 个月，定期复查。复位指征包括复位时可及弹响、腹股沟饱满、腘绳肌紧张。一旦复位失败应改手术治疗。

（4）3 个月后拆除石膏改用外展支具固定，一般为 3 个月。

（5）去掉外展支架后，等待肢体自动恢复体位，3 个月不可持重。

（6）3个月复查，如髋关节不稳定或半脱位，应在夜间穿上外展支架，观察变化。

3. 手法复位并发症

（1）股骨头缺血性坏死，自行复位前牵引、内收肌切断、改良式人位固定等措施，其发生率为3.3%。如发生股骨头缺血性坏死，轻者多能恢复，重者可演变成短髋畸形，需防止持重，观察变化。

（2）髋关节半脱位，发生率约为20%。一般观察 AHI（臼头指数），正常为85%，如 AHI 减小，可夜间穿外展支具，定期复查；如1年以上仍无效果，则应考虑手术治疗。

（3）髋臼发育不良，复位前髋臼指数超过40者则可发生髋臼发育不良，髋臼发育较慢，一般在7岁左右可发育完成。如严重应及时手术，若不重可观察，待5岁后行髋臼成形术。

（二）手术治疗

（1）适用于手法复位失败，年龄在2岁以上的患儿。如年龄在6岁以下，髋臼指数在40º以下可行 Salter 骨盆截骨术；如髋臼指数大于40º，则可行 Dega 髋臼成形术或 Pemberton 髋臼成形术。

（2）一般均需要同时矫正股骨颈前倾角或重度髋外翻，行旋转短缩或旋转内翻短缩截骨术，并以钢板固定。

（3）最好不从髂骨取骨做髋臼成形术，以防止髂骨变形而影响步态。一般可利用短缩下来的股骨或同种异体骨。

（4）术后应以髋外展石膏支架固定6周。

（三）随访

发育性髋脱位治疗后应定期随访，不允许参加体育运动和剧烈活动。尽量以车代步，防止骨关节炎的较早发生是一项重要原则；一旦发生则应在适当时期行人工关节置换。

第十七章
儿童眼科疾病

第一节 新生儿泪囊炎

一、概述

新生儿泪囊炎（neonatal dacryocystitis）是由于鼻泪管下端的胚胎残膜没有退化，阻塞鼻泪管下端，泪液和细菌潴留在泪囊内，引起继发性感染所致。有 2%~4% 足月产婴儿可能有残膜阻塞，但绝大多数在出生后 4~6 周内残膜萎缩，泪道畅通。因骨性鼻泪管发育不良、狭窄所致者极为少见。

二、诊断要点

（一）临床特点

婴儿出生后即可发现患眼溢泪，伴有分泌物，有的泪囊部有肿块，压迫泪囊区可有黏性或脓性分泌物自泪小点溢出。

（二）专科检查

泪道冲洗显示泪道阻塞，有分泌物被冲出。

（三）鉴别诊断

淋病奈瑟菌结膜炎。

三、治疗要点

（1）局部按摩联合使用抗生素滴眼液：半岁内患儿可先行局部按摩，滴抗生素滴眼液，数周多能促使鼻泪管开放。

（2）按摩及抗生素滴眼液治疗 6 个月后仍无效，可行泪道探通术。

第二节　细菌性结膜炎

一、概述

细菌性结膜炎（bacterial conjunctivitis）是一类由各种细菌引起的结膜炎感染，临床上一般可根据发病时间的快慢分为超急性、急性或亚急性、慢性。

二、超急性细菌性结膜炎

（一）概述

起病急，常在 24 小时内发病，由奈瑟菌属的奈瑟菌或脑膜炎球菌引起。

（二）诊断要点

1. 临床特点：起病急，新生儿一般在出生后 2~3 天内发病。双眼常同时受累，主要表现为大量脓性分泌物，眼睑水肿，结膜重度充血水肿，常伴有炎性角膜以及耳前淋巴结肿大。若治疗不及时或严重病例可并发角膜周边浸润、角膜溃疡、穿孔，甚至眼内炎。

2. 辅助检查：结膜刮片或分泌物涂片可见上皮细胞内成对的革兰染色阴性的奈瑟双球菌。

3. 鉴别诊断：病毒性结膜炎、病毒性角膜炎。

（三）治疗要点

1. 局部治疗：0.025% 碘伏溶液充分冲洗结膜囊。眼局部可采用 2000~5000U/ml 青霉素溶液（青霉素皮试阴性者）点眼，用法为 5~10 分钟一次，待病情好转后改为每 30 分钟一次，2 小时一次，持续 2~3 天。配合氧氟沙星眼膏每晚一次，然后再根据病情缓解情况酌情减量。

2. 全身治疗：可选用青霉素或头孢曲松钠静脉注射，连续 5 天。青霉素每天 50000U/kg 分 2 次注射。头孢曲松钠为 12 岁以上儿童 1~2g，每天 1 次；新生儿为 25~50mg/kg，每天 1 次。

3. 手术治疗：对于并发角膜溃疡经药物治疗无效甚至穿孔者，应及时行治疗性角膜移植术。

4. 注意事项：本病传染性极强。急性期患者需隔离，防止传染流行。严格消毒患者使用过的器具。单眼患者患病时应防止另眼感染，治疗中冲洗结膜囊时应将头偏向患侧。医护人员注意洗手消毒，严防交叉感染。

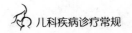

三、急性细菌性结膜炎

（一）概述

起病较急，常见致病菌为金黄色葡萄球菌、表皮葡萄球菌、肺炎球菌、流感嗜血杆菌。

（二）诊断要点

1. 临床特点：起病较急，大多有自愈性，约两周便可痊愈。双眼同时受累或一眼起病，另一眼在一周内发病。表现为畏光、流泪，伴有黏脓性分泌物。眼睑肿胀，结膜明显充血水肿。多无淋巴结肿大。绝大多数病例不累及角膜，极少数重度患者可出现角膜边缘的点状浸润。

2. 辅助检查：结膜刮片或分泌物图片细菌培养可见致病菌。

3. 鉴别诊断：病毒性结膜炎、变应性结膜炎。

（三）治疗要点

眼局部可采用氧氟沙星滴眼液、左氧氟沙星滴眼液、妥布霉素滴眼液等点眼，每天4~6次。眼膏每晚睡前涂用。治疗时间为1~2周。一般不需要全身治疗，伴有咽炎或急性中耳炎的患儿和流感嗜血杆菌感染的儿童应口服抗生素。

本病为接触传染，急性期患者需隔离，以防止传染病流行；医务人员在跟患者接触后必须洗手消毒以防交叉感染。

四、慢性细菌性结膜炎

（一）概述

起病慢，病程长。病因为感染性因素，如莫阿双杆菌、大肠膜细菌、链球菌、变形杆菌等导致；或为非感染性因素，如灰尘、烟雾等不良理化刺激，或倒睫、眼睑内外翻等。

（二）诊断要点

1. 临床特点：症状主要为异物感、眼痒、干涩感、少量分泌物。结膜轻度充血，视神经乳头增生，可伴有睑缘炎。

2. 辅助检查：结膜刮片可见致病菌。

3. 鉴别诊断：沙眼。

（三）治疗要点

祛除病因，改善生活和学习环境。药物对症治疗，如分泌物较多，可点用抗生素滴眼液；眼干涩时可点用人工泪液；合并睑缘炎的病例可用抗生素眼膏涂抹睑缘。

第三节 过敏性结膜炎

一、概述

过敏性结膜炎（allergic conjunctivitis）是一种双眼发作、自限性的过敏性结膜炎症。按发病的时间可分为两型：季节性和常年性。季节性过敏性结膜炎与空气中特定季节出现的花粉有关，常年性过敏性结膜炎常与动物皮屑或尘螨等常年存在于环境中的变应原有关。

二、诊断要点

（一）临床特点

本病症状主要为眼痒，可伴有水样分泌物、眼红、畏光等。常伴有过敏性鼻炎。眼部主要为轻度的球结膜充血、水肿、过敏性黑眼圈。

（二）辅助检查

过敏原筛查。血常规化验中嗜酸粒细胞增多。

（三）鉴别诊断

巨乳头性结膜炎、特应性结膜炎。

三、治疗要点

一般措施：避免接触特异性过敏原。

中轻度患者首选双效药物点眼，如奥洛他定、酮替芬等；严重患者联合用药，包括局部应用双效药物、非甾体药物和口服抗组织胺药；对于极严重病例可联合局部使用皮质类固醇药物。

第四节　单纯疱疹性角膜炎

一、概述

单纯疱疹性角膜炎（herpes simplex keratitis）的病原体为单纯疱疹病毒（HSV）Ⅰ型。人是 HSV 唯一的自然宿主，病毒来源于儿童的原发感染及儿童无症状携带者。原发感染发生在 6 个月 ~5 岁之间，HSV 潜伏的主要部位为三叉、颈上神经节。感染的主要途径是通过支配角膜的神经纤维。

二、诊断要点

（一）临床特点

感染角膜上皮时症状主要包括眼痛、眼红、异物感、流泪、畏光和视物模糊。裂隙灯检查最初可见角膜点状上皮浸润，逐渐融合成浅表树枝状溃疡或地图状溃疡，角膜知觉减退。

角膜神经支受损时症状主要包括反复发作的眼痛、异物感、畏光、流泪等。裂隙灯检查可见持续性角膜上皮缺损及神经营养性溃疡。溃疡呈卵圆形，基底干净，边缘呈灰白色增厚，神经营养性溃疡进一步发展可引起角膜穿孔。

病毒侵入基质层可见基质层病灶。

病毒侵入角膜内皮层时可见角膜后 KP（角膜后沉着物），或虹膜睫状体炎。

（二）辅助检查

实验室角膜刮片进行病毒培养或进行 HSV 抗体检测。

（三）鉴别诊断

细菌性角膜炎、营养不良性角膜基质炎、干燥综合征。

三、治疗要点

1. 抗病毒药物： 0.1% 阿昔洛韦滴眼液每天 6 次或每两小时 1 次滴眼，更昔洛韦眼用凝胶每天 4 次涂眼。

2. 糖皮质激素： 基质性角膜炎可适当联合使用。

3. 手术治疗： 根据病变深度选择板层或穿透性角膜移植术。

第五节　睑腺炎

一、概述

睑腺炎（hordeolum）指的是睑板腺或者 Zeiss 腺、睫毛毛囊、Moll 腺的急性化脓性炎症。大多为金黄色葡萄球菌感染所致。

二、诊断要点

患处局部有红、肿、热、痛的表现，患处有局限性硬结，触痛明显。一般 2~3 天皮肤面或者睑结膜面形成黄色脓点，可自行破溃，随后炎症减轻、消退。

三、治疗要点

病变初期局部红肿明显时可冷敷 2 天，局部使用抗生素滴眼液，如妥布霉素滴眼液、氧氟沙星滴眼液等。如有脓肿形成可切开排脓。伴有全身症状时可全身应用抗生素。一般 2~3 天后炎症逐步减轻、消退。部分有肉芽组织增生包块形成，可行切除手术。

第六节　屈光不正

一、概述

屈光不正（refractive error）指的是当眼球处于调节松弛状态下，来自五米以外的平行光线经过眼球的屈光系统曲折后不能聚焦在视网膜上。包括近视、远视、散光等。

二、近视

（一）概述

近视是指在调节松弛状态下，外界平行光线经眼球的屈光系统曲折后聚焦在视网膜前方。

（二）诊断要点

1.临床特点：视觉障碍，远视力减退，但近视力正常，伴有视疲劳。

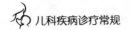

2.**屈光检查**：散瞳验光呈近视屈光状态。

（三）治疗要点

配戴角膜塑形镜、框架眼镜。平时多户外活动，注意用眼卫生，定期复查。

三、远视

（一）概述

远视是指在调节松弛状态下，外界平行光线经眼球的屈光系统折射后聚焦在视网膜后方。

（二）诊断要点

1.**临床特点**：轻度远视可表现为潜伏性远视，无视力障碍。随着远视程度的增加，先表现为近视力下降，远视力仍可正常。较高度远视时，远视力、近视力均下降。伴有视疲劳。过度调节可出现内斜视。

2.**屈光检查**：散瞳验光呈远视屈光状态。

（三）治疗要点

儿童轻度远视无须治疗，中重度远视需配戴眼镜，合并内斜视的要足矫。

四、散光

（一）概述

散光是指眼球经线的屈光力不同，外界平行光线进入眼内后不能在视网膜上形成一个焦点的屈光状态。

（二）诊断要点

1.**临床特点**：除轻微散光外均有远、近视力障碍。有视疲劳，包括眼痛、眼眶痛、流泪、单眼复视等。有的有代偿头位、歪头斜颈，以及眯眼视物。

2.**屈光检查**：验光检查呈散光屈光状态。

（三）治疗要点

轻度散光无须治疗，影响视力的中重度散光需配戴眼镜。

第十八章
少儿生殖系统疾病

第一节　幼女性阴道炎

一、概述

幼女性阴道炎（infantile vaginitis）常与外阴炎并存，多见于 1~5 岁幼女，可因阴道异物、外阴不洁或接触污染物所致。常见病原菌为葡萄球菌、链球菌、大肠埃希菌、变形杆菌等。

二、诊断要点

1. **病史**：外阴不洁或污物接触史。
2. **临床表现**：外阴瘙痒，常见外阴搔抓痕迹。
3. **妇科检查**：外阴红肿，前庭黏膜充血，白带脓性、异味。可见小阴唇粘连，严重时可致阴道闭锁。
4. **辅助检查**：取分泌物做细菌、衣原体、淋球菌等的培养和药敏试验。取分泌物行滴虫、真菌等检查。

三、治疗要点

（1）去除病因，保持外阴、阴道清洁干燥。

（2）苯扎氯铵或洁尔阴稀释后坐浴。聚维酮碘消毒外阴。必要时行阴道冲洗。

（3）根据致病菌和药敏试验，选用敏感抗生素。若为真菌感染，可用曲安奈德益康唑软膏外用，必要时在医生指导下于阴道内放置抗真菌栓剂。

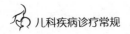

第二节　外阴硬化性苔藓

一、概述

外阴硬化性苔藓（lichen sclerosus）为 ISSVD（国际社会外外阴阴道疾病的研究）2006 年病理学分类中苔藓样行或硬化型、ISSVD 2011 年临床分类中的白色病变，以外阴与肛周皮肤变薄、色素减退成白色病变、皮肤异常瘙痒为主要特征。也常被称为外阴色素减退疾病、外阴白斑。病因不清，可能与自身免疫、遗传、感染、性激素缺乏、睾酮偏低等因素有关。

二、诊断要点

可根据临床表现做出初步诊断，确诊需行病理学检查。

（一）临床表现

硬化性苔藓可发生于任何年龄，但以 40~50 岁妇女多见，其次为幼女。

1. 症状：主要为外阴病变区瘙痒，有外阴烧灼感，晚期可出现外阴萎缩、粘连。幼女患者多表现为排尿后外阴或肛周不适。

2. 妇科检查：病损区多位于大阴唇、小阴唇、阴蒂、阴唇后联合和肛周，多呈不对称性，一般不累及阴道黏膜。检查可见外阴及肛周皮肤变薄，早期病变轻，皮肤红肿，出现粉红色丘疹，角化过度呈现白色，皮肤皱缩、弹性差；常伴有皲裂及脱皮。晚期病变皮肤菲薄、皱缩，阴道口挛缩狭窄。

（二）辅助检查

取活检进行病理学检查。

三、治疗要点

1. 一般治疗：保持外阴皮肤清洁干燥，禁用肥皂清洗外阴。不穿化纤内裤，不食辛辣、过敏性食物。

2. 局部药物治疗

（1）瘙痒严重、表面用药无效者，可用曲安奈德混悬液皮下注射。

（2）免疫治疗，如他克莫司软膏。

（3）幼女外阴硬化性苔藓局部使用黄体酮油膏。

2. 物理治疗：适用于药物治疗无效者，如聚焦超声治疗、激光治疗、液氮冷冻治疗等。

3. 手术治疗：病情严重、药物治疗无效、有恶变可能者，可行手术切除；但术后仍有复发可能，故一般不采取手术治疗。

第三节　卵巢囊肿或肿瘤蒂扭转

一、概述

卵巢囊肿或肿瘤的蒂由骨盆漏斗韧带、卵巢固有韧带和输卵管组成。当患者的体位突然改变或在妊娠期及产后子宫的大小、位置改变时，蒂均易发生扭转，尤其是瘤蒂长和（或）瘤体中等大小、活动度好、重心偏于一侧的肿瘤。蒂扭转后，囊肿或肿瘤可发生出血、坏死、破裂和继发感染。

二、诊断要点

有盆腔或附件包块史的患者突发一些下腹剧痛，常伴有恶心、呕吐，甚至休克。当扭转部位自然复位或肿瘤完全坏死时，腹痛又可减轻。

妇科检查（青少年可肛查）：宫颈举痛，子宫大小正常，一侧附件区扪及肿物，张力高，有压痛，以蒂部明显。

辅助检查：B 型超声发现附件区包块，边界清楚。

三、治疗要点

确诊后应尽早手术治疗。术中视肿瘤及卵巢坏死情况选择剥除还是切除肿瘤。如可疑恶性，应快速冰冻病理检查以确定肿瘤性质，必要时可扩大手术范围。

第四节　卵巢黄体囊肿破裂

一、概述

卵巢排卵后形成黄体，正常成熟黄体直径为 2~3cm。若黄体腔内积液较多，囊肿直径超过 3cm 则称为黄体囊肿。黄体囊肿破裂可自发生或因外力影响发生。出血多时可引起急腹症。

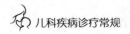

二、诊断要点

（1）在月经周期后半期突发下腹疼痛，伴恶心、呕吐，伴肛门坠胀感。出血多者可有晕厥、休克等症状。

（2）贫血貌，脉率快，血压下降。下腹压痛，可出现移动性浊音。宫颈举痛，穹隆饱满、触痛。子宫一侧可触及境界不清的包块，明显触痛。

（3）血红蛋白下降。血、尿妊娠试验阴性，妊娠黄体破裂时可阳性。

（4）B型超声检查提示患侧卵巢增大，盆腹腔积液。

（5）后穹隆穿刺抽出不凝血。

（6）腹腔镜检查可确诊。

三、治疗要点

（一）保守治疗

若患者生命体征平稳，内出血不多，可卧床休息，同时输液、应用止血药物。必要时应输血（尤其血液病患者），严密观察。如确为黄体破裂，以保守治疗为主。

（二）手术治疗

若为内出血较多的患者，应在抗休克的同时及时手术探查，切除出血的黄体，首选腹腔镜手术。

第五节　功能失调性子宫出血

一、概述

正常月经周期为24~35天，经期持续2~7天，平均失血量为20~60ml。凡不符合上述标准的均属异常阴道出血（abnormal uterine bleeding，AUB）。AUB涵盖的范围较大，既包括器质性阴道出血也包括功能失调性子宫出血（dysfunctional uterine bleeding，DUB）。DUB是由于生殖内分泌轴功能紊乱，即非器质性疾病和妊娠造成的异常子宫出血。

二、分类

1. 无排卵型功能失调性子宫出血：青春期及绝经过渡期常见。因下丘脑 – 垂体 – 卵巢轴发育不完善或卵巢功能下降导致。临床表现为出血规律性，间隔周期时长时短，出血时间长，不易自止。出血频繁或出血多者可引起严重贫血甚至休克。

2. 有排卵型功能失调性子宫出血： 有周期性排卵，因此临床上仍有可辨认的月经周期。

（1）月经过多：指月经周期规则、经期正常，但经量增多，＞80ml。

（2）月经间期出血：①黄体功能异常：包括黄体萎缩不全及黄体功能不全两类；②围排卵期出血：原因不明，出血期7天，血停数天后又出血，量少，时有时无。

三、诊断要点

（一）诊断依据

1. 病史： 包括患者年龄、月经史、婚育史、避孕措施、是否存在引起月经失调的内分泌疾病或凝血障碍性疾病病史，以及近期有无服用干扰排卵的药物或抗凝药物等。

2. 体格检查： 检查有无贫血、甲状腺功能异常、多囊卵巢综合征及出血性疾病的阳性体征。妇科检查排除阴道、宫颈、子宫病变。

3. 辅助检查： 血常规、凝血功能、尿妊娠试验或血HCG检测、盆腔超声、性激素六项、甲状腺功能等。必要时行诊断性刮宫或宫腔镜下刮宫检查。

（二）诊断流程

（1）确定异常子宫出血模式。

（2）除外器质性疾病。

（3）鉴别有无排卵及无排卵的病因。

四、治疗要点

（一）无排卵型功能失调性子宫出血

1. 止血

（1）性激素：包括孕激素、雌激素、复方短效避孕药等。

（2）刮宫术：刮宫可迅速止血，并可了解内膜病理，除外恶性病变。对于未婚及青少年不轻易做刮宫术。

（3）辅助治疗：一般止血药、丙酸睾酮、纠正凝血功能、纠正贫血、抗感染治疗等。

2. 调节周期

（1）孕激素周期撤退。

（2）口服避孕药。

（3）雌孕激素序贯法。

（4）左炔诺孕酮宫内缓释系统（LNG-IUS）。

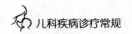

（二）有排卵型功能失调性子宫出血

1. 月经过多的治疗

（1）药物治疗：止血药、LNG-IUS、孕激素等。

（2）手术治疗：子宫内膜去除术、子宫切除、子宫动脉栓塞术等。

2. 月经间期出血的治疗

（1）有生育要求：促排卵治疗。

（2）无生育要求：口服避孕药（应注意避孕药的潜在风险）。

第十九章
儿童耳鼻喉科疾病

第一节　鼻出血

一、概述

鼻出血（spistaxis）又称鼻衄，多因鼻腔、鼻窦病变引起，也可由全身疾病所引起，偶有因鼻腔邻近病变出血经鼻腔流出者。鼻出血多为单侧，亦可为双侧，可间歇反复出血，亦可持续出血，出血量多少不一，轻者仅鼻涕中带血，重者可引起失血性休克，反复出血可导致贫血，多数出血可自止。

二、病因

（一）局部因素

1. **外伤**：鼻骨、鼻中隔、鼻窦壁骨折损伤鼻黏膜、血管发生鼻出血，鼻窦及颅底骨折引起的出血较剧烈，严重时可危及生命；挖鼻、用力擤鼻涕、剧烈喷嚏、鼻腔异物，以及手术创伤等损伤鼻腔黏膜也可引起鼻出血。

2. **炎症**：各种鼻腔黏膜感染性炎症造成鼻腔黏膜出血，如急性鼻-鼻窦炎、干燥性鼻炎、萎缩性鼻炎；结核、狼疮、梅毒、麻风和白喉等特异性感染。其中鼻炎也是引起儿童最常见鼻出血原因之一。因为鼻痒会引起儿童挖鼻，打喷嚏使鼻腔压力陡然增高，长期流鼻涕可使鼻腔黏膜长期受炎症刺激，黏膜血管易扩张，这些因素加起来就容易引起鼻出血。

3. **畸形**：鼻中隔偏曲的骨嵴或鼻中隔偏曲的凸面、鼻中隔糜烂、溃疡或穿孔等均可引起鼻出血。

4. **肿瘤**：血管瘤、鼻咽纤维血管瘤、黑色素瘤及鼻恶性肿瘤等。

5. **其他**：如放疗性损伤、鼻腔异物等。

（二）全身因素

1. **急性发热性传染病**：如上感、流感、出血热、猩红热、疟疾、麻疹、伤寒、病毒性肝炎等，出血部位多在易出血区。

2. 心血管疾病：为全身因素中最重要的病因，如高血压、血管硬化、心力衰竭、肺源性心脏病、二尖瓣狭窄等，以动脉压升高或波动引发鼻出血多见，发生在易出血区可见搏动性出血，多发生在鼻腔后部，出血量较多，不易止血。

3. 血液疾病：凝血机制异常的有血友病、纤维蛋白形成异常、大量应用抗凝血药物者（如冠脉放支架患者）；血小板数量或质量异常者，如血小板减少症、白血病、再生障碍性贫血等。鼻腔以渗血为主，双侧多见，常伴有身体其他部位的出血。

4. 严重营养障碍或维生素缺乏：维生素 C、维生素 K、维生素 P 或钙等缺乏时，会引起血管脆性改变及影响凝血过程，易发生鼻出血。

5. 全身性疾病：如慢性肝肾疾病，慢性肝炎引起凝血因子合成不足而诱发出血；慢性肾功衰晚期易致小血管损害出血；儿童风湿热也易引起鼻出血。

6. 化学药品及药物中毒：磷、汞、砷、苯等损害造血系统引起鼻出血。

7. 某些遗传病及内分泌失调：如遗传性出血性毛细血管扩张症，有家族史，多见双侧鼻中隔黏膜下、舌体、口唇、手掌毛细血管扩张，双侧鼻出血较剧且反复发生；女性青春发育期可在月经期发生鼻出血，绝经期或妊娠期的最后 3 个月亦可发生鼻出血。

三、临床表现

鼻出血由于原因不同其表现各异，多数鼻出血为单侧，亦可为双侧；可间歇反复出血，亦可呈持续性出血。出血量多少不一，轻者涕中带血、数滴或数毫升，重者可达几十毫升甚至数百毫升，导致失血性休克。反复出血可引发贫血。少数少量出血可自止或自行压迫后停止。

出血部位多数发生于鼻中隔前下部的易出血区（Little's 区），有时可见喷射性或搏动性小动脉出血，少年儿童鼻出血几乎全部发生于易出血区；青年人也以此区出血多见。局部疾患引起的鼻出血多发生于一侧鼻腔，而全身疾病引起者，可能两侧鼻腔交替或同时出血。

四、诊断

（1）详细询问病史及出血情况，确认出血源于鼻腔或相邻组织，排除咯血和呕血。

（2）确定出血部位，结合前鼻镜、鼻内镜和（或）CT、MRI 检查，判断出现部位。

（3）根据具体情况进行局部和全身检查（测量血压、血常规检查、凝血功能检查），对于出血量较大及怀疑为血液病的患者必不可少；对应用抗凝药物及怀疑凝血功能异常的患者，需要检查凝血功能。

（4）估计出血量，评估患者当前循环系统状况、有无出血性休克，必要时尚须与相关科室会诊。

（5）排查全身性疾患。

五、鉴别诊断

1. 咯血：为喉、气管、支气管及肺部出血后，血液经口腔咯出，常见于肺结核、支气管扩张、肺癌、肺脓肿及心脏病导致的肺淤血等。可根据患者既往病史、体征及辅助检查鉴别。

2. 呕血：呕血是上消化道出血的主要表现之一，大量呕血时血液可从口腔及鼻腔涌出，常常伴有消化道疾病的其他症状，全身查体可有阳性体征，可予以鉴别。

六、治疗方案

鼻出血属于急症，治疗时应首先维持生命体征，尽可能迅速止血，并对因治疗。

（一）一般处理

首先对紧张、恐惧的患者和家属进行安慰，使之镇静，以免患者因精神因素引起血压升高，使出血加剧，并及时测血压、脉搏，必要时予以补液，维持生命体征平稳。如患者已休克，则应先针对休克进行急救。询问病史时要询问以下情况：哪一侧鼻腔出血或哪一侧鼻腔先出血、出血的速度和出血量、过去有无反复鼻出血、此次出血有无诱因、有无其他伴随症状等。

（二）寻找出血点

根据具体情况，进行鼻腔局部和全身检查。检查鼻腔时清除鼻腔内凝血块，应用 1% 麻黄素棉片、羟甲唑啉或 0.1% 肾上腺素棉片收缩鼻腔黏膜血管，尽可能找到出血部位，以便准确止血。如有条件，最好是在鼻内镜下寻找出血点，并实施止血治疗。

（三）鼻腔止血方法

根据出血的轻重缓急、出血部位、出血量及病因，选择不同的止血方法。

1. 指压法：患者可用手指捏紧双侧鼻翼或将出血侧鼻翼压向鼻中隔约 10~15 分钟，也可用手指横行按压上唇部位，同时冷敷前额和后颈部。此方法适用于出血少量且出血部位在易出血区的患者。

2. 局部止血药物：适用于较轻的鼻腔前段出血，此方法简单易行，患者痛苦较小。对于出血区域，可应用棉片浸以 1% 麻黄素、1‰肾上腺素、3% 过氧化氢溶液或凝血酶，紧塞鼻腔数分钟至数小时，可达到止血的目的。

3. 烧灼法：常用的有化学药物烧灼和物理烧灼（包括电烧灼、激光烧灼和微波烧灼等）。位于鼻中隔前下方的出血，在充分收缩和麻醉鼻黏膜后，出血部位明确可见，可用卷棉子蘸少许 30%~50% 硝酸银或 30% 三氯醋酸烧灼出血点，压在出血点处片刻直至局部形成白膜。

4. 前鼻孔填塞术：前鼻活动性出血剧烈或出血部位不明确时可应用。

凡士林油纱条前鼻孔填塞术是传统的止血方法，多数鼻出血患者填塞后可止血，少数患者需行反复填塞或进一步行后鼻孔填塞术。凡士林油纱条填塞时可从鼻腔顶部由上向下折叠逐层填紧，也可由鼻底向鼻腔顶部填塞，填塞时要有一定的深度和力度，切忌将纱条全部堆在前鼻孔处。填塞完毕后，应检查是否仍有血经后鼻孔流入口咽。视情况决定鼻腔填塞物取出时间，对于出血剧烈或有血液病的患者应适当延长填塞时间，在填塞过程中应给予患者抗生素治疗，以防鼻腔鼻窦并发感染。

凡士林油纱条前鼻孔填塞术目前广泛应用于鼻出血治疗，但患者痛苦较大、易复发。目前有许多改良的方法，如下所述。

（1）止血套填塞术：将涂有油剂或软膏的指套置入鼻腔，然后用纱条做套内填塞，此方法在填入及取出纱条时痛苦较小。

（2）气囊或水囊压迫止血法：用橡皮膜制成各种形状的止血气囊，置于鼻腔出血部位，套内充气或充水压迫止血。

（3）另外可选用其他的填塞止血材料，如膨胀海绵、藻酸钙纤维等，适用于鼻黏膜弥漫、较小量的出血，具有止血效果好、痛苦小的优点。

5. 后鼻孔填塞术：若前鼻孔填塞后出血仍不止，向后流入咽部，或从对侧鼻腔涌出，应选择后鼻孔填塞术。

（1）经典的后鼻孔填塞术：将一根细的导尿管从出血侧鼻底放入口咽并拉出口腔，将后鼻栓塞球的丝线系在导尿管尖端，一手将后鼻栓塞球送入口腔，另一手逐渐拉动导尿管使后鼻栓塞球进入后鼻孔，然后进行油纱条前鼻填塞，再将丝线系在一个纱布卷上，并固定在患者的前鼻孔。后鼻孔填塞的操作较复杂，患者痛苦较大，一般需留院观察，并给予足量抗生素预防感染。每日需检查软腭及前鼻孔处有无红肿，并观察患者的呼吸及进食情况，一般可填塞 3~7 天。

（2）气囊或水囊填塞法：用带通气管的气囊（Foley 管）做后鼻孔填塞，不仅可明显减轻患者痛苦，还能大大降低并发症的发生。大多学者认为 Foley 管的应用使后鼻孔栓塞简单可行，在急症处理中有明显的优势。患者可取任何体位，操作简便、止血迅速，对患者身体损害小、治疗效果好，气囊压力大小可由注入液体控制，可随意调节，对鼻黏膜刺激小、损伤轻，而且容易掌握应用。

6. 经鼻内镜止血法：随着耳鼻喉器械的进步，近年来鼻内镜下探查出血部位并行电凝止血的方法取得了显著的效果，并得到了广泛的应用。其有效率可达 90% 以上，优点在于对鼻腔各部，尤其是前鼻镜不易观察的上部、后部及鼻咽部等深在、狭窄区域明视下止血，准确可靠，相对于凡士林油纱条填塞，极大地减少了对鼻黏膜的损伤，患者痛苦小。止血后不需特殊护理，可不需住院治疗，并发症少。缺点是费用较高。

7. 动脉栓塞：影像学检查技术的快速发展对严重鼻出血的诊治提供了帮助，通过数字剪影血管造影（DSA）技术，可对出血部位定位并对该部位的血管进行栓塞治疗。其方法是经股动脉穿刺置入导管，选择性地置于动脉主干，行造影并观察颈外动脉分支，在确定出血的血管分支后，自导管内注入栓塞剂即可止血。动脉栓塞可应用于：难以控制的原发性鼻出血、外伤性鼻出血、颈内动脉 – 海绵窦瘘、颈内动脉破裂及鼻咽纤维血管瘤出血等。该方法可直接显示出血部位和原因，止血效果迅速、见效快，缩短了治疗时间。在出血量大的危急情况下，数字剪影血管造影栓塞术是一种有效的抢救措施。但动脉栓塞治疗鼻出血需要一定的设备和条件，技术要求较高，患者的花费也较大。对于过敏体质、严重动脉粥样硬化、肝肾功能不全者为禁忌，因此要严格掌握适应证。

8. 血管结扎术：目前一般应用较少，多应用于严重鼻出血、经上述各种治疗方法仍不能止血者。在结扎前，应先尽量正确判断出血的来源，再决定结扎哪一根动脉。一般鼻腔上部的出血可行筛前动脉结扎术；鼻腔后下部出血者应行上颌动脉或颈外动脉结扎术。禁忌证为凝血机制障碍所致的鼻出血。

9. 鼻中隔手术：鼻中隔黏膜划痕术，适用于鼻中隔前下部小血管扩张引起的反复鼻出血。在局部麻醉下，将鼻中隔黏膜划痕以破坏扩张的小血管网，达到防止反复鼻出血的效果。也可采用激光、射频等方法破坏扩张的小血管网。鼻中隔偏曲引起的鼻出血，可行鼻中隔矫正术。遗传性出血性毛细血管扩张症者可行鼻中隔植皮成形术。

10. 其他手术：对于鼻腔或鼻窦肿瘤引起的鼻出血，应视具体情况和肿瘤的性质或先止血，或手术切除肿瘤，或采用放疗，或结扎颈部血管以止血。

（四）全身治疗

引起鼻出血的病因很多，出血的程度亦有不同。鼻出血的治疗及处理不能只是鼻腔止血，要根据病情采取必要的全身基本和特殊治疗，即止血期间要积极治疗原发病。

（1）寻找出血病因，进行病因治疗。

（2）对鼻出血患者都应进行出血量的评估，对就诊时仍在活动性出血的患者尤为重要。

（3）鼻腔填塞及后鼻孔填塞可致血氧分压降低和二氧化碳分压升高，故对老年患者应注意监测心肺脑功能，必要时给予吸氧；注意患者的营养，并予以高热量易消化饮食。

（4）适当应用全身止血药物，如凝血酶、氨基己酸、酚磺乙胺等；给予足够的维生素 C、维生素 K、维生素 P 等。

（5）对于情绪紧张的患者，可适当应用镇静药物，心理治疗对于减轻患者的紧张和焦虑情绪、防止再度出血亦有很大作用。

七、预防

平时应注意预防鼻出血的发生，措施如下。

（1）保持房间的安静、清洁，温度要适宜。室内保持空气清新，适当开窗通风换气，温度宜保持在 18~20℃。因空气过于干燥可诱发鼻腔出血，所以空气湿度应 ≥ 60%。

（2）饮食要进一些易消化软食，多吃水果蔬菜，忌辛辣刺激饮食，并保持大便通畅，便秘者可给予缓泻剂。

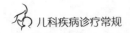

（3）对于儿童鼻出血患者应纠正患儿挖鼻、揉鼻、好奇放置异物等易导致黏膜损伤的不良习惯。

第二节　急性鼻窦炎

一、概述

急性感染性鼻－鼻窦炎（acute sinusitis）是指由病毒、细菌等病原微生物所引起的鼻腔和鼻窦黏膜部位的急性感染，一般症状持续但不超过 12 周或脓涕伴有高热（体温 ≥ 39℃）持续至少 3 天，但需排除其他因素（特别是下呼吸道感染）所导致的发热。

本病是儿童期的常见病、多发病，儿童时期普通感冒多发，加之空气污染等因素的影响，急性感染性鼻－鼻窦炎患病率高达 5%~6%。众所周知，鼻－鼻窦炎与 Kartagener 综合征有关联，重度感染性鼻－鼻窦炎与眼眶周围蜂窝组织炎和颅内感染也有密切关系。更有近年研究表明，儿童慢性咳嗽与鼻－鼻窦炎有关，以往被称为鼻后滴漏综合征（PNDS）、现更名为上气道咳嗽综合征（UACS）的原因之一就是鼻－鼻窦炎。可以看出，急性感染性鼻－鼻窦炎越来越得到儿科医生的重视。

二、病因

急性鼻窦炎多由上呼吸道感染引起，细菌与病毒感染可同时发生。常见细菌菌群是肺炎链球菌、溶血性链球菌和葡萄球菌等多种化脓性球菌，其次为流感嗜血杆菌和卡他莫拉菌属，后者常见于儿童。其他的致病菌还有链球菌类、厌氧菌和金黄色葡萄球菌等。由牙病引起者多属厌氧菌感染，脓液常带恶臭。真菌及过敏也有可能是致病因素。

三、临床表现

全身症状与局部症状持续存在 12 周以内。

1.全身症状：常在急性鼻炎病程中患侧症状加重，继而出现畏寒发热、周身不适、精神不振、食欲减退等，儿童发热较高，严重者可发生抽搐、呕吐和腹泻等全身症状。

2.局部症状

（1）鼻塞：最常见症状之一，因鼻黏膜充血肿胀和分泌物积存，可出现患侧持续性鼻塞。

（2）脓涕：患侧鼻内有较多的黏脓性或脓性分泌物擤出，初起时涕中可能带少许血液，牙源性上颌窦炎者脓涕有臭味。

（3）嗅觉下降：多为暂时性，主要原因是脓性分泌物积蓄于嗅裂，或刺激作用导致嗅区黏膜炎症性水肿，或嗅区因黏膜肿胀气流不能达到引起。

（4）局部疼痛和头痛：急性鼻窦炎除发炎导致鼻部疼痛外常伴有较剧烈的头痛，这是由于窦腔黏膜肿胀和分泌物潴留压迫或分泌物排空后负压，刺激三叉神经末梢而引起。

急性鼻窦炎疼痛有其时间和部位的规律性。前组鼻窦接近头颅表面，其头痛多在前额、内眦及面颊部；后组鼻窦在头颅深处，其头痛多在头顶部、后枕部。

急性上颌窦炎常在前额部、面颊部或上列磨牙发生疼痛，晨起轻，午后重。

急性额窦炎晨起前额部疼痛，具有明显的周期性，即晨起后明显，渐加重，中午最明显，午后减轻，至晚间全部消失。

急性筛窦炎多头痛较轻，局限于内眦或鼻根部，也可能放射至头顶部，晨起明显，午后减轻。

急性蝶窦炎疼痛定位较深，多不准确，多为眼球后或枕后钝痛，但有时可引起广泛的反射性痛，疼痛也多早晨轻、午后重。但是有些人的疼痛症状不典型，无法单纯根据头痛的特点来确定受累的鼻窦。

四、诊断

（一）症状

主要症状：鼻塞、黏（脓）性鼻涕、颜面部疼痛或头痛，严重者多伴发热。

症状特点：年龄越小则全身症状越明显，病毒性鼻 – 鼻窦炎者鼻部感染症状一般在10 天之内缓解；细菌性鼻 – 鼻窦炎则症状通常持续 10 天以上仍无改善，且在疾病初期多出现严重症状包括脓涕、高热（体温 ≥ 39℃）和头痛等。

（二）体征

鼻甲黏膜充血肿胀、鼻腔及鼻道有黏（脓）性分泌物，并可见咽后壁黏（脓）性分泌物附着、颜面部鼻窦部位压痛等。

（三）辅助检查

1. **鼻内镜检查**：鼻内镜检查是诊断的重要手段，适用于任何年龄段的儿童。镜下可见下鼻腔黏膜充血与肿大，总鼻道、鼻底、后鼻孔及下鼻甲表面有黏性或脓性分泌物，多来源于中鼻道或嗅裂，部分患者可见腺样体增大。

2. **鼻窦 CT 扫描**：CT 扫描显示窦口鼻道复合体或鼻窦黏膜病变。不建议常规进行鼻窦 CT 扫描，特别是小年龄患儿（＜6 岁），但有以下情况可考虑检查。

（1）有颅内、眶内或软组织脓肿等并发症征象者。

（2）足量抗菌药物按疗程治疗效果不佳者。

（3）反复发作者。

（4）怀疑鼻 – 鼻窦部有良性或恶性新生物。

3. 病原菌检测：诊断急性细菌性鼻窦炎的金标准是鼻窦穿刺液菌群浓度 ≥ 10000U/ml，然而此微生物样本提取需做窦腔穿刺，临床缺乏可操作性，不列作儿童鼻-鼻窦炎的常规检查手段，但有下列情况需行细菌学检查。

（1）病情严重，甚至出现中毒症状者。

（2）抗菌药物治疗 48~72 小时仍无改善者。

（3）有免疫缺陷者。

（4）出现眶内或颅内并发症者。

五、鉴别诊断

主要与引起头痛的其他疾病相鉴别，如偏头痛、颅内肿瘤；因有鼻塞，要与鼻腔鼻窦肿瘤相鉴别，如鼻腔内翻新乳头状瘤、鼻腔鳞癌等，病理诊断可以明确。

六、治疗方案

治疗原则：儿童急性感染性鼻-鼻窦炎以药物保守治疗为主，进行综合性治疗，根据其相对重要性依次如下。

（一）抗菌药物

细菌、真菌和非典型微生物所致的急性原发或继发感染性鼻-鼻窦炎有使用抗菌药物的指征。鼻-鼻窦炎常见的细菌病原有肺炎链球菌、流感嗜血杆菌和卡他莫拉菌等。根据国内外指南、文献报道及临床实践经验，推荐选用口服阿莫西林-克拉维酸 7:1 制剂，每次剂量（按阿莫西林计算）30~45mg/kg，每日 2 次，疗程至少 10~14 天；或选择大环内酯类抗生素，如口服阿奇霉素等，阿奇霉素每次剂量 10mg/kg，每日 1 次，疗程为 3~5 天，疗程总剂量不超过 1500mg。阿奇霉素的优势是鼻-鼻窦感染部位组织浓度高、疗程短、作用时间较长、依从性好，也适用于青霉素类药物过敏者。一线药物耐药者，可选用第 2 代或第 3 代头孢菌素。

有效和安全是选择抗菌药物的首要原则，鼻-鼻窦炎有使用抗菌药物指征者应以口服给药为主要途径，不强调抗菌药物联合使用。高热、有中毒症状、合并眶内或局部软组织脓肿、呕吐造成药物摄入困难者等可选择静脉途径使用上述抗菌药物。

（二）鼻用糖皮质激素

具有抗炎、抗水肿作用，特别是对于症状较严重的急性期鼻-鼻窦炎可缓解症状。鼻用糖皮质激素的应用以晨起喷药为好，疗程 2~4 周。

（三）鼻腔冲洗

使用生理盐水或高渗盐水或生理性海水冲洗鼻腔，可有效缓解鼻黏膜急性期水肿、刺激鼻黏膜纤毛活性、增加鼻腔分泌物清除速率，并可以缓解临床症状，提高患儿生活质量。根据不同年龄患者的依从性，可以选择冲洗滴注或雾化的方式，其用法为每日3~4次，持续2周。

（四）抗组胺药及白三烯受体拮抗剂

相当一部分急性感染性鼻－鼻窦炎患儿存在明确的变态反应因素，特别是伴有变应性鼻炎者，可全身或鼻腔局部使用第2代抗组胺药物，以鼻用抗组胺药物为好，也可口服白三烯受体拮抗剂，疗程一般不少于2周。对于伴有哮喘的患者，首选口服白三烯受体拮抗剂。

（五）黏液促排剂

可稀化呼吸道黏液并改善纤毛活性，主要应用在慢性期，但对急性期也有效，予推荐使用，疗程至少4周。

（六）鼻用减充血剂

对急性严重的鼻阻塞者，可适当间断、短时间（7天以内）使用低浓度鼻黏膜减充血剂，有利于解除鼻窦引流通道的阻塞，改善鼻腔通气和引流。推荐使用低浓度麻黄碱（0.5%）或盐酸羟甲唑啉，禁止使用盐酸萘甲唑啉（滴鼻净）。

（七）负压置换疗法

简单易行有效，特别是对儿童效果明显，可以改善症状。

七、预防

（1）加强体育锻炼，增强体质，预防感冒。

（2）应积极治疗急性鼻炎（感冒）和牙病。

（3）鼻腔有分泌物时不要用力擤鼻，应堵塞一侧鼻孔擤净鼻腔分泌物，再堵塞另一侧鼻孔擤净鼻腔分泌物。

（4）及时、彻底治疗鼻腔的急性炎症和矫正鼻腔解剖畸形，治疗慢性鼻炎和鼻中隔偏曲。

（5）游泳时避免跳水和呛水。

（6）患急性鼻炎时，不宜乘坐飞机。

（7）妥善治疗变态反应性疾病，改善鼻腔鼻窦通风引流。

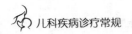

第三节　气管支气管异物

一、概述

气管支气管异物（foreign bodies in the trachea and bronchi）是儿童常见的急重症之一。该病起病急、病情重，甚至可危及生命。尽早诊断和取出异物是减少并发症和降低病死率的关键。在我国，气管支气管异物占 0~14 岁儿童意外伤害的 7.9%~18.1%，约 80% 的患儿好发年龄在 1~3 岁。异物的发生具有明显性别、城乡和季节分布特征，男性多于女性，农村远高于城市，冬春季节多于夏秋季节。按异物的来源，绝大多数为外源性异物，占 99%，内源性异物仅占 1%。按异物的性质，植物性异物最常见，约占 92%，以可食性异物为主，其中花生米、瓜子和豆类等坚果类约占 80%；动物性异物约占 3%，以骨头最常见，其次为肉类；其他异物约占 5%，如弹簧和金属丝、塑料笔帽、纸片和口哨等。异物的大小决定了异物的位置，据综合文献报道，气管异物约占呼吸道异物的 10.6%~18%，右侧支气管异物约占 45%，左侧支气管异物约占 36%，双侧支气管异物约占 1%。

二、病因

气管支气管异物的病因与儿童生理心理发育、家庭看护、医源性等多种因素有关。如 3 岁以下儿童磨牙未萌出，咀嚼功能不完善，吞咽协调功能和喉的保护功能不健全，喜欢口含玩物，以上均可导致本病的发生。看护不当时，可以造成昏迷患儿误吸内源性异物，如塑形支气管炎、肉芽等也是本病的成因。

三、临床表现

（一）气管异物

异物进入期症状剧烈，突然发生剧烈呛咳、憋气、作呕、呼吸困难甚至窒息。特征性症状为有撞击声、拍击感、哮鸣音。常有持续性或阵发性咳嗽。

（二）支气管异物

症状变化较大，有的异物在支气管内数年可无症状，但若堵塞双侧支气管，可短时间内出现窒息死亡。病程分期如下。

（1）异物进入期：患儿有呛咳、喉喘鸣、憋气、作呕和痉挛性呼吸困难等症状。

（2）无症状期：时间长短不一，与异物性质、感染程度有关，此时由于症状不典型易漏诊、误诊。

（3）症状再发期：异物刺激和感染引起炎性反应，分泌物增多，咳嗽加重，出现呼吸道炎性反应或高热症状。

（4）并发症期：表现为肺炎、肺不张、哮喘、支气管扩张、肺脓肿等。

四、诊断

（一）病史

1. **异物吸入史**：是诊断呼吸道异物最重要的依据。具有采集便利、诊断灵敏度高的特点，是快速诊断的关键。

2. **咳嗽病史**：当出现突发咳嗽或慢性咳嗽，经治疗无效或治疗有效但病情反复时，以及同一部位的反复肺炎或肺脓肿也需注意异物吸入的可能。

（二）体格检查

1. **气管异物**：肺部听诊双侧呼吸音粗而对称，可闻及喘鸣音；气管内活动异物时，颈部触诊有拍击感；气管前听诊可闻及拍击音。

2. **单侧支气管异物**：肺部听诊常有一侧呼吸音减弱，或可闻及单侧哮鸣音。

3. **双侧支气管异物**：常有双侧呼吸音减低，阻塞程度不一致时，呼吸音也可不对称。

4. **并发症期**：并发症期有对应体征，如并发肺炎，听诊可闻及干湿啰音；并发肺气肿，叩诊呈鼓音；并发肺不张，叩诊呈浊音，呼吸音可消失。

（三）辅助检查

1. **胸部透视**：胸部透视可动态观察肺部情况。X线透视下可观察到纵隔摆动和心影反常大小，如右支气管异物可以出现吸气时纵隔右摆表现，这是支气管异物的间接证据。

2. **胸部X线片**：胸部X线片可将异物分为不透X线和透X线两大类。直接征象：是不透X线的异物本身显影，多见于金属、鱼刺、骨块等异物。间接征象：透X线的异物可通过间接征象来确定，如阻塞性肺气肿、肺不张、肺部片状影等。X线片对气管支气管异物的检出率为73.9%，是气管支气管异物诊断的间接证据。

3. **CT扫描**：CT检查见气管内异物影、高密度影、肺气肿、肺不张等认为是阳性结果。三维重建能显示支气管树的连贯性，异物所在位置表现为连续性中断。CT仿真模拟成像可显示异物轮廓、大小、部位，也可以显示与支气管黏膜、支气管周围组织的关系。多层螺旋CT（multi-slice CT，MSCT）对气管支气管异物诊断的准确率高达99.8%。

4. **可弯曲支气管镜检查**：可弯曲支气管镜检查为诊断气管支气管异物的金标准之一，可直接明确诊断并了解异物大小、形态、性状及所处位置。

（1）气管支气管黏膜表现：可弯曲支气管镜检查可见异物所致局部黏膜有不同程度的充血肿胀、糜烂、肉芽增生等表现，肉芽增生是异物最常见的间接征象，其深部常可发现异物。局部黏膜假腱索或假性支气管嵴样改变也是异物长期存在的特征表现之一。

（2）气管支气管管腔或结构改变：异物阻塞时间长者，镜下可见支气管扩张征象，

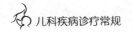

严重者可见管腔结构破坏，远端亚支或段支气管管腔狭窄闭塞。

五、鉴别诊断

（一）呼吸道感染性疾病

常见呼吸道感染性疾病如急性喉炎、肺炎等有咳嗽、气促、声嘶、喉鸣甚至呼吸困难等表现，需与气管支气管异物鉴别，但此类疾病多有呼吸道感染病史，无明显异物吸入史，积极抗感染治疗多可获得满意疗效。胸部影像学检查（如CT）、支气管镜检查有助于鉴别。

（二）喘息性疾病

罹患哮喘等喘息性疾病的患儿，以反复发作的喘息、咳嗽为主要临床表现，肺部查体可闻及哮鸣音、呼吸音减低，影像学表现可有纵隔心影反常大小、肺气肿，常易与气管异物混淆。需注意喘息诱因，若经平喘治疗有效，可以进行鉴别。

（三）呼吸道占位性病变

如喉乳头状瘤、气管及支气管肿瘤。呼吸道占位性病变可引起声音嘶哑、喉鸣、气促、吸气性呼吸困难等临床表现，进行鉴别时需注意有无明确异物吸入病史，是否症状逐渐加重。通过纤维支气管镜和胸部CT等影像学检查可鉴别。

（四）喉部、气管及支气管结构性畸形

喉蹼、气管及支气管狭窄等先天性畸形、喉和（或）气管支气管继发瘢痕狭窄，可导致患儿出现声音嘶哑、喉鸣、气促、呼吸困难等，需与气管支气管异物进行鉴别，相应的病史是鉴别要点之一。喉镜、支气管镜及影像学检查可助鉴别。

六、治疗方案

气管支气管异物治疗前应进行恰当准确的术前评估，制订治疗方案，选择手术时机，以减少并发症。主要进行生命体征、呼吸状态、并发症和麻醉前评估。

（一）一般病例

尚未出现明显并发症的为一般病例。准备手术时需注意异物变位的发生，应完善术前检查后及时实施手术。

（二）重症病例

手术前已出现高热、皮下气肿、胸膜炎、气胸、纵隔气肿、肺炎、肺不张、胸腔积液、心功能不全等并发症但未出现明显呼吸困难的为重症病例。针对并发症先予以控制

性治疗，病情平稳后实施手术，在此过程中应密切观察患儿病情变化并随时做好手术准备，一旦加重，应紧急手术。

（三）危症病例

气管或双侧支气管异物，手术前已有Ⅲ度或Ⅳ度呼吸困难的为危症病例，应进行紧急处理。具体紧急处理方式如下。

（1）Ⅲ度和Ⅳ度呼吸困难的患儿：应立即给予镇静、吸氧、心电监护（必要时气管插管辅助机械通气），开放静脉通路，建立绿色通道，急诊手术。

（2）支气管异物活动变位引起呼吸困难的患儿：应立即将患儿头位向上竖抱扣背，促使异物落于一侧支气管，立即准备急诊手术。

（3）出现皮下气肿、纵隔气肿或气胸等并发症的患儿：麻醉术前评估存在影响麻醉安全风险的，需先治疗肺气肿或气胸，实施胸腔闭式引流或皮下穿刺排气，待积气消失或明显缓解后，再行异物取出术；如果气肿继续加重且患儿出现呼吸衰竭，应在矫正呼吸、循环衰竭的同时，立即实施手术取出异物。

（4）伴发高热、脱水、酸中毒或处于衰竭状态的患儿：评估异物尚未引起明显阻塞性呼吸困难者，应先改善全身情况，待病情好转后再实施手术。

（5）意识丧失、呼吸心搏骤停患儿：应立即就地实施心肺复苏，开放静脉通路，复苏成功后立即行异物取出术。

七、手术方法

（一）直接喉镜下异物取出

1. 适应证：适用于在喉咽、喉前庭、声门区的气道异物。

2. 局限性：有诱发迷走神经兴奋，导致心搏骤停风险。可以通过表面麻醉减少局部刺激。

3. 操作方法：取仰卧位，使口腔、喉、气管成一直线。左手持镜，暴露声门，用异物钳在直视下取出异物。如果异物嵌顿无法取出，应行气管切开，保证气道通畅，再分次或经直接喉镜和气管切开口，上下联合取出异物。取出异物后，常规行支气管镜检查，以防异物残留。

（二）硬质支气管镜下异物取出

1. 适应证：硬质支气管镜可提供良好的气道保障，维持足够的视野，对于大型、嵌顿、特殊异物的暴露及钳取更具有优势。适用于气管、支气管及段支气管异物。

2. 局限性：段支气管及段支气管以下的异物，以及存在气管、支气管、段支气管狭窄的患儿，该方法取出异物相对困难。

3. 操作方法

（1）体位：患者取仰卧垫肩位，保持口腔、喉、声门、气管在同一直线上，便于支

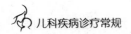

气管镜的进入，减少气管支气管黏膜的摩擦及损伤可能。也可采用助手抱头的方式来达到并稳定适宜体位。

（2）置镜方法

直接喉镜技术协助置入：用喉镜暴露声门，将硬质支气管镜远端斜面朝向任意一侧声带，当硬质支气管镜通过声门后，即将喉镜撤出，然后缓慢置入气管，再将硬质支气管镜推进更深的部位。该方法对头部固定的要求不高，有利于声门区的保护。但因患儿口中需同时放置喉镜和支气管镜，对麻醉深度不够或年龄过小开口较小的患儿，可能会损伤其牙齿或口腔黏膜。

硬质支气管镜直接置入：右手持硬质支气管镜及可视接头部分，左手大拇指放在患者的唇/牙龈处稳定硬质支气管镜远端插入口咽部，推进抵达舌根部，用硬质支气管镜前端斜面挑起会厌的前部，将声带暴露出来，此后与直接喉镜技术协助插入法相同。该方法视野较小，需要头部更好的固定或头位的辅助变动，操作相对困难，但对患儿开口程度要求较小。

（3）异物的钳取

异物钳的选用及手术策略：①选用合适的异物钳：抱钳适用于类圆形、硬度不高或较脆的异物，如花生、黄豆等；抓钳对片状方便着力的异物或硬度较高、嵌顿的异物较为适用，如瓜子、塑料片、笔帽等；杯状钳对于肉芽组织或其他异常组织的钳取比较适用；②采取合适的手术策略：对较大、易碎，又易滑脱而有发生窒息危险的异物，可采用"化整为零"分次取出的方法；不能通过支气管镜管腔的异物，夹稳异物取出时，需将异物牵引至镜口端，将内镜及异物钳连同异物一并取出，若通过声门有阻力需适当旋转，谨防异物滑脱或嵌顿于声门发生窒息；对于无法取出的，可联合纤维支气管镜，切开气管或开胸取出异物。异物取出后，常规再行支气管镜检查，避免异物残留。

（三）可弯曲支气管镜（纤维/电子支气管镜）下异物取出

1. 适应证： 可弯曲支气管镜具有灵活、可视的特点，对位于深部支气管、上叶支气管和下叶后基底段支气管异物的取出具有优势。随着可弯曲支气管镜技术的发展，其适应证已由深部支气管异物扩展到气管、左右主支气管异物。可弯曲支气管镜处理异物的成功率为76%~98.5%。

2. 局限性： 可弯曲支气管镜本身会占据相对较窄的儿童气道，在维持通气方面不如硬质支气管镜。气管异物体积较大或形状不规则、有阻塞声门导致窒息风险者，推荐使用硬质支气管镜。中心气道嵌顿、肉芽包裹的异物，推荐硬质支气管镜处理或备硬质支气管镜应急。

3. 操作方法： 麻醉及操作方法如下。

（1）置入途径及麻醉选择：根据气管支气管异物大小、性状、位置、病程及手术难易程度等，选择局部麻醉或全身麻醉下进行异物取出术，有条件的建议全身麻醉。置入途径可经鼻、经口或人工气道。

（2）具体操作：随支气管镜进入途径，应顺序探查咽喉部，声门下，气管，左、右主支气管以及各叶、段支气管等。通常先探查健侧，后探查患侧；异物取出后，常规再次探查支气管；患侧阻塞严重者，应先取异物改善梗阻，再探查健侧。

（3）辅助配件的选择

网篮形异物钳（螺旋篮形、平行蓝形、网套形等）：多数气管支气管异物均可使用网篮形异物钳钳取，其中果仁类、球形异物更适宜采用网篮形异物钳。其优点是可完整取出异物，异物不易在声门处滑脱，从而减少声门嵌顿的危险。

有齿异物钳：适用于钳取片状、条状、筒状、不规则或纤细异物等。若异物过大嵌顿，可与网篮形异物钳配合使用。

球囊导管：部分异物嵌顿的情况下，可将管径适宜的球囊导管送至异物的底部，加压使球囊膨胀，托住异物底部后拉出。

细胞刷：适用于血栓、痰栓等钳取效果不佳者，可使用细胞刷缠绕结合深部支气管灌洗取出。

冷冻探头：适用于有一定含水量的异物，如植物性异物、动物性异物、内生性异物、活体动物（如水蛭）异物等；也可用于形态不规则的异物。

激光光纤：对于嵌顿的质地坚硬的异物，使用上述配件取异物失败时，有条件者可试用激光分割异物打孔，再使用其他适宜配件取出。

（四）经气管切开异物取出

以下3种情况需要经气管切开取出异物。异物取出后，根据术中气道损伤情况，选择放置气管套管或直接关闭气管切开口。

（1）异物体积大：无法有效钳取异物通过声门（如大珍珠等，经过声门区时反复滑脱），估计再取有窒息危险。

（2）异物大且形态特殊：难以在支气管镜下通过声门取出（如义齿等），出声门困难。

（3）异物形态特殊：通过声门取出异物时会对声门区造成严重损伤。

（五）经胸腔镜或开胸手术取异物

以下3种情况在内镜下取异物的危险性高于开胸手术，需要经胸腔镜或开胸手术取出异物，并按胸科手术进行常规术后护理。

（1）位于肺内，支气管镜无法到达又非取不可的异物。

（2）异物形态不规则，无法在支气管镜下移动异物（如义齿、铁钉等金属异物），或在支气管镜下移动异物会造成严重损伤时（如玻璃、刀片、骨片等异物）。

（3）异物在支气管内停留时间过长，或大量炎性肉芽组织阻塞气管腔，或包裹异物，或异物粘连严重，内镜试取失败，强行钳取会导致严重并发症时。

八、特殊异物的处理

（一）锐性异物

对于尖锐异物，如缝衣针、大头针、别针或注射器针头等，要观察清楚异物尖端的方向、位置及与周围气管壁的关系。取出时应将异物尖端拉入硬质气管镜内或使尖端朝向远端，尽可能使异物长轴与气道长轴保持一致，利于取出异物。注意绝不可夹住针的其他部位即急于取出，否则异物尖端易伤及气管引起张力性气胸或喉损伤。

（二）球形异物

球形异物表面光滑、质地硬，常与支气管壁嵌顿，使支气管被完全堵塞，普通异物钳常常无能为力。需借助特殊的设备及方法方能取出，如钩针钩取法、电磁铁法及气囊法，以及网篮形异物钳钳取。

如果上述方法仍不能取出异物，推荐胸腔镜或开胸手术取出。

（三）笔帽类异物

笔帽类异物多为内中空的圆柱形或圆锥形，一侧盲端或有一小孔，常发生于学龄期儿童，容易嵌顿于一侧支气管。取此类异物时应尽可能选择较粗的气管镜。其优点为：管径较粗，视野清晰，能充分了解异物与周边组织的情况，利于夹取；同时粗的气管镜能较好地保护异物顺利出喉。操作方法有以下 2 种。

（1）钳夹法：用硬质支气管镜抵住一侧，暴露一侧边缘，用鳄鱼嘴钳夹住异物边缘取出，过声门时尽量从声门三角裂隙的后半部出喉；若病程久，局部负压较大可用血管收缩剂进行灌洗后夹取，夹住后需旋转异物释放负压，再取出。

（2）内撑式反张钳法：笔帽类或管状异物均可采用此法。内撑反张钳固定异物后，可做旋转释放局部负压，钳取过程中应使异物与气管镜长轴方向一致，以利异物出喉。使用反张钳时需要注意观察异物及周边气管壁的情况，避免造成气管、支气管的医源性损伤。

（四）粉末状异物

粉末状异物以吸入钡剂多见，多为医源性。少见的报道有面粉、铜粉、石灰粉等。治疗原则是清除吸入物，维持气道畅通，减少吸入物的吸收，减轻吸入物对气道黏膜的局部刺激，预防及治疗并发症。

1. 非腐蚀性粉末状异物：如钡剂、面粉等，经可弯曲支气管镜行支气管肺泡灌洗是快捷有效的清除方法，常需要多次灌洗至灌洗液清亮。

2. 腐蚀性粉末状异物：如石灰粉等，除异物本身阻塞气道外，还可造成呼吸道黏膜上皮细胞的损伤及腺体分泌增加，产生大量分泌物，甚至导致呼吸衰竭。建议硬质气管支气管镜下吸除石灰异物，联合可弯曲支气管镜毛刷刷除残存粉末，并行支气管肺泡灌洗至灌洗液清亮，尽量使气管支气管腔畅通。

（五）内源性异物

内源性异物有伪膜、血块、痰痂、结石、干酪样坏死组织、肉芽等。治疗原则是快速解除气道梗阻，积极治疗原发病。由于内源性异物可以不断形成，尤其是痰痂、干酪样坏死组织等，常需反复多次治疗，可弯曲气管镜较硬质支气管镜更有优势。

1. 支气管肺泡灌洗：支气管肺泡灌洗是清除内源性异物最常用的方法，可单独或联合其他介入方法使用。尤其适用于支气管深部内源性异物的清除。

2. 细胞刷刷取 / 异物钳钳取：对于伪膜、痰痂、干酪样物等，单纯支气管肺泡灌洗难以清除，可结合细胞刷缠绕刷取或异物钳钳取予以清除。

3. 冷冻冻取：含水量高的内源性异物很适于冷冻冻取，尤其是中心气道的内源性异物，冷冻冻取可安全高效地解除气道梗阻。

4. 激光消融：支气管结石在儿童少见，游离的支气管结石可用异物钳钳取，嵌顿于管壁的结石或巨大结石，可先用激光消融碎石，再以异物钳钳取。

（六）其他异物

包括化学性异物、膏状异物、植物性厚皮异物、水蛭。

1. 化学性异物：最常见的化学性异物为造影剂的误吸，如硫酸钡，少见的如小苏打粉、面粉、石灰粉、药片等，处理方法同粉末状异物。腐蚀性化学性异物除造成气道阻塞外，短期内即可造成呼吸道黏膜损伤，导致气道黏膜充血、水肿及溃疡形成，需要尽快处理并抗感染及支持治疗。

2. 膏状异物：是特殊的化学性异物，如石灰水、502 胶水等，会在段支气管形成膏状栓塞，使局部肺不张，灌洗无法清除栓塞，可用细胞刷刷洗或异物钳夹取。

3. 植物性厚皮异物：如蚕豆。蚕豆壳易与蚕豆分离，钳取时需特别注意避免使其在气道内脱落致异物变位阻塞气道，突然出现窒息。也可在内镜下壳内注水冷冻后随镜拖出。

4. 水蛭：水蛭误入呼吸道较罕见，一般采用冷冻探头，使其吸盘失去吸附着力后，可完整取出虫体。

（七）异物后肉芽的处理

1. 短期内形成的肉芽：异物取出后多可在 1 周内自行消失，无须特殊处理。

2. 肉芽增生明显：遮挡异物，影响异物取出时，需清理局部肉芽以暴露视野，但易出血。

3. 异物长时间存留合并感染：局部肉芽增生阻塞气道时，异物取出后可使用钳取、冷冻冻切等方法清除肉芽。

4. 清理肉芽时有明显出血：可局部喷洒 1∶10000 肾上腺素 1~2ml，辅以局部灌洗，可基本控制出血。不推荐常规使用热消融清理肉芽及止血。

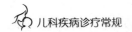

九、围手术期并发症的表现及处理

（一）喉水肿

是常见并发症，围手术期均可出现。高危因素包括声门异物直接刺激、手术时间长、操作粗暴、支气管镜反复进出等。术前给予糖皮质激素、熟练轻柔操作，可有效预防。出现喉水肿时，立即给予糖皮质激素、氧疗、雾化等治疗，出现重度喉梗阻保守治疗无效时，需及时行气管插管或气管切开术。

（二）喉、支气管痉挛

异物刺激、反复气道操作、缺氧和 CO_2 潴留等均可导致喉、支气管痉挛。保持自主呼吸的麻醉方式痉挛发生率相对较高。表现为喉鸣、呼吸困难，严重的出现窒息。需立即解除病因，加深麻醉，托起下颌，经面罩或气管插管行正压通气以缓解呼吸困难。

（三）气胸、纵隔气肿和皮下气肿

气胸、纵隔气肿是危险并发症，早期识别、评估严重程度、及时处理非常重要。若不影响手术安全，则尽快取出异物。若出现呼吸困难、心力衰竭、气胸，应立即于锁骨中线第 2 肋间穿刺，同时请胸外科会诊，及时行胸腔闭式引流；纵隔气肿、皮下气肿时可行皮下穿刺或纵隔切开引流。术中避免使用正压通气或高频通气，术后常需住院观察，避免 Valsalva 动作，并给予氧疗、止痛等治疗。

（四）急性肺水肿和心衰

气道异物致机体缺氧，长时间低氧血症可导致肺水肿发生；肺毛细血管内皮损伤，通透性增加，血液可渗入肺泡，最后可导致右心衰竭。手术前后均可能出现肺水肿和心衰，尤其术后更应关注。肺水肿和心衰表现为面色灰白、口唇发绀、大汗，常咯出泡沫痰，严重时口鼻腔可涌出大量粉红泡沫痰。两肺内可闻及广泛的水泡音和哮鸣音，心尖部可听到奔马律。X 线片可见典型蝴蝶形大片阴影由肺门向周围扩展。治疗及处理原则如下。

（1）及时采取强心利尿等措施，如增加左心室心搏出量、减少肺泡内液体渗入，以保证气体交换，必要时行气管插管。

（2）气道异物取出后继续心电监护，一旦病情变化应及时处理并请相关科室会诊协助诊治。

（五）肺炎

气管支气管异物可导致肺炎发生：一是异物本身刺激引起局部炎性反应；二是异物堵塞气道使分泌物无法排出而导致支气管肺炎发生。表现为咳嗽、咳痰，间断或持续发热。治疗及处理原则如下。

（1）对于婴幼儿反复肺炎，可通过 X 线、CT 或纤维支气管镜检查等排除异物协助诊断。

（2）如为异物导致肺炎，应尽早手术取出异物。术中脓性分泌物较多时，可在异物取出后进行肺泡灌洗，术后按支气管肺炎继续治疗。

（六）肺气肿

当异物进入支气管造成不完全性阻塞时，可出现肺气肿。表现为咳嗽、呼吸困难、呼吸音降低等，X 线胸片提示肺透亮度增高。治疗及处理原则如下。

（1）行 CT 或纤维支气管镜检查以明确有无异物。

（2）异物诊断明确后应尽早手术，以解除阻塞。异物取出后，肺气肿可自行缓解。

（七）肺不张

异物阻塞支气管可导致不同程度的肺不张，表现为胸闷、气促、呼吸困难等，一侧肺不张可表现为患侧肋间隙变窄，气管及心脏向患侧移位。X 线胸片提示肺实变。需要及时行支气管镜检取出异物，多数肺不张可自行缓解。对于缓慢形成或存在时间较久的肺不张，引起频繁感染和咯血者，可考虑手术切除不张的肺叶或肺段。

（八）支气管扩张

异物导致支气管扩张的主要症状有慢性咳嗽、咳脓痰和反复咯血，高分辨率 CT 扫描是主要的诊断方法。对异物导致的支气管扩张症需及时取出支气管异物，改善支气管阻塞，积极控制感染，清除气道分泌物，对于受损严重的肺段或肺叶导致频繁咯血且保守治疗无效的需行手术治疗。

（九）脓胸

支气管异物所致脓胸的治疗首先要及时清除异物，控制感染，引流脓液，促使肺复张。及时正确、有效引流胸膜腔脓液是主要措施。若病情仍然不能控制，可考虑经胸腔镜或开胸行胸膜剥离术，同时给予足够的营养支持。

（十）气管食管瘘

呼吸道异物出现气管食管瘘并发症比较罕见，需注意的是术后出现的并发症。主要表现为反复咳嗽、咳痰，进饮食后咳嗽加剧、发绀或哽气，瘘口较大可咳出食物残渣；常并发支气管炎、肺炎。但瘘口很小或不通畅时，可无症状或数年后出现症状；行支气管或食管造影、纤维/电子支气管镜或食道镜检查、胸部 CT 可了解瘘口的部位、大小及与周围组织的关系。处理原则如下。

（1）停止经口进食水，留置鼻胃管、肠内营养或深静脉肠外营养支持。

（2）足量、敏感的抗生素控制肺部感染。

（3）保守治疗无效时，请呼吸介入科置入支架，内镜下烧灼治疗；或者请胸外科开

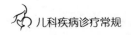

胸手术治疗。

（十一）支气管出血

支气管出血是常见的并发症。少量出血可以肾上腺素棉片或硬质支气管镜唇局部压迫止血；如果无效可采用氩等离子体凝固（APC）治疗。氩等离子体凝固是一种应用高频电流将电离的氩气流无接触地热凝固组织的方法，纤维／电子支气管镜或硬质支气管镜下均可应用，尤其适用于弥漫性出血的止血。

（十二）窒息或心搏骤停

窒息、心搏骤停是最危险的并发症，是造成死亡的主要原因，需争分夺秒地抢救，维持气道畅通，进行心肺复苏。处理原则如下。

（1）若异物取出前出现窒息，应立即面罩加压给氧，直接喉镜下迅速钳取异物；若异物取出困难，立即经气管插管将异物从主气道推入一侧，加压给氧，改善机体缺氧状况；气管插管后仍然持续低氧的需行气管切开术。

（2）若异物取出过程中出现窒息，需判断出现原因，对症处理，同时给予心肺复苏。

（3）心肺复苏成功后视全身状况尽快行手术治疗，术后转入重症监护室（ICU）继续治疗。

十、健康教育

（一）预防宣教

1. 家庭教育：教育儿童不要养成口内含物的习惯；当口含食物时，不要引逗儿童哭笑；发生呕吐时，应把头偏向一侧，避免误吸；咽部有异物时设法诱导其吐出，不可用手指挖取；小于 3 岁儿童应尽量少吃干果、豆类。

2. 家庭物品的安全摆放：小件物品应放在儿童拿不到的地方，年幼儿童需在监护下玩耍。

（二）院前紧急处理

气管异物的院前急救对挽救患儿生命、缓解窒息、为异物取出赢得时间具有重要意义。

1. 徒手急救

适用于误吸异物出现呼吸困难、窒息时（图 19-1）。

（1）上腹部拍挤法（海姆立克式法）：适用于 1 岁以上的儿童，注意操作的力度，可反复 5~10 次。用力过猛或操作不当有导致腹腔和胸腔脏器损伤的风险。

（2）拍背法：适用于 1 岁以下的婴儿。注意头低于躯体，可重复多次。

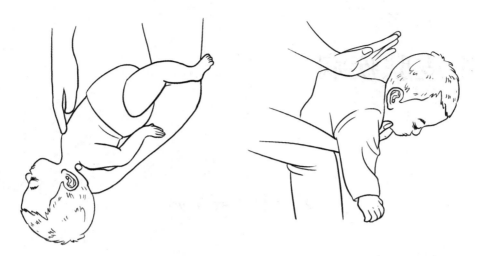

图 19-1　徒手急救示意图

　　2.转运：一旦发生异物吸入则应迅速将患儿送至有条件取气管异物的医院。途中注意尽量减少各种刺激，避免患儿哭闹、咳嗽，尽量保持安静。若患儿出现严重吸气性呼吸困难、发绀、意识障碍，可用 16 号针头环甲膜穿刺，暂时缓解窒息状态。

第二十章
儿童皮肤疾病

第一节　荨麻疹

一、概述

荨麻疹（urticaria）俗称风疹块，是由于皮肤、黏膜小血管扩张及渗透性增加而出现的一种局限性水肿反应。患病率为 15%~25%，儿童荨麻疹患者中约 15% 合并血管神经性水肿，5% 仅有血管神经性水肿。慢性荨麻疹是指风团每天发作或间歇发作，持续时间＞6 周。

二、病因

荨麻疹的病因较为复杂，依据来源不同通常分为外源性和内源性。

（一）外源性病因

多为一过性，如物理因素（摩擦、压力、冷、热、日光照射等）、食物（动物蛋白如鱼虾类、蛋类等，蔬菜或水果类如柠檬、芒果、西红柿等，以及酒、饮料等）、腐败食物和食品添加剂等、药物（免疫介导的如青霉素、磺胺类、血清制剂、各种疫苗等，非免疫介导的肥大细胞释放剂如吗啡、可待因、阿司匹林等）、植入物（人工关节、吻合器、心脏瓣膜、骨科用钢板或钢钉）等。

（二）内源性病因

多为持续性，包括慢性隐匿性感染（细菌、真菌、病毒、寄生虫等感染，如幽门螺杆菌感染在少数患者可能是重要的因素）、劳累、维生素 D 缺乏或精神紧张。而慢性荨麻疹的病因多难以明确，且很少由变应原介导的 I 型变态反应所致。

三、临床表现及分类

荨麻疹临床表现为风团和（或）血管性水肿，发作形式多样，风团的大小和形态不一，多伴有瘙痒。病情严重的急性荨麻疹还可伴有发热、恶心、呕吐、腹痛、腹泻、胸闷及喉梗阻等全身症状。按照发病模式，结合临床表现，可将荨麻疹进行临床分类。不同类型荨麻疹的临床表现有一定差异。

四、诊断要点

（一）病史及体检

应详尽采集病史并完成视诊、触诊等皮肤科专科检查，包括可能的诱发因素及缓解因素、病程、发作频率、皮损持续时间、昼夜发作规律、风团大小及数目、风团形状及分布、是否合并血管性水肿、伴随瘙痒或疼痛程度、消退后是否有色素沉着，是否伴恶心、呕吐、腹痛、腹泻、胸闷及喉梗阻等全身症状，个人或家族的过敏史以及个人感染史、内脏病史、外伤史、手术史、用药史、心理及精神状况、月经史、生活习惯、工作和生活环境以及既往治疗反应等，以便于明确诊断、评估病情及了解病因。

（二）实验室检查

通常不需要做过多的检查。一般情况下急性患者可通过检查血常规初步了解发病是否与感染相关。慢性患者如病情严重、病程较长或对常规剂量的抗组胺药治疗反应差时，可考虑行相关的检查，如血常规、粪虫卵、肝肾功能、免疫球蛋白、红细胞沉降率、C反应蛋白、补体、相关自身抗体和D-二聚体等，以排除感染及风湿免疫性疾病等。必要时可进行变应原筛查、自体血清皮肤试验、幽门螺杆菌感染检测、甲状腺自身抗体测定和维生素D的测定等，以尽可能找出可能的发病因素。诱导性荨麻疹还可根据诱因不同，做划痕试验、光敏实验、冷热临界阈值等检测，以对病情严重程度进行评估。IgE介导的食物变态反应可提示机体对特定食物的敏感性，其结果对明确荨麻疹发病诱因有一定参考价值。

（三）分类诊断

结合病史和体检，将荨麻疹分为自发性和诱导性。前者根据病程是否 > 6 周分为急性与慢性荨麻疹，后者根据发病是否与物理因素有关分为物理性和非物理性荨麻疹。可以有两种或两种以上类型荨麻疹在同一患者中存在，如慢性自发性荨麻疹合并人工荨麻疹。

（四）鉴别诊断

主要与荨麻疹性血管炎鉴别，后者通常风团持续 24 小时以上，可有疼痛感，皮损恢复后留有色素沉着，病理提示有血管炎性改变。另外还需要与表现为风团或血管性水肿形成的其他疾病如荨麻疹型药疹、多形性红斑、血清病样反应、丘疹性荨麻疹、败血症、遗传性血管性水肿、肥大细胞增生症、全身炎症反应综合征、严重过敏反应等鉴别，可依据其他临床表现、实验室检查或组织病理学检查明确诊断。

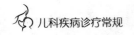

（五）病情评估

荨麻疹对患者的生活、工作、心理都会产生一定的影响，可通过常用慢性荨麻疹患者生活质量评估问卷和血管性水肿患者生活质量评估问卷来评估疾病的影响程度。

五、治疗要点

（一）患者教育

应告知荨麻疹患者尤其是慢性荨麻疹患者，本病病因不明，病情反复发作，病程迁延，除极少数并发呼吸道或其他系统症状，绝大多数呈良性经过；该病具有自限性，治疗的目的是控制症状，提高患者生活质量。

（二）病因治疗

消除诱因或可疑病因有利于荨麻疹自然消退。

（1）详细询问病史是发现可能病因或诱因的最重要的方法。

（2）对诱导性荨麻疹，避免相应的刺激或诱发因素可改善临床症状，甚至自愈。

（3）当怀疑药物特别是非甾体抗炎药和血管紧张素转换酶抑制剂诱导的荨麻疹时，可考虑避免应用此类药物（包括化学结构相似的药物）或用其他药物替代。

（4）临床上怀疑为与各种感染和（或）慢性炎症相关的慢性荨麻疹，且其他治疗抵抗或无效时，可酌情考虑抗感染或控制炎症等治疗。

（5）对疑为与食物相关的荨麻疹患者，应鼓励患者记食物日记，寻找可能的食物过敏原并加以避免。

（6）对自体血清皮肤试验阳性或证实体内存在针对 Fc8RIa 链或 IgE 自身抗体的患者，常规治疗无效且病情严重时可酌情考虑加用免疫抑制剂、自体血清注射治疗或血浆置换等。

（三）控制症状

药物选择应遵循安全、有效和规律使用的原则。

1. 急性荨麻疹的治疗：去除病因，治疗上首选第二代非镇静抗组胺药。在明确并祛除病因以及口服抗组胺药不能有效控制症状时，可选择糖皮质激素。儿童患者应用糖皮质激素时可根据体重酌情减量。

2. 慢性荨麻疹的治疗：见图 20-1。

3. 中医中药治疗：中医疗法对荨麻疹有一定的疗效，但需辨证施治。

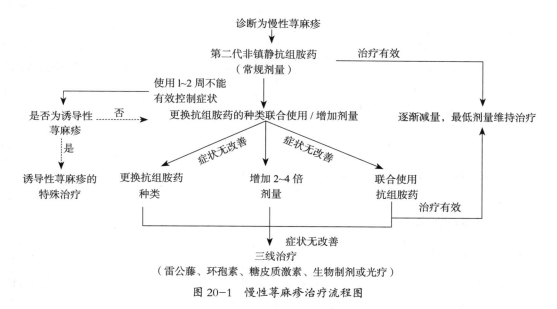

图 20-1　慢性荨麻疹治疗流程图

第二节　丘疹性荨麻疹

一、概述

丘疹性荨麻疹（papular urticaria），也称为虫咬皮炎、单纯性痒疹，多见于婴幼儿及儿童，夏秋季节多见。多数为蚊子、螨虫、跳蚤、臭虫、虱等叮咬所致，有特应性体脂的儿童症状较重。

二、诊断要点

（一）临床特点

1. 症状

（1）瘙痒：为本病最主要的表现，范围较局限，患者常因为瘙痒而进行挠抓。

（2）疼痛：挠抓破溃刺激出现或继发感染后出现。

（3）发热：少见，见于少数敏感体质，皮疹数目较多、挠抓后年继发感染的患者；蜱虫叮咬感染博氏疏螺旋体时，也可出现发热症状。

2. 体征： 皮疹常分批出现，蚊子叮咬多发生暴露部位，散在；螨虫叮咬常群集。为典型绿豆至花生大小纺锤形的风团样损害，顶端常有小水疱。眼睑、耳轮及手足处可出现血管神经性水肿样损害。少数可以出现大疱。

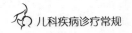

（二）辅助检查

（1）血常规：血液中嗜酸性细胞升高；激发感染时白细胞总数及中性粒细胞升高、C反应蛋白升高等。

（2）皮肤镜检查：不典型者可以助诊。

（三）鉴别诊断

荨麻疹、冻疮、水痘、手足口病、单纯疱疹等。

三、治疗要点

（一）预防

（1）加强个人防护，户外穿长袖衣衫，扎紧腰带、袖口、裤腿，做好个人及居住环境卫生，减少蚊虫、跳蚤、虱、螨虫、臭虫等的滋生。

（2）必要时可使用NN-二乙基间甲苯甲酰胺、避蚊胺（DEET）或羟乙基哌啶羧酸异丁酯（picaridin）为主要成分的驱蚊剂，进入树木较茂密的林区可皮肤表面涂邻苯二甲酸丁酯乳剂预防蜱虫叮咬。

（二）治疗

（1）口服抗组胺药物、外用炉甘石洗剂或糖皮质激素霜剂等具有良好疗效，继发感染时应给予抗感染治疗。

（2）对出现大疱者，可无菌穿刺抽液。

（3）出现血管神经性水肿样损害时可以中药治疗。

（4）系统性治疗：瘙痒明显者可口服抗组胺药如西替利嗪、氯雷他定等。

第三节　特应性皮炎

一、概述

特应性皮炎（atopic dermatitis，AD）是一种慢性反复发作的炎症性皮肤病，以剧烈瘙痒和湿疹样损害为主要特征，好发于儿童，常于婴儿早期发病，患儿往往有特应性体质。特应性体质主要是指个人或家属有过敏性哮喘、过敏性鼻炎、过敏性结膜炎和（或）AD史以及IgE显著升高。我国1岁内儿童发病率为30.48%，2~12岁儿童发病率为12.94%。婴幼儿期AD无论在皮损分布、皮损类型、用药选择、护理与预防等方面均有明显不同。

二、病因与发病机制

（一）遗传学机制

AD 属多基因疾病，遗传是构成 AD 易感性的重要因素。AD 发病有母系遗传倾向：母方患 AD，子女出生后 3 个月发病的概率为 25%，2 岁内发病的概率超过 50%；父亲有特应性疾病史，子女患 AD 的概率约为 22%；父母双方有特应性疾病史，其子女 AD 患病概率高达 79%。AD 患儿父亲和母亲中 AD 的发生率分别为 37% 和 63%。

（二）变应原

主要包括食物性和吸入性变应原，AD 儿童发病年龄越早、病情严重程度越重，与食物相关性越高。多见于三岁以下婴幼儿，以蛋、牛奶、贝壳类、鱼、花生和大豆多见。四岁以上儿童对吸入性抗原敏感性增加，以尘螨和花粉多见。

（三）皮肤屏障功能

皮肤屏障缺陷主要表现为角质层原始结构异常，这与 FLG（丝聚蛋白）缺乏相关，屏障功受损导致变应原易于入侵，诱导 AD 炎症反应发生。AD 的皮肤屏障功能缺陷还与编码其他表皮分化复合物、角质层糜蛋白酶、角蛋白 16、紧密连接蛋白的基因等有关。

三、诊断要点

（一）临床特点

1. 临床分期： 根据年龄将 AD 分为婴儿期（0~2 岁）、儿童期（2~12 岁）和青少年及成人期（≥ 12 岁）。

2. 典型临床表现

（1）皮疹分布，婴儿期主要位于面颊部、额部和头皮，逐渐发展至躯干和四肢伸侧；儿童期主要分布于面部、躯干和四肢伸侧，并逐渐转至屈侧，如肘窝、腋窝等部位。

（2）瘙痒和干皮症，几乎是所有 AD 患者的共同临床特征。

（3）抓痕、炎性皮损（红斑、丘疹、水疱、渗出和脱屑）、苔藓样变是最主要的皮疹类型，且往往共存。但 AD 患者临床表现可以不典型，应注意防止误诊漏诊。

3. 不典型临床表现： 毛周隆起、眼睑湿疹、耳郭耳后 / 鼻孔下裂隙、口角唇炎、外阴湿疹、乳头湿疹、指尖湿疹 / 特应性冬季足、白色糠疹、钱币样湿疹、甲沟湿疹、痒疹、丘疹性苔藓样疹、红皮病等，部分表现在 AD 患儿中并不少见，因此在对患儿做全面的皮肤科检查时不应遗漏，避免临床误诊或漏诊。

4. 特应性标志： 干皮症、Hertoghe 征、掌纹征、白色划痕等可作为儿童期 AD 的特应性标志。

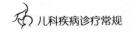

（二）辅助检查

实验室检查评估：AD 的诊断主要依靠临床表现，实验室检查仅提供参考依据，可表明患儿处于特应性状态，提示病情活动，或是给予存在相关疾病的提示。常用项目包括嗜酸性粒细胞计数、IgE、特异性 IgE（放射变应原吸附法、免疫荧光法或 ELISA 方法）、皮肤点刺试验、特应性斑贴试验、免疫状态指标（T 细胞亚群、免疫球蛋白）等。

（三）诊断标准

目前国内诊断主要还是采用 Hanifin 和 Rajka 诊断标准，以及英国（Williams）诊断标准。前者是最早制定的诊断标准，条目复杂，较适用于临床观察研究；后者简便，特异性和敏感性与 Hanifin 和 Rajka 诊断标准相似，更适用于流行病学调查。

中国儿童特应性皮炎诊断标准（姚氏）如下。同时具备以下 3 条即可诊断 AD。

（1）瘙痒。

（2）典型的形态和部位（屈侧皮炎）或不典型的形态和部位同时伴发干皮症。

（3）慢性或慢性复发性病程。

典型的形态和部位（屈侧皮炎）包括儿童面部和肢端受累；非典型的形态和部位包括：①典型的湿疹样皮疹，发生在非屈侧部位（头皮皮炎、眼睑湿疹、乳头湿疹、外阴湿疹、钱币状湿疹、指尖湿疹、非特异性手部或足部皮炎 / 特应性冬季足、甲或甲周湿疹和身体其他部位的湿疹样皮疹）；②非典型湿疹样皮疹，如单纯糠疹、唇炎、耳下和耳后 / 鼻下裂隙、痒疹、汗疱疹、丘疹性苔藓样变异。

（四）鉴别诊断

按 AD 不同的临床表现进行相应的鉴别诊断。应与接触性皮炎、慢性单纯性苔藓、银屑病、鱼鳞病、肠病性肢端皮炎、疥疮、Nethertton 综合征、Omenn 综合征、生物素酶缺乏症、全羧化酶合成酶缺乏症、Wiskott-Aldrich 综合征、皮肤 T 细胞淋巴瘤等鉴别。

四、治疗要点

（一）健康教育

（1）AD 是一种慢性和反复发作性疾病，缓解期和复发期交替出现，70% 的患儿在儿童期后期症状会显著改善，但是发病特别早和严重、有 AD 家族史和早期变应原致敏的患儿更可能病情迁延。

（2）目前国际上公认的 AD 治疗策略为"阶梯式"分级治疗，AD 治疗的目标是控制症状、减轻瘙痒和改善生活质量。

（3）在基础治疗中，保湿润肤被认为是 AD 治疗的基础，需要长期坚持。

（4）尽可能避免生活中的一些诱发因素，如温度或湿度的剧烈改变、粗糙的衣服材质、使用有刺激性的沐浴露等。

（5）关于饮食：尊重客观临床表现，强调过敏史，需要对过敏原检测结果有正确的解读，避免过度饮食回避；已经明确存在食物过敏的婴幼儿患者应该回避过敏食物，必要时可咨询营养师进行饮食指导。

（6）不能滥用或过分恐惧糖皮质激素。

（二）寻找病因和诱发加重因素

（1）食物：主要通过详细询问病史、过敏原检测、饮食回避和激发试验来针对性回避过敏原，并注意保障营养。

（2）汗液刺激：是重要的诱发因素，因此患儿应勤洗澡，去除汗液的同时，减少皮肤表面变应原和微生物的刺激。

（3）物理刺激：包括衣物、干燥空气、护理用品等。

（4）环境因素：包括特定季节的吸入性变应原、有机溶剂如甲苯等。

（5）感染因素：发生细菌或真菌感染时，在明确感染后应针对性治疗；正常清洁皮肤可减少微生物定植，应避免预防性使用抗生素。

（6）情绪：缓解压力、紧张等不良情绪。

（7）搔抓：避免搔抓，打断"瘙痒—搔抓—瘙痒加重"的恶性循环。

（三）基础治疗

即修复皮肤屏障和保湿。

1. 清洁和沐浴：盆浴更佳，水温 32~37℃，时间 5~8 分钟，最后 2 分钟可加用润肤油。继发细菌感染时要仔细去除痂皮，使用无刺激和低致敏性清洁剂，可含抗菌成分；可在盆浴时加入次氯酸钠，抑制细菌活性，缓解 AD 引起的瘙痒口。

2. 润肤剂：是维持期治疗的主要手段，应做到足量和多次，每日至少使用 2 次。有报道表明，含花生或燕麦成分的润肤剂可能会增加部分患者的致敏风险。当发生感染时，单独使用润肤剂而无有效的抗感染治疗，将显著增加发生播散性细菌和病毒感染的风险，应当注意。此外新生儿期应尽早外用保湿剂，可减少和推迟 AD 的发生。

（四）外用治疗

1. 外用糖皮质激素（topical corticosteroids，TCS）：TCS 目前仍是治疗和控制各期 AD 的一线药物。使用需注意 TCS 的不良反应：皮肤萎缩、多毛、色素减退、继发或加重感染等。

2. 外用钙调神经磷酸酶抑制剂（topical calcineurin inhibitors，TCI）：TCI 是治疗和控制各期 AD 的二线药物。

3. 磷酸二酯酶 4（PDE-4）抑制剂：PDE-4 抑制剂是治疗和控制各期 AD 的二线选择，由于其不含激素，可作为轻中度特应性皮炎及某些特殊部位，如面部、皱褶处、外阴的首选。

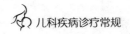

（五）系统性治疗

（1）抗组胺/抗炎症介质药物治疗。

（2）糖皮质激素与免疫抑制剂：在儿童 AD 的治疗中，系统应用糖皮质激素风险效益比高，儿童应格外慎重和反复评估。免疫抑制剂如环孢素、硫唑嘌呤、霉酚酸酯以及甲氨蝶呤等应慎重使用。

（3）生物制剂：度普利尤单抗。

（4）变应原特异性免疫治疗（allergen-specific immunotherapy，ASIT）：对于合适的高致敏状态的 AD 患者有一定疗效，目前最为有效的是尘螨变应原的免疫治疗。对于合并过敏性鼻结合膜炎、轻度过敏性支气管哮喘的 AD 患儿可考虑 ASIT 治疗。

（5）中医中药：根据临床症状和体征辨证施治。

第四节　鲜红斑痣

一、概述

鲜红斑痣（nevus flammeus）是一种血管畸形，累及微静脉及毛细血管，为最常见的毛细血管畸形（capillary malformation），又称葡萄酒色斑，系先天性皮肤毛细血管扩张畸形，发病率为 0.3%~0.5%。

二、诊断要点

（一）临床要点

常在出生时出现，好发于头、面、颈部，也可累及四肢和躯干。表现为边缘清楚而不规则的红斑，压之褪色或不完全褪色。红斑颜色常随气温、情绪等因素而变化。随着年龄的增长，病灶颜色逐渐加深、增厚，并出现结节样增生。部分严重的病变可伴有软组织，甚至骨组织的增生，导致患部增大变形等。位于前额中部、上眼睑及枕后部称为鲑鱼色斑，大部分可以自行消退，其他部位不可自行消退。临床可分 3 型。

（1）粉红型：病变区平坦，呈浅粉红色至红色，指压完全褪色。

（2）紫红型：病变区平坦，呈浅紫红色至深紫红色，指压褪色至不完全褪色。

（3）增厚型：病变增厚或有结节增生，指压不完全褪色至不褪色。

（二）辅助检查

鲜红斑痣根据临床表现即可诊断，必要时皮肤镜检查、病理检查可以确诊。辅助检查主要用于鉴别综合征。Sturge-Weber 综合征需通过增强 MRI 显示软脑膜的异常，还需眼科的眼压、眼底检查筛查青光眼及脉络膜血管畸形。Klippel–Trénaunay 综合征的影响主要是皮下组织的增生，血管造影或 MRI 有助于发现深部静脉畸形。CM–AVM 需要行 CTA 三维血管成像、增强 MRI 或血管造影来确诊 AVM 病灶。

（三）诊断及鉴别诊断

鲜红斑痣根据病史、临床表现即可诊断。其组织病理学改变为真皮浅层毛细血管网扩张畸形，管壁仍为单层内皮细胞构成，表皮层及其周围组织正常。6 月龄内患儿需与婴儿血管瘤区别，早期两者都可表现为红斑，但婴儿血管瘤有明确的增生过程，表现为可逐渐隆起、呈鲜红颗粒状，而鲜红斑痣在幼儿期均呈平坦的红斑，病灶成比例增大。发生在面部沿三叉神经分布的红斑，需排除伴有 Sturge–Weber 综合征、Klippel–Trénaunay 综合征等情况。

三、治疗要点

首选脉冲染料激光治疗，也可选择长脉宽 1064nm 激光、Nd–NAG 激光。

二线治疗：激光治疗无效者，光动力治疗是有益补充。

三线治疗：手术治疗。对于非手术治疗无效的病例，可采用手术治疗来清除病灶，或改善外观畸形。

第五节　血管瘤

一、概述

婴幼儿血管瘤（infantile hemangioma）是指由胚胎期间的血管组织增生而形成的，以血管内皮细胞异常增生为特点，发生在皮肤和软组织的良性肿瘤。最早期的皮损表现为充血性、擦伤样或毛细血管扩张性斑片。生后 6 个月为早期增殖期，瘤体迅速增殖，明显隆起皮肤表面，形成草莓样斑块或肿瘤，大小可达最终面积的 80%。之后增殖变缓，6~9 个月为晚期增殖期，少数患儿增殖期会持续至 1 岁之后，瘤体最终在数年后逐渐消退。未经治疗的瘤体消退完成后有 25%~69% 的患儿残存皮肤及皮下组织退行性改变，包括瘢痕、萎缩、色素减退、毛细血管扩张和皮肤松弛。

二、发病机制

婴幼儿血管瘤是来源于血管内皮细胞的先天性良性肿瘤。血管瘤的病因与发病机制目前尚未明确，有多种细胞成分和分子可能参与血管瘤发生。增殖期多种内皮细胞因子、

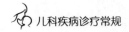

成血管因子、生长因子、血管内皮细胞受体家族（VEGF–R）、骨髓标志物等均高表达；而在消退期血管瘤组织中，内皮细胞凋亡加速、肥大细胞（mast cell）以及金属蛋白酶组织抑制因子（TIMP）等水平上调。因此认为，血管瘤的形成可能是由于局部微环境的变化以及内皮细胞自身转化的异常，导致了血管内皮细胞的异常增殖。

三、诊断及鉴别诊断

婴儿血管瘤根据病史、临床表现、影像学检查可诊断。浅表型婴儿血管瘤早期应与微静脉畸形区别；深在型婴儿血管瘤应与脉管畸形（静脉畸形、动静脉畸形等）区别。

四、辅助检查

90% 以上的患儿局部 B 超检查即可了解瘤体的范围及血供情况，少数位于头皮、骶尾部、重要器官周围的瘤体，需要行 MRI 检查了解是否累及周围组织器官以及侵及的程度。

五、治疗方法及适应证

（一）治疗要点

婴儿血管瘤主要以局部外用药和系统用药为主，辅以激光或局部注射等，目的是抑制血管内皮细胞增生，促进瘤体消退，减少瘤体残留物。

高风险血管瘤：应尽早治疗。一线治疗为口服普萘洛尔，若有禁忌证，则可系统使用糖皮质激素。

中度风险血管瘤：应尽早治疗。早期而菲薄的病灶可给予外用 β 受体阻滞剂，也可加用脉冲染料激光；治疗过程中，若不能控制瘤体生长，则遵循高风险血管瘤方案。

低度风险血管瘤：如果病情很稳定，可以随诊观察，或尝试使用外用药物；如果瘤体生长迅速，则遵中度风险血管瘤方案。

消退期和消退完成期血管瘤的进一步治疗：以唇部血管瘤的整形治疗为例，最佳年龄是 3~4 岁，因为之后血管瘤自发消退的改善不再明显，如果推迟治疗，则可能对患儿心理或其他功能造成影响。

（二）具体治疗方法的选择

1. 局部外用药物：适用于浅表型婴幼儿血管瘤，常用的药物如下。

（1）β 受体阻滞剂类，如噻吗洛尔滴眼液、卡替洛尔滴眼液等。

用法及疗程：外涂于瘤体表面，每天 2 次，每次 1 小时，持续用药 3~6 个月或至瘤体颜色完全消退，通常用药第 2~3 个月疗效最为明显。除个别报道有变态反应性接触性皮炎外，还可能有发红、蜕皮等局部不良反应。

（2）5%咪喹莫特，隔日夜间睡前薄层外涂于瘤体表面，次日洗去，疗程16周。

常见皮肤反应：红斑、表皮剥落、结痂等。发生不良反应时需及时停药，等待皮肤恢复后方可继续用药。由于该药物容易引起皮肤强烈的免疫反应，导致后期皮肤质地改变甚至瘢痕形成，故建议慎用，包括有外用β受体阻滞剂禁忌证的患儿。

2. 局部注射

（1）糖皮质激素：主要适用于早期、局限性、深在或明显增厚凸起的血管瘤，治疗终点为病灶体积缩小，甚至接近平坦。在眼周甚至更远区域，偶有报道可能因注射物逆流而导致眼动脉及其他动脉栓塞缺血而导致并发症。

（2）博莱霉素、平阳霉素及其他抗肿瘤药物：用于口服或局部注射糖皮质激素效果不佳时，为防止偶发的过敏，建议在注射过程中保持静脉补液通畅。另过度治疗可诱发晚期注射区域发育迟缓或障碍。

（3）局部脉冲染料激光：通常为585/595nm脉冲染料激光，常用于浅表型婴儿血管瘤增殖期抑制瘤体增殖，血管瘤溃疡、消退期后减轻血管瘤的颜色或毛细血管扩张性红斑。该治疗并无病灶选择性，对深部病灶无法抑制其生长，以不形成新的皮肤损伤为前提。

3. 系统治疗

普萘洛尔：目前建议剂量为1.5~2mg/（kg·d），分2次服用。

使用本药物治疗时要注意适应证。用药前应对患儿进行全面的体格检查，包括心肌酶、血糖、肝肾功能、心电图、心脏彩超、甲状腺功能、胸片等。治疗可于门诊在有经验医生指导下进行，由患儿家长对患儿服药后情况进行监测。

治疗起始剂量为每天1.0mg/kg，分2次口服。首次服药后观察患儿有无肢端湿冷、精神萎靡、呼吸困难和明显烦躁等现象。如患儿能够耐受，则首次服药12小时后继续给药，剂量仍为0.5mg/kg。如患儿仍然无明显异常，第2天增量至每天1.5mg/kg，分2次口服，并密切观察。如无异常反应，第3天增量至每天2.0mg/kg，分2次口服，后续治疗以此剂量维持。

服药期间定期复诊，服药后的前3个月每4周复诊一次，3个月后可6~8周复诊一次。每次复诊应复查生化、心脏彩超及局部B超，以评估不良反应及疗效，若出现心肌损害、心功能受损、喘息、低血糖等情况，应对症治疗或由相应科室会诊。在此期间，普萘洛尔剂量应减半，不良反应严重时需停用。

口服普萘洛尔治疗婴儿血管瘤无确切停药年龄限制，4岁以内均可用药。若瘤体基本消退（临床及B超结果），可考虑在1个月内逐渐减量至停药。因为可能会出现停药后复发现象，服药疗程通常会超过1年，停药年龄经常会延续到15月龄以上。

4. 外科手术：部分患儿即使经过及时的非手术治疗，包括普萘洛尔治疗，仍会遗留明显外观或功能问题，如瘤体消退后仍残留明显畸形、增生期出现溃疡而遗留永久性瘢痕、非手术治疗不足以及时解决功能障碍等。手术在改善外观、快速去除病灶、美容性重建及改善功能障碍等方面有其独特优势。

婴儿期（增生期）在非手术治疗无法达到有效控制病情的情况下可选择手术，比如：①影响视力发育；②呼吸道阻塞；③外观畸形（可手术切除）；④出血；⑤对非手术治疗无效的溃疡。因婴儿期手术后瘢痕较儿童期更不明显，故婴儿期不进行手术。

儿童早期（消退期）即 1 岁左右至学龄前期，手术切除的指征包括：①非手术难以改善的皮肤松弛、溃疡后瘢痕、难以消退的纤维脂肪组织残留等，如推迟手术无助于获得更好外观者；②预计手术后功能及外观效果均较理想者，如手术瘢痕不明显或符合亚单位分区原则等。

第二十一章
儿童烧伤整形疾病

第一节　唇裂

一、概述

唇裂（cleft lip）俗称"兔唇"，指上唇有裂开者，是先天畸形的一种。唇裂是口腔颌面部最常见的先天性畸形，常与腭裂伴发，需要手术矫正。

二、临床分型

（一）单侧唇裂

Ⅰ度唇裂：仅限于红唇部分裂开。
Ⅱ度唇裂：上唇部分裂开，单鼻底完整。
Ⅲ度唇裂：整个上唇至鼻底完全裂开。

（二）双侧唇裂

按单侧唇裂分类方法对两侧分别分类。

三、诊断要点

根据定义及患者要求诊断明确，无须鉴别诊断。

四、治疗要点

（一）手术要点

常见的手术方法很多，但是都包含了以下 4 个步骤。
（1）定点进行准确设计。
（2）根据术前设计进行切开。
（3）为了减轻创口缝合的张力，可在两侧牙槽嵴做松弛切口，并在骨膜上做钝性分离，在鼻小柱、鼻翼软骨的内脚与前鼻嵴之间做分离。此外在患侧要做皮肤、肌肉和黏膜三层间的分离。

（4）缝合，由内到外，先缝合鼻底使鼻翼复位，然后缝合唇黏膜及口轮匝肌，手术时要求细致、轻巧、减少创伤、切开及缝合对位准确。

（二）护理要点

（1）上唇部以唇弓胶布减张固定 2 周，以预防伤口裂开及减轻瘢痕愈合。

（2）小儿基础麻醉清醒后，双肘关节用夹板绷带固定，以免搔抓伤口及减张唇弓。

（3）婴儿术后护理需注意：①不要喂食过烫食物；②喂食后应进食少量温开水以清洁口腔；③避免残渣及过硬食物的刺激；④保持伤口局部清洁、干燥；⑤避免过度哭闹及抓挠、碰撞伤口部位。

（三）疗效评价

恢复上唇的正常高度，人中居中，上唇两侧对称，上唇游离缘应落在下唇的前方，下唇下方微向前翘起。

（四）出院医嘱

（1）唇部伤口以 3% 过氧化氢及 4% 硼酸酒精轻轻擦拭，防止血痂覆盖而影响伤口愈合。

（2）伤口 5 天拆线。

附：唇裂 II 期（唇继）修复

（一）概述

唇裂修补术后随着患儿的生长发育，又会有新的不同程度的唇鼻部的畸形出现，而且有些畸形要直到患者发育停止后才稳定，故针对这些畸形需做进一步的修复手术。

（二）诊断要点

根据病史、症状和体征即可明确诊断。

（三）治疗要点

1. 手术要点：必须将移位组织做彻底的游离及复位；口轮匝肌进行功能性复位；再造凹陷的人中凹和隆起的人中嵴，还要使唇弓上缘凹陷的沟状线连接起来，这样在侧面观看时唇红会微微翘起；此外还需将塌陷的鼻翼软骨复位固定，同时要注意到鼻小柱、鼻孔及鼻底的形态完整。

2. 护理要点

（1）保持局部清洁，防治感染。

（2）术前1周开始用汤匙喂养婴幼儿，使其习惯于这种进食方法，便于术后喂养。

3. 疗效评价

（1）治愈：恢复上唇的正常高度，人中居中，上唇两侧对称，恢复唇红缘的正常弓形，重建唇珠和唇峰，恢复鼻小柱和鼻翼的正常外形。

（2）好转：唇鼻畸形未达到完全恢复。

（3）无效：术后复裂。

4. 出院医嘱

（1）术后用汤匙或滴管喂饲，禁止吸吮。

（2）口腔护理1周，每日1次。

（3）必要时用唇弓固定上唇，以减轻伤口张力，促进愈合。

（4）一月内防止外力撞伤上唇，以免伤口裂开。

第二节　腭裂

一、概述

腭裂（cleft palate）是指患者腭咽闭合环破裂，腭咽不能闭合，发音不清。同时由于长期不正常的语音和吞咽功能的影响，出现软腭肌肉的发育异常，形成代偿性或失用性解剖特点。为了获得良好的发育和发音，必须早期修复腭裂，以恢复正常的腭咽闭合环的解剖结构。

二、临床分类

Ⅰ度：只是悬雍垂裂。

Ⅱ度：部分腭裂，裂未及切牙孔。根据裂开部分又分为：①浅Ⅱ度裂，仅限于软腭；②深Ⅱ度裂：包括一部分硬腭裂开。

Ⅲ度：全腭裂开，由腭垂到切牙区，包括牙槽突裂，常伴发唇裂。

三、诊断要点

根据先天性病史和临床表现即可诊断，无须鉴别。

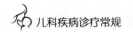

四、治疗要点

（一）手术要点

（1）目前常用的手术方式是形成以腭大神经血管束为蒂的黏骨膜瓣封闭裂隙。

（2）做裂隙缘切口后，沿牙龈缘及龈颊沟做松弛切口，形成黏骨膜瓣，松解腭大神经血管束，分离鼻腔侧黏膜。在此基础上，可形成双蒂、单蒂、三瓣或四瓣黏骨膜瓣等方法，构成不同的术式。

（3）分离缝合鼻侧黏膜、软腭肌肉和口腔黏膜。

（4）松弛切口内可填塞碘仿纱条或吸收性明胶海绵。

（二）护理要点

（1）禁止说话，防止咳嗽。

（2）两侧切口内填塞的碘仿纱条可于术后 5 天和 7 天去除，自行脱出部分应及时剪去。

（3）创口不拆线或在术后第 9 天起逐渐拆除。

（三）疗效评价

（1）痊愈：修复腭部的解剖形态，恢复其生理功能。

（2）好转：腭部裂隙封闭但软腭恢复长度过短，腭咽闭合功能无改善，发音不佳。

（3）无效：术后腭裂伤口复裂。

（四）出院医嘱

（1）进流质或半流质饮食 1 个月。

（2）口腔护理 2 周，每日 1 次。

（3）防止患儿大声哭叫，或将手指、玩具等物纳入口中，以防外力刺伤上腭部，导致伤口裂开。

（4）坚持语音训练，吸吮及吞咽练习；必要时进行心理治疗。

第三节　烧伤

一、概述

烧伤（burn）一般系指由于热力如沸液（水、油、汤）、炽热金属（液体或固体）、火焰、蒸汽和高温气体等所致的体表组织损伤，主要是皮肤损害。严重者可伤及皮下组织、肌肉、骨骼、关节、神经、血管甚至内脏。也可发生在黏膜被覆的部位，如眼、口腔、食管、胃、呼吸道、肛门、直肠、阴道、尿道等。烧伤创面按烧伤深度分为Ⅰ度、浅Ⅱ度、深Ⅱ度、Ⅲ度。

二、诊断要点

根据定义及临床表现诊断明确，无须鉴别诊断。

三、烧伤评估

（一）紧急评估

首先紧急评估患儿气道、呼吸、循环等情况，并做相应处理。如烧伤发生在密闭空间或有面部、口腔、气道等烧伤伴胸部呼吸幅度大、喘息声，应高度怀疑吸入性烧伤可能。

（二）烧伤面积评估

小儿头颈部面积 =9+（12– 年龄）=%TBSA

小儿双下肢面积 =41–（12– 年龄）=%TBSA

（TBSA：总面积）

10 岁以上儿童可用九分法评估烧伤面积，如下。

头颈部 =1×9%

躯干 =3×9%

双上肢 =2×9%

双下肢 =5×9%+1%

（三）烧伤深度评估

Ⅰ度烧伤：仅伤及表皮浅层，生发层健在，表现为皮肤黏膜表面红斑、干燥、烧灼感，3~7 天脱屑痊愈。

浅Ⅱ度烧伤：伤及表皮的生发层、真皮乳头层。局部红肿明显，水疱形成，内含清亮液体，水疱如剥脱则创面红润、潮湿、疼痛明显。1~2 周痊愈，不留瘢痕。

深Ⅱ度烧伤：伤及真皮层，深浅不一，可有水疱，去疱皮后创面微湿，红白相间，如无感染 3~4 周愈合，伴瘢痕增生。

Ⅲ度烧伤：伤及皮肤全层甚至达皮下、肌肉或骨骼。创面无水疱，呈白色或焦黄色甚至炭化，痛觉消失，局部温度低，皮层凝固坏死后形成焦痂，触之如皮革。

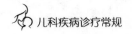
四、治疗要点

烧伤创面深度不同，损毁的皮肤结构不同，处理原则不同。浅度烧伤的处理原则是防止和减轻感染，保护残存的上皮组织，为再上皮化提供一个适宜的愈合环境。深度烧伤的处理原则是尽早去除坏死组织和覆盖创面，使创面永久闭合。创面处理方法分非手术和手术两种方式。深度烧伤焦痂处理包括焦痂切开减张术、焦痂切除术、削痂术。大面积Ⅲ度烧伤植皮的主要术式有：自体皮大片游离移植、自体网状皮移植及皮片制备、自体皮与异体皮联合移植、微粒皮肤移植术。